닥터키친의
맛있는
당뇨 밥상

**닥터키친의
맛있는 당뇨 밥상**

펴낸날 초판 1쇄 2018년 6월 1일 | 초판 16쇄 2025년 1월 20일

지은이 닥터키친 식이연구소

펴낸이 임호준
출판 팀장 정영주
편집 김은정 조유진 김경애 박인애
디자인 김지혜 | **마케팅** 길보민 정서진
경영지원 박석호 유태호 신혜지 최단비 김현빈

사진 김경범 | **사진 어시스트** 박형태
푸드 스타일링 김민호(스튜디오 트레이) | **푸드 스타일링 어시스트** 이혜진 정주리 이명수
인쇄 도담프린팅

펴낸곳 비타북스 | **발행처** (주)헬스조선 | **출판등록** 제2-4324호 2006년 1월 12일
주소 서울특별시 중구 세종대로 21길 30 | **전화** (02) 724-7664 | **팩스** (02) 722-9339
포스트 post.naver.com/vita_books | **블로그** blog.naver.com/vita_books | **인스타그램** @vitabooks_official

ⓒ 닥터키친 식이연구소, 2018

이 책은 저작권법에 따라 보호를 받는 저작물이므로 무단 전재와 무단 복제를 금지하며,
이 책 내용의 전부 또는 일부를 이용하려면 반드시 저작권자와 (주)헬스조선의 서면 동의를 받아야 합니다.
책값은 뒤표지에 있습니다. 잘못된 책은 서점에서 바꾸어 드립니다.

ISBN 979-11-5846-239-0   13510

비타북스는 독자 여러분의 책에 대한 아이디어와 원고 투고를 기다리고 있습니다.
책 출간을 원하시는 분은 이메일 vbook@chosun.com으로 간단한 개요와 취지, 연락처 등을 보내주세요.

비타북스는 건강한 몸과 아름다운 삶을 생각하는 (주)헬스조선의 출판 브랜드입니다.

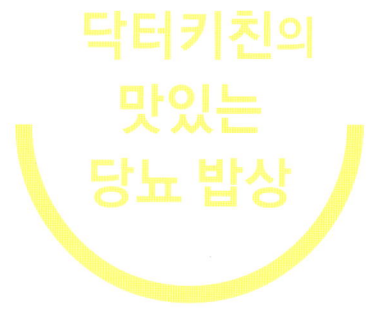

닥터키친의 맛있는 당뇨 밥상

| 닥터키친 식이연구소 지음 |

비타북스

닥터키친 식단으로
당뇨 식이요법에 성공한 이들의
리뷰와 찬사

이것이 정말 당뇨 환자를 위한 식단인가 의심했다. 병원에서 주는 맛없는 밥과는 차원이 달랐다. 달달하지만 건강에 안전하고, 짜지 않으면서 맛있었다. 평소 몸에 나쁠 것 같아 먹지 못했던 음식도 닥터키친의 전문가들이 제시한 레시피로 만들면 안심하고 먹을 수 있었다. 당뇨 확진 후 자칫 힘들 수 있었던 시기를 닥터키친의 식단 덕분에 잘 견뎌낼 수 있었다. 천편일률적인 당뇨 환자식을 견디기 어려운 사람들에게 적극적으로 추천하고 싶다.

_ mkchon78, 40대 남성, 제2형 당뇨병

남편이 당뇨 환자인 저에게 닥터키친은 구세주였어요. 밍숭밍숭한 맛의 요리도 전문가들이 알려주는 레시피를 그대로 따라 하면 근사한 요리로 바뀌었죠. 당뇨병에 걸린 후론 입이 짧아져 쉽게 숟가락을 놓던 남편이 이제는 한 그릇을 뚝딱 해치운답니다. 환자 본인이든 혹은 저처럼 남편이 당뇨 환자인 주부에게 이보다 더 도움 되는 책은 없을 거예요.

_ gg0283, 60대 여성, 주부

가뜩이나 힘든 임신 시기에 당뇨병까지 겹쳐 너무 힘들었어요. 혹시 아이에게 문제가 생길까봐 전전긍긍하면서 약도 먹지 못하고 샐러드로 연명했죠. 하지만 닥터키친을 알고 나서 저의 밥상은 180도 바뀌었어요. 임신성 당뇨병에 걸린 내가 자장면이라니! 음식에 대한 걱정거리가 사라지니 당뇨병으로 받던 스트레스도 싹 사라졌답니다. 아무 걱정 없이, 스트레스 없이 당뇨병을 관리하고 싶은 모든 임신부에게 강력히 추천해요!

_ lovesoo, 30대 여성, 임신성 당뇨병

당뇨병에 걸린 사람이 매일매일 새로운 음식을 먹기는 쉽지 않다. 늘 같은 나물 반찬이나 두부를 활용한 몇몇 요리만 먹을 수밖에 없다. 하지만 닥터키친의 다양한 레시피를 알게 된 이후부터는 매일 다른 요리를 먹을 수 있게 되었다. 새로운 요리에 도전하는 것도 즐겁다. 무엇보다 한 번 두 번 따라 하다 보면 저절로 어떤 식재료로 어떤 요리를 하면 될지 감이 온다. 그런 노하우를 담은 책이 나온다니! 정말 오래 지속할 수 있는 식이요법을 배우고 싶다면 이 책을 선택하라!

_ yoon6124, 50대 여성, 제2형 당뇨병

닥터키친을 통해 같은 요리라도 양념과 조리 방법을 바꾸면 충분히 맛있게 먹을 수 있다는 사실을 알게 되었다. 자장면, 짬뽕, 라면, 피자까지 못 먹는 요리가 없어졌다. 식이요법을 할 때마다 늘 머릿속에서 떠나지 않던 라면과 인스턴트 음식에 대한 그리움도 싹 사라졌다. 닥터키친의 말마따나, 당뇨 환자도 맛있게 먹을 권리가 있다! 이 책이라면 충분히 가능하다.
_ lee2000kr, 40대 남성, 제2형 당뇨병

닥터키친을 접하고 나서 식이요법에 대한 편견이 깨졌다. 시중에 알려져 있는 많은 식이요법은 일주일 이상 견디기 어려울 정도로 맛이 없다. 하지만 닥터키친의 식단은 달랐다. '이렇게 맛있어도 되나? 이렇게 간단해도 되나?' 의심이 들 정도로 완벽했다. 닥터키친이 알려준 레시피를 활용하니 모든 음식이 맛있었고, 조리 과정도 생각보다 훨씬 간단했다. 즐겁게 식단을 관리할 수 있게 도와준 닥터키친에게 진심으로 감사한다.
_ sjwoong86, 30대 남성, 제2형 당뇨병

정말 고맙습니다! 닥터키친은 불안에 떨며 아무것도 먹지 못하던 저에게 먹는 즐거움을 다시금 찾아주었어요. 잡곡밥과 나물, 생채소만 올라오던 밥상이 각양각색의 요리가 가득한 상으로 바뀌었답니다. 다른 가족도 맛있게 먹을 정도로 훌륭해졌지요. 영양적으로도 균형을 이루어 매일매일 건강해지고 있어요. 닥터키친 식단으로 밥상을 멋지게 바꿔보세요.
_ moon498, 40대 여성, 제2형 당뇨병

닥터키친 덕분에 내 삶이 바뀌었다. 밥을 먹을 때마다 걱정을 하지 않아도 되고, 항상 쫓아다니던 당뇨병의 막연한 불안감에서도 벗어났다. 젓가락으로 짭짤한 반찬을 집을 때마다 들려오는 아내와 딸의 잔소리에서도 해방됐다. 이 모든 것들이 내게는 자유다. 나처럼 식이요법이 필요한 당뇨 환자라면 닥터키친의 식단으로 삶이 바뀌는 기회를 잡길 바란다.
_ gydudtl00, 60대 남성, 제2형 당뇨병

당뇨 환자도 맛있게 먹을
권리가 있습니다

당뇨 환자에게 식이요법이 중요하다는 사실은 다들 알고 있습니다. 의사든, 환자 본인이든, 환자의 가족까지도요. 그런데 실제 식이요법을 꾸준히 하는 환자는 많지 않습니다. 왜 그럴까요?

기본적으로 당뇨약의 약효가 뛰어나 약만 잘 먹으면 된다고 생각하는 경향이 있습니다. 하지만 더 큰 이유는 따로 있습니다. 당뇨 환자들을 대상으로 설문조사나 심층 인터뷰를 진행해 보면 '맛없고 빈약한 식단에 대한 거부감'이 가장 큰 이유였습니다. 즉, 식이요법의 지속성은 인간의 욕구에 반하는 접근법일 때 실패할 확률이 높습니다. 당뇨 환자에게 맛없고 빈약한 식생활은 현실적으로 오래 지속하기 힘듭니다. 당뇨 환자라는 이유만으로 '먹는 즐거움'을 평생 포기하는 건 아주 가혹한 일이죠.

이 책은 이러한 문제의식에서 시작되었습니다. 당뇨 환자가 건강을 유지하면서 맛있는 식생활을 영위하도록 돕고자 닥터키친을 설립했고, 설령 닥터키친을 이용하지 않더라도 집에서 손쉽게 식이요법을 실천할 수 있도록 그동안의 노력을 담아 책을 펴내게 되었습니다. 닥터키친이 대학병원과 함께 진행한 연구 결과는 물론 국내외 검증된 논문도 추가했지요. 많은 고객과 함께 발전시켜온 실용적인 노하우와 팁도 바로 적용할 수 있도록 정리했습니다.

Prologue

사실 이미 균형 잡힌 식이요법을 하고 있는 분들은 이 책의 적절한 독자가 아닙니다. 혼자 식이요법을 실천하기 어려운 당뇨 환자, 시도는 했지만 실패만 겪은 당뇨 환자들을 위해 만들었지요. 하루 한 끼라도 이 책을 따라 노력해보세요. 몸이 달라지는 걸 느낄 수 있을 겁니다. 당뇨 환자와 그 가족들에게 조금이나마 도움이 되는 내용이길 바랍니다. 앞으로도 맛있고 건강한 식단 연구에 힘쓸 것을 약속하겠습니다.

마지막으로 '당뇨 환자에게도 맛있게 먹을 권리를 돌려주겠다'라는 철학으로 이 책이 완성될 때까지 함께 고생해준 닥터키친의 강임규 이사, 권정현 팀장, 김소화·이현우·임진희 매니저, 김태원 씨에게 고맙다는 말을 전하고 싶습니다. 또한 늘 애정 어린 조언과 격려를 해주시는 이문규, 조재형, 임수, 조경임 교수님들께도 이 자리를 빌려 감사드리고 싶습니다. 무엇보다 부족한 것도 많고 걱정도 많은 우리가 쌓아온 지식과 경험을 더 많은 분께 공유할 수 있도록 출간을 제안해주신 비타북스 관계자분들께 감사드립니다.

대표 저자 **박재연**
(닥터키친 대표이사)

맛있는 당뇨식을
찾는다면

닥터키친은 식이요법 전문 연구기업으로, 당뇨 식이요법을 포함해 다양한 질환의 식이요법을 연구하고 이를 활용해 유·무형의 서비스를 제공하고 있습니다.

그 일환으로 닥터키친 식이연구소는 ADA(미국당뇨병학회), KDA(대한당뇨병학회), FDA(미국 식품의약국) 등 국내외 연구기관의 다양한 연구 결과들을 면밀히 검토하고 분석하여 한국인에게 적합한 당뇨 식이요법을 연구하고 개발하는 데 힘쓰고 있지요. 지중해식, DASH, 저탄수식, Low-GI식 등 효과가 검증된 메디컬 식단의 연구 성과들을 바탕으로 닥터키친만의 식단을 개발하고, 유수의 대학병원 의료진과 임상시험을 진행한 후 수만 명의 환자들에게 검증된 식단을 제공하고 있습니다.

닥터키친은 당뇨 식단도 충분히 맛있을 수 있다고 믿고 있습니다. 그리고 당뇨 환자에게 '맛있게 먹을 권리를 되찾아줘야 한다'라고 늘 다짐합니다.

많은 당뇨 환자가 야심 차게 식이요법을 시작하지만, 대부분 얼마 못 가 포기합니다. 여러 이유가 있지만 가장 큰 이유는 바로 맛없고 항상 비슷한 식단이기 때문이죠. 사람은 누구나 '미식의 욕구'를 본능적으로 추구합니다. 하루 이틀, 한 주 두 주는 참을 수 있어도 그 이상 맛없는 식사를 계속해야 한다면 포기하자는 유혹에 굴복하게 되지요.

닥터키친 식이연구소는 바로 이 문제에 주목했습니다. 일상에서 꾸준히 식이요법을 실천하려면 맛있어야 합니다. 이에 닥터키친 식이연구소는 맛있는 당뇨식을 위해 당뇨에 관한 이론적·의학적 연구뿐만 아니라 수십 가지의 국내외 대체 식재료를 발굴하였고, 새로운 조리법을 찾아내기 위해 노력했습니다. 5성급 호텔 출신의 셰프들과 정교한 맛을 잡아내기 위해 수많은 테스트와 시행착오를 거쳤습니다. 그 결과 400개 이상의 맛있는 당뇨 레시피가 탄생했고, 수많은 당뇨 환자의 큰 사랑을 받으며 그들의 풍성한 식생활을 돕고 있습니다.

이 책에는 지난 수년간 닥터키친의 실용적인 노하우와 맛있는 레시피들이 담겨 있습니다. 그동안 어렵고 맛없는 식이요법에 지쳤다면, 이제는 닥터키친의 식이요법과 함께 재미있고 맛있게 당뇨병을 관리하시길 바랍니다.

닥터키친 식이연구소

Prologue

Part 01　당뇨, 제대로 알아야 이길 수 있다

누구나 당뇨병에 걸릴 수 있다 _ 16
생각지도 못한 혈당을 올리는 주범들 _ 19
당뇨병, 식이요법이 답이다 _ 23
식이요법, 왜 다들 실패할까? _ 25
성공에 이르는 식이요법의 길 _ 28
당뇨 밥상 오해 1 TV에서 말하는 '당뇨병에 좋은 식재료' 과연 정말일까? _ 30
당뇨 밥상 오해 2 저염, 저염, 저염! 당뇨병은 나트륨만 잡으면 끝? _ 32
당뇨 밥상 오해 3 당뇨병에는 채식이 정답? 근데 스님들이 당뇨병에 많이 걸린다고?! _ 34

Part 02　당뇨 치료는 건강한 밥상에서 시작된다

혈당 걱정 없는 당뇨 밥상 원칙 _ 38
나에게 맞는 당뇨식 섭취 가이드 _ 42
당뇨병 이기는 식사습관, 이것만은 지키자! _ 46
당뇨 밥상을 위한 식재료 상식 _ 48
집밥 정복 1 곡물 - 현미도 안심할 수 없다 _ 49
집밥 정복 2 설탕 - 저열량 감미료라는 놀라운 세계가 있다 _ 52
집밥 정복 3 소금 - 나트륨을 줄여도 맛있게 먹을 수 있다 _ 54
집밥 정복 4 고추장 - 몰랐던 당뇨병의 적 _ 57
집밥 정복 5 오일 - 코코넛 오일, 포도씨유가 당뇨병에 좋은 오일일까? _ 58
집밥 정복 6 생선 - 먹으면 먹을수록 당뇨병이 치유된다 _ 60
집밥 정복 7 돼지고기 - 먹어도 되는 돼지고기는 따로 있다! _ 62
집밥 정복 8 소고기 - 1++ 등급 소고기라고 다 좋은 건 아니다 _ 64

Part 03 친절한 당뇨 외식 가이드

혈당 파괴의 주범, 외식을 정복하자 _ 68
꼭 피해야 하는 메뉴 1 초밥 _ 70
꼭 피해야 하는 메뉴 2 비빔밥 _ 71
꼭 피해야 하는 메뉴 3 샤부샤부 _ 72
꼭 피해야 하는 메뉴 4 칼국수, 잔치국수 _ 73
꼭 피해야 하는 메뉴 5 중식 - 자장면과 짬뽕 _ 74
추천하는 메뉴 1 샐러드 _ 76
추천하는 메뉴 2 소고기 안심 스테이크 _ 78
추천하는 메뉴 3 김밥 _ 79
추천하는 메뉴 4 회 _ 80
추천하는 메뉴 5 감자탕 _ 81
추천하는 메뉴 6 오븐구이 통닭 _ 82

당뇨 밥상 만들기 전 알아야 할 것들
당뇨 요리가 더 정확해지는 재료 계량법 _ 84
당뇨 밥상의 필수 식재료 _ 86
당뇨 밥상의 기본 닥키밥 4종 _ 88
매일 먹어도 좋은 저염 김치 4종 _ 90
식이요법을 성공으로 이끄는 비법 양념장 4종 _ 92

Part 04　매일 당뇨 밥상

아침 밥상 속은 편하게, 배는 든든하게

- **BEST** 아침 밥상 1　충무김밥과 오징어무침 + 우동 _ 100
- 아침 밥상 2　닥키흑미밥 + 해물강된장 + 쌈채소와 채소스틱 + 배추겉절이 _ 104
- 아침 밥상 3　닥키흑미밥 + 해물아스파라거스영양볶음 + 소고기뭇국 + 열무김치 _ 108
- **BEST** 아침 밥상 4　보리우엉밥 + 육개장 + 깻순무침 + 고추장멸치볶음 _ 112
- 아침 밥상 5　영양닭죽 + 비트무피클 _ 116
- 아침 밥상 6　전복죽 + 무말랭이무침 _ 120
- **BEST** 아침 밥상 7　불고기낙지죽 + 무생채 _ 124
- **BEST** 아침 밥상 8　두부스테이크 + 어린잎채소샐러드 _ 128
- 아침 밥상 9　버섯오믈렛 + 발사믹채소샐러드와 통밀빵 _ 132
- 아침 밥상 10　렌틸콩주꾸미샐러드 + 수란과 미니 크루아상 _ 136

점심·저녁 밥상 식탁은 풍성하게, 영양은 완벽하게

- 점심·저녁 밥상 1　보리우엉밥 + 청경채돼지고기볶음 + 미역줄기볶음 + 갓김치 _ 142
- **BEST** 점심·저녁 밥상 2　닥키영양밥 + 닭볶음탕 + 소고기미역국 + 생생양념깻잎 _ 146
- **BEST** 점심·저녁 밥상 3　보리우엉밥 + 삼치통마늘구이 + 오이무침 + 볶음김치 _ 150
- 점심·저녁 밥상 4　귀리표고밥 + 매콤닭갈비 + 느타리버섯달갈국 + 양배추적채피클 _ 154
- **BEST** 점심·저녁 밥상 5　보리우엉밥 + 간장등갈비찜 + 북어국 + 매콤콩나물무침 _ 158
- 점심·저녁 밥상 6　닥키영양밥 + 단호박갈비찜 + 매생이굴국 + 시금치나물 _ 162
- 점심·저녁 밥상 7　보리우엉밥 + 탕평채 + 홍합미역국 + 호두멸치볶음 _ 166
- 점심·저녁 밥상 8　닥키흑미밥 + 고등어갈비 + 소고기장조림 + 열무김치 _ 170
- 점심·저녁 밥상 9　귀리표고밥 + 오삼불고기 + 꽈리고추찜 + 채소스틱 _ 174
- 점심·저녁 밥상 10　귀리표고밥 + 제육콩나물볶음 + 애호박볶음 + 하얀무생채 _ 178
- 점심·저녁 밥상 11　닥키영양밥 + 우거지사태찜 + 우엉조림 + 도라지초무침 _ 182
- 점심·저녁 밥상 12　닥키흑미밥 + 유부전골 + 느타리버섯볶음 + 모듬견과류조림 _ 186
- **BEST** 점심·저녁 밥상 13　보리우엉밥 + 부추훈제오리구이 + 브로콜리두부무침 + 깍두기 _ 190
- **BEST** 점심·저녁 밥상 14　귀리표고밥 + 된장꽃게탕 + 미역초무침 + 단호박견과류조림 _ 194
- 점심·저녁 밥상 15　닥키영양밥 + 낙지연포탕 + 양파장아찌 + 두부조림 _ 198

Part 05 한 그릇 요리

새싹채소비빔밥 _ 204
콩나물소고기밥 _ 206
떡갈비덮밥 _ 208
BEST 규동 _ 210
닭고기카레라이스 _ 212
마파두부덮밥 _ 214
BEST 쌈장볶음밥 _ 216
새우볶음밥 _ 218
구운새우비타민샐러드 _ 220
연어샐러드 _ 222

Part 06 외식 일탈 요리

BEST 곤약자장면 _ 226
BEST 해물짬뽕 _ 228
황제라면 _ 230
실곤약잡채 _ 232
안동찜닭 _ 234
장칼국수 _ 236
BEST 부대전골 _ 238
가지피자 _ 240
BEST 냉이크림파스타 _ 242
닥키버거 _ 244

Part 07 도시락 · 간식

당뇨 도시락 언제 어디서나 건강하게

포두부브리또 _ 250
BEST 유부초밥 _ 252
멸추김밥 _ 254
배추소고기롤 _ 256
오픈샌드위치 _ 258

당뇨 간식 안심하고 현명하게 먹는

피칸크로캉 _ 262
BEST 아몬드초코쿠키 _ 264
BEST 오트브랜코코아머핀 _ 266
양갱 _ 268
BEST 곤약인절미 _ 270

그대로 따라 하는 2주 식단
참고 문헌

Part 01

당뇨, 제대로 알아야 이길 수 있다

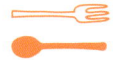

당뇨병은 완치되는 병이 아닙니다.
어쩌면 평생 같이 가야 할 친구일지도
모릅니다. 하지만 건강한 밥상과
규칙적인 식습관만 있다면
극복해낼 수 있지요.
우선 당뇨부터 알아봅니다.
치료의 열쇠는 당뇨에 대해
제대로 아는 것이니까요.
슬기로운 당뇨 생활,
지금 바로 시작해볼까요?

누구나 당뇨병에
걸릴 수 있다

**대한민국은
당뇨 위험군
900만 시대**

2016년 기준으로 우리나라 30세 이상 성인의 당뇨병 유병률 14.4%, 당뇨병 위험군인 공복혈당장애 유병률 26.5%, 당뇨병 확진자 500만 명, 공복혈당장애 900만 명. 무려 1,400만 명의 사람들이 당뇨병에 직간접적으로 위협을 느끼고 있습니다. 하지만 그 사실을 모르는 사람들이 많죠. 이제 당뇨병은 과거처럼 노인만 걸리는 병이 결코 아닙니다. 최근 들어 젊은 당뇨 환자와 임신성 당뇨 환자가 크게 증가할 정도로 당뇨병은 실로 만연한 질병이 되어가고 있습니다. 당뇨, 이제는 '나'도 조심해야 하는 무서운 질병입니다.

**당뇨병의
대부분은
제2형 당뇨병**

전체 당뇨 환자 중 90% 이상이 제2형 당뇨병에 속합니다. 제2형 당뇨병은 인슐린이 분비되는 췌장의 베타세포가 손상되거나 인슐린 저항성이 생겨서 발생합니다. '인슐린 저항성'이란 간, 근육, 지방조직 등 체내에서 인슐린에 대한 반응이 정상일 때보다 감소한 상태를 말합니다. 즉, 인슐린이 체내에서 생성되어도 간에서 포도당을 만드는 것을 억제하지 못하거나 근육세포 등에서 포도당을 충분히 흡수시키지 못하는 것이지요. 그러다 보니 제2형 당뇨병에서는 혈당 조절이 어려워집니다.

제1형 당뇨병은 유전적인 요인, 바이러스 감염, 자가면역체계의 이상이 원인이라면 제2형 당뇨병은 연령이 증가할수록, 비만일수록, 신

체활동이 부족할수록, 고혈압과 고지혈증이 있을수록 발병될 확률이 높아집니다. 대부분 먹는 당뇨약으로 혈당 조절을 시작하지만, 무엇보다 식이요법이 중요합니다. 식습관이 불규칙하면 고혈당과 저혈당이 반복되면서 혈당 관리가 어려워지기 때문이지요.

임신성 당뇨가 늘고 있다

우리나라 임신부의 약 10%가 임신성 당뇨병을 앓고 있습니다. 더 문제는 해마다 증가하고 있다는 사실이지요. 그렇다면 임신 중 당뇨병에 걸리는 이유는 무엇일까요? 임신을 하면 태아의 발육을 돕기 위해 엄마의 혈당이 높아집니다. 그런데 태반에서 나오는 호르몬이 인슐린의 활동을 억제하기 때문에 임신 전보다 2~3배 더 많은 인슐린이 필요하게 되죠. 임신 중기 이후에는 인슐린 저항성이 증가하는데, 이때 인슐린이 필요한 양만큼 분비되지 않으면 임신부의 혈당이 높아져 당뇨병에 걸리는 것입니다. 그 외에도 유전, 가족력, 연령, 4kg 이상의 아이를 출산한 경험, 임신 기간 중 과다한 체중 증가 등의 이유로 발병합니다.

임신성 당뇨병이 심각한 이유는 엄마와 아이 모두 제2형 당뇨병에 걸릴 위험이 증가하기 때문이에요. 약을 함부로 먹을 수 없기 때문에 무엇보다 혈당 조절을 위한 식이요법이 필수랍니다.

알고 갑시다! 당뇨병 진단 기준

내가 당뇨병 혹은 당뇨 위험군인지 어떻게 알 수 있을까요? 혈액 속의 포도당 농도를 측정해서 진단합니다. 하지만 혈당은 워낙 많은 변수에 의해 시시각각 변하기 때문에 한 번의 혈당치만으로 당뇨병을 진단하기는 어려워요. 그래서 더 널리 사용하는 방법이 당화혈색소 수치입니다. '당화혈색소(HbA1C)'는 적혈구에 들어 있는 헤모글로빈과 혈중 포도당이 결합한 것으로, 혈당 조절의 평균 수준을 알 수 있는 지표입니다. 지난 2~3개월간 혈당 조절 상태를 알려면 당화혈색소 수치를 보면 되지요. 당화혈색소 수치는 혈당이 높을수록, 적혈구가 포도당에 노출된 기간이 길수록 비례하여 증가합니다. 따라서 당뇨 환자의 추이를 파악하기 위해 가장 중요한 수치로 활용되기도 합니다.

정상인의 혈당은 최소 8시간 이상 금식했을 때 측정한 공복혈당이 100mg/dL 미만이고, 식사하고 2시간이 지났을 때 측정한 혈당이 140mg/dL 미만입니다. 공복혈당과 식후 2시간 혈당 중 하나라도 이상이 있을 경우 '당뇨 위험군' 또는 '당뇨병'이라고 진단하지요. 공복혈당이 100~125mg/dL일 때는 '공복혈당장애', 식후 2시간이 지났을 때 측정한 혈당이 140~199mg/dL일 때는 '내당능장애'라고 하며, 두 경우 모두 당뇨 위험군에 속합니다.

	정상	당뇨 위험군	당뇨병
공복혈당 (8시간 금식)	100mg/dL 미만	100~125mg/dL	126mg/dL 이상
식후 2시간 혈당 (75g 포도당 부하 2시간 후)	140mg/dL 미만	140~199mg/dL	200mg/dL 이상
당화혈색소	·	5.7~6.4%	6.5% 이상

* 출처 : 2015 당뇨병 진료 지침, 대한당뇨병학회

생각지도 못한 혈당을 올리는 주범들

당뇨 전단계에 있거나 당뇨병 진단을 받은 경우 무엇보다 혈당 조절이 중요합니다. 그렇다면 혈당은 어떤 이유로 오르는 걸까요?

쌀, 빵, 떡, 감자, 고구마와 같은 전분이 있는 음식이나 과일, 소스, 음료수 등과 같이 당이 있는 음식은 몸에 들어가면 소화기관을 거쳐 최종적으로 포도당 형태로 분해됩니다. 이렇게 분해된 포도당은 간으로 이동하는데, 간에서 받아들일 수 있는 포도당의 양보다 많은 포도당이 들어오면 췌장의 베타세포에서 인슐린을 분비하죠.

인슐린은 사용하고 남는 포도당을 체내에 저장하는 역할을 합니다. 근육에서는 글리코겐 형태로, 지방세포에서는 지방과 같은 형태로 포도당을 저장해 에너지원으로 사용하지요. 이렇듯 인슐린은 우리 몸의 혈당 조절과 에너지 저장에 필수적인 역할을 하는 호르몬입니다.

하지만 당뇨 환자는 인슐린이 제대로 작동하지 않습니다. 쉽게 설명하면, 인슐린이 충분히 생성되지 않거나 인슐린이 제 기능을 하지 못하도록 방해(인슐린 저항성 증가)를 받습니다. 이렇게 되면 혈액 속의 포도당이 세포로 공급되지 못하고 과다하게 남게 되어 혈당이 높아지는 것입니다.

현미 경계령! 주의해서 먹어야 할 곡물

당뇨 환자가 식이요법을 할 때 가장 먼저 떠올리는 것이 바로 '현미'입니다. 물론 현미는 백미보다 좋은 곡물입니다. 백미보다 당질 함량이 낮고 식이섬유는 조금 더 많죠. 하지만 안심하고 먹으면 높아진 혈당에 놀랄 수 있습니다. 백미에는 보통 100g당 77~78g 정도의 혈당을 높이는 당질이 들어 있습니다. 현미는 과연 어떨까요? 현미는 백미보다 약간 낮지만 100g당 73g 내외의 당질을 갖고 있습니다. 당질이 낮다고 안심하고 먹을 수 있는 수준이 아닙니다.

더 큰 문제는 대부분의 사람이 현미밥을 지을 때 90% 이상의 백미에 10% 정도만 현미를 섞는다는 점입니다. 겉보기에는 밥에 노란색 현미가 있어 건강해 보일지 몰라도 혈당 관리에 있어서는 백미밥과 큰 차이가 나지 않습니다. 따라서 과감히 백미를 50% 이하로 줄이고, 나머지는 식이섬유 함량이 높은 통곡물이나 콩류를 섞어 밥을 지어야 합니다. 현미보다 당질 함량이 낮은 귀리, 율무, 서리태, 렌틸콩, 퀴노아 등으로 바꾸는 것이 식이요법에 도움이 됩니다.

과일은 반드시 절제해야 하는 식품

바나나는 다이어트 식단에서는 물론 건강 식단에서 빠지지 않는 과일입니다. 포만감이 상당해 식사 대용으로 안성맞춤이죠. 하지만 바나나도 잘못 먹으면 혈당 관리에 실패할 가능성이 높습니다. 바나나 1개(100g)에는 20~24g의 당질이 들어 있는데, 이는 백미밥 1/3공기에 해당하는 양이죠. 따라서 식후에 디저트로 바나나를 먹으면 밥을 1/3공기 추가로 먹는 것과 같습니다.

과일은 '과당'이라는 당질을 함유하고 있습니다. 따라서 혈당 관리를 하는 당뇨 환자는 과일의 섭취 시기와 섭취량에 신경을 써야 하지요. 과일을 식후 디저트로 먹는 것은 반드시 피해야 합니다. 과당은 단순당이기 때문에 체내에 흡수되는 속도가 빨라 혈당을 빠르게 올립니다. 그러므로 과일을 먹는다 하더라도 반드시 식사 2시간 전 또는 식사 2시간 후에 먹는 것이 좋습니다.

과일은 당뇨 환자가 절제해야 하는 식품이라는 사실을 꼭 기억하세요. 대한당뇨병학회에서는 제1형, 제2형 당뇨 환자는 물론 임신성 당뇨 환자에게도 1일 과일 섭취량을 하루 필요 열량에 따라 1~3교환단위를 권장하는데, 특히 성인 당뇨 환자에게는 1일 2교환단위의 과일 섭취를 권장합니다. 과일군 1교환단위는 배 1/4개, 사과 1/3개, 수박 1쪽, 바나나 1/2개 등에 해당하는 양입니다. 즉, 성인 당뇨 환자는 배 1/2개, 사과 2/3개, 바나나 1개를 하루에 두 번 간식으로 나눠 먹으면 충분하다는 뜻입니다.

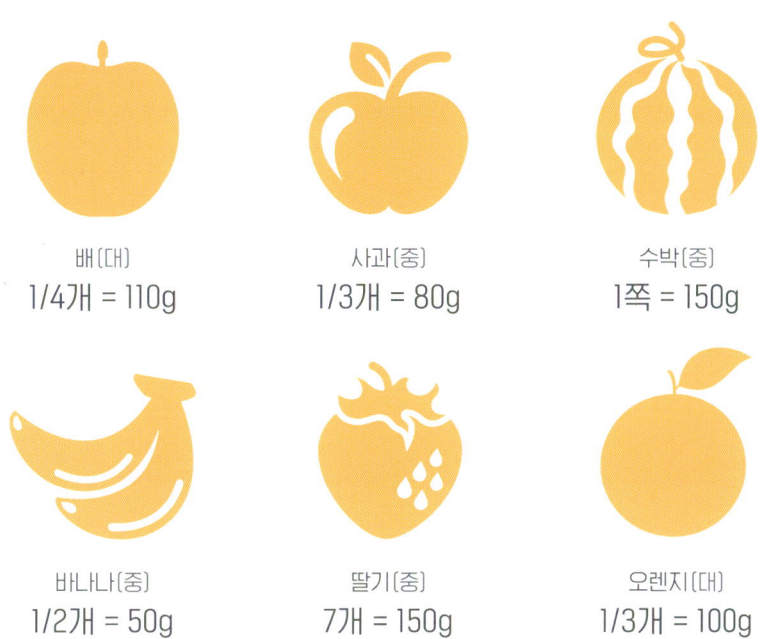

과일군 1교환단위에 해당하는 과일의 양

호밀빵, 통밀빵? 일반 빵과 다를 바 없다

호밀빵과 통밀빵. 최근 건강한 샌드위치 중심의 브런치 메뉴가 유행하면서 인기가 급상승하고 있죠. 다이어트 식품으로도 널리 사랑받고 있습니다. 하지만 호밀빵과 통밀빵도 당뇨 환자에게는 일반 빵과 마찬가지로 위험하다는 사실을 알고 있나요? 밀가루는 보통 100g당 70~76g 내외의 당질을 함유하고 있는데, 이는 백미 100g에 들어 있는 당질과 비슷한 양입니다. 그런데 호밀가루와 통밀가루도 크게 다르지 않습니다. 100g당 63~68g 정도의 당질을 함유하고 있어 안심하고 먹다가는 밀가루로 만든 빵을 먹었을 때와 비슷한 혈당 수치를 보게 되는 것이죠. 이제 '어떤 빵이 당뇨병에 좋을까?'를 고민하기보다는 빵의 양을 제한하는 데 집중해야 합니다. 예를 들어 샌드위치를 먹는다면 빵 한 쪽만으로 만드는 오픈 샌드위치를 추천합니다.

과일은 절제해야 하는 식품이라는
사실을 꼭 기억하세요.
'어떤 빵이 당뇨병에 좋을까?'를
고민하기보다는 빵의 양을 제한하는 데
집중해야 합니다.

당뇨병, 식이요법이 답이다

당뇨 환자 중에는 치료를 위해 당뇨약을 꼭 복용해야 하는 사람들이 있습니다. 바로 제1형 당뇨병 환자와 임신성 당뇨 환자 중 인슐린을 투여해야 하는 사람, 혈당 조절이 안 되어 혈당강하제를 먹어야 하는 사람들이죠. 하지만 제2형 당뇨병 환자의 경우 증상이 심하지 않다면 생활습관 교정을 통해 혈당을 조절하는 것이 우선입니다.

생활습관 교정은 식이요법과 운동요법을 의미해요. 운동은 제2형 당뇨병 환자의 인슐린 저항성을 개선해주기 때문에 식사요법과 함께 병행하는 것이 중요합니다. 특히 운동 강도보다 운동량이 인슐린 저항성 개선에 큰 영향을 준다는 사실을 기억하세요.

의외로 많은 당뇨 환자가 식이요법을 하지 않고 있습니다. '병원에서 지어준 당뇨약을 먹고 있으니까', '나는 운동해서 괜찮아'라고 자신을 위로하며 무분별하게 먹곤 합니다. 물론 약과 운동은 혈당 관리를 위해 반드시 필요합니다. 하지만 약을 열심히 먹어도 혈당 조절이 잘 안 되어 좌절을 겪는 사례가 많습니다. 왜일까요? 식이요법 없이 약과 운동에만 의존해서는 장기적인 혈당 관리에 성공할 수 없기 때문입니다.

당뇨병 관리는 생활습관 교정이 중요하다

식이요법 없이 약과 운동만으로는 당뇨와의 싸움에서 백전백패

혈당 조절하고 합병증 예방하는 식이요법의 효과

당뇨 전단계와 초기 당뇨 환자에게 식이요법은 매우 중요합니다. 식이요법으로 혈당을 조절하면 당뇨 전단계에서는 당뇨병의 발병을 늦추고, 당뇨병을 진단받은 초기에는 심혈관계질환 합병증을 줄일 수 있기 때문이죠.

실제 당뇨 위험군인 내당능장애 환자 577명을 대상으로 6년 동안 시행한 관찰연구에 따르면 식이요법을 하지 않은 그룹에 비해 식이요법을 시행한 그룹에서 당뇨병 발병이 31%, 식이요법과 운동을 병행한 그룹에서 42% 감소했다는 연구 결과가 있습니다. 이외에도 당뇨 위험군을 대상으로 한 연구에서 생활습관 교정을 시행한 그룹이 대조군에 비해 당뇨병에 덜 걸렸고, 생활습관 교정의 당뇨병 예방 효과는 최소 3~10년간 지속되는 것으로 나타났죠.

혈당 조절을 위한 식이요법에서 가장 중요한 것은 섭취하는 당질(식이섬유를 제외한 탄수화물)의 양을 일정하게 유지하고, 일정한 시간에 일정한 양을 규칙적으로 먹는 것입니다. 무엇보다 당뇨병 관리는 장기전이라고 생각하고 지속적으로 관리하는 것이 중요합니다.

식이요법 없이
약과 운동에만 의존해서는
결코 장기적인 혈당 관리에
성공할 수 없습니다.

식이요법,
왜 다들
실패할까?

**중도 포기가
많은
당뇨 식이요법**

당뇨 환자 모두 당뇨병 치료의 열쇠는 식이요법이라는 것을 잘 알고 있습니다. 문제는 마음을 굳게 먹고 식이요법에 도전하지만 십중팔구는 실패로 돌아간다는 사실이지요.

닥터키친이 당뇨 환자 500명을 대상으로 실시한 설문조사 결과, 50% 이상의 환자들이 식이요법을 1주일 이상 지속하지 못하고 과식을 하거나 당질이 높은 음식을 먹고 식이요법을 중단하는 것으로 나타났습니다. 80%의 환자들이 두 달을 견디지 못하고 식이요법을 그만둔 적이 있다고 응답했습니다. 식이요법이 중요한 것은 의사도 강조하고, 환자 본인도 잘 알고 있는데 왜 이렇게 힘든 걸까요? 당뇨 식이요법, 정말 불가능한 것일까요?

식이요법을 그만두는 이유

- 55% 맛없다
- 30% 어렵고 불편하다
- 13% 믿을 수 없는 정보들
- 7% 기타

* 2015~2017년 실시한 닥터키친 자체 설문조사 결과, 당뇨 환자 500명 대상

식이요법에 실패하는 가장 치명적인 이유, '맛없다'

당뇨 환자들이 식이요법을 포기하는 이유는 생각보다 간단했습니다. 닥터키친 자체 설문조사에서 무려 55%의 환자들이 '맛없다'라는 이유로 식이요법을 그만뒀습니다. 당뇨식은 건강식인데 왜 맛이 없을까요?

달고 짠 음식은 당뇨병에 좋지 않습니다. 특히 음식에 들어 있는 당은 혈당을 직접 올리므로 경계 대상 1호이지요. 달지 않게 먹어야 하기 때문에 설탕, 꿀 등을 배제하다 보니 단맛에 대한 갈망이 점점 심해집니다. 소금도 사용하지 않아 간이 되지 않은 맛없는 음식과 맞닥뜨리게 됩니다. 포화지방은 몸에 좋지 않기 때문에 고기가 없는 식단만 찾게 되고, 채소와 잡곡밥만 먹어야 할 것 같죠. 이러한 당뇨식을 평생 먹어야 한다고 생각하니 눈앞이 깜깜해지면서 포기하게 되는 것이지요.

하지만 당뇨식도 얼마든지 맛있게 먹을 수 있습니다. 당질이 낮은 통곡물로 포만감 있게 먹고, 포화지방이 낮은 고기의 부위로 요리를 만들면 됩니다. 단맛은 설탕 대신 알룰로스나 에리스리톨과 같은 천연 감미료로 대체하면 좋습니다. 소금 또한 음식의 맛을 포기하면서까지 줄일 필요는 없지요. 시중에 나트륨을 대폭 줄인 소금도 많습니다. 당뇨식, 이제 맛있고 건강하게 즐길 수 있습니다.

효과 없는 식이요법? 인터넷에는 '가짜 정보'가 너무 많아!

당뇨병에 좋은 음식을 인터넷으로 검색하면 수많은 정보가 화면을 가득 채웁니다. 언뜻 보면 그럴듯해 보이지만 실은 가짜 정보가 수두룩하죠. 실제로 돼지감자, 여주, 뽕잎, 오디 등은 당뇨병에 좋은 대표 식품으로 알려져 있는데, 알고 보면 광고인 경우가 다반사입니다. 물론 유용한 정보도 있지만, 전문가가 아닌 당뇨 환자가 올바른 정보만 선별하는 것은 어려운 일입니다. 상황이 이렇다 보니 당뇨병에 정말 좋은 식재료가 무엇인지 헷갈릴 만도 합니다. '어떤 식재료로 어떤 요리를 해야 안전할까?'를 고민할 바엔 포기하게 되는 것이죠.

당뇨 식이요법은 처음에는 어렵습니다. 공부도 많이 해야 하지요. 당화혈색소, 인슐린 저항성 등 생소한 의학 용어부터 당질, 포화지방, 불포화지방, 식이섬유 등 각종 영양소의 이름과 효능을 외워야 합니다. 식품교환표에 대해 공부하고 싶어도 혼자 이해하기는 어렵지요. 더구나 가정에서 당뇨 환자 한 명을 위해 식사를 따로 준비하는 것은 여간 번거로운 일이 아닙니다.

이러한 이유로 식이요법을 포기했던 당뇨 환자들을 위해 이 책에서는 당뇨 식이요법을 위한 핵심적인 지식과 팁을 소개하고자 합니다. 최대한 쉽고 간단하게 만들 수 있는 레시피도 공개합니다. 당뇨병에 걸리지 않은 사람이 먹어도 충분히 맛있는 메뉴들로 구성해 가족이 함께 먹기에도 좋습니다.

**식이요법은
'어렵고
불편하다'**

맛없는 당뇨식을
평생 먹어야 한다고 생각하니
눈앞이 깜깜해지면서
포기하게 됩니다.

성공에 이르는 식이요법의 길

당뇨 식이요법은 마라톤처럼

당뇨 식이요법은 단거리 달리기가 아닙니다. 마라톤 선수가 세계적인 단거리 육상 선수인 우사인 볼트처럼 뛴다면 과연 완주할 수 있을까요? 단언컨대, 그럴 수 없을 겁니다. 당뇨 환자는 마라톤 선수가 되어야 합니다. 천천히 뛰되 멈추지 말고 한 걸음씩 나아가야 하지요. 목표는 지금 당장의 공복혈당, 식후 2시간 혈당이 아니라 3개월 뒤, 1년 뒤, 3년 뒤의 당화혈색소 수치 안정화가 되어야 하고, 혈중 지질 수치 등과 같은 다른 건강 지표들도 모두 정상으로 만들어야 합니다.

하지만 무조건 달지 않고 짜지 않게 먹는 식이요법은 오래 지속하기 힘듭니다. 특히 노화와 함께 맛을 느끼는 미뢰의 기능이 저하된 고령의 당뇨 환자는 단맛과 짠맛이 느껴지지 않아 식사의 변화가 더 크고 힘들게 느껴질 수밖에 없지요.

극단적으로 자극적인 맛을 배제하는 것은 좋은 방법이 아닙니다. 그렇다면 어떻게 해야 할까요? 대체 식재료를 활용하는 방법이 있습니다.

설탕처럼 단맛은 내지만 몸에는 흡수되지 않는 천연당알코올, 밀가루와 비슷하지만 당질은 훨씬 적은 곤약면, 소금만큼 짭짤하지만 나트륨이 현저히 적은 저염 소금을 사용하는 겁니다. 그리고 당질 함량이 높은 음료, 과자 등의 간식을 견과류로 바꿔 당질 섭취량을 줄이면 되지요. 지금부터 시작해보세요. 당뇨 환자도 맛있게 먹을 권리가 있습니다.

하루 두 끼면 충분하다!

가장 이상적인 식이요법은 하루 권장 섭취량에 맞춰 세 끼를 철저히 지켜 먹는 것입니다. 하지만 직장생활을 하거나 외부 활동이 많은 경우 세 끼를 시간에 맞춰 꼬박 챙겨 먹는다는 것은 불가능에 가깝습니다. 이럴 때는 포기하지 말고 아침과 저녁 두 끼라도 식이요법을 시작해보세요. 두 끼가 어렵다면 한 끼도 괜찮습니다. 꾸준히 할 수 있다면 말이죠. 단, 당뇨식이 아닌 식사 시간에는 혈당을 급격히 올릴 수 있는 음식은 가능하면 먹지 말아야 합니다. 밥, 떡, 면, 빵, 죽과 같은 탄수화물 식품과 음료, 유제품 등을 과잉 섭취하지 않도록 신경 써야 하지요.

식이요법에 있어서는 '짧고 굵게'보다 '얇고 길게'가 정답입니다. 하루 두 끼만이라도 철저히 식이요법을 유지한다면 당뇨병, 극복해 낼 수 있습니다.

당뇨 식이요법은 단거리 달리기가 아닙니다.
'짧고 굵게'보다
'얇고 길게'가 정답입니다.

당뇨 밥상 오해 1

TV에서 말하는 '당뇨병에 좋은 식재료' 과연 정말일까?

돼지감자는 정말 당뇨병 치료에 좋을까?

각종 건강 프로그램에서 당뇨병에 좋다고 소개하는 식품들. 과연 당뇨병 치료에 효과적일까요?

먼저 돼지감자를 살펴보죠. 돼지감자가 당뇨병에 좋다고 알려진 이유는 천연 인슐린이라고 잘못 알려진 '이눌린'이라는 물질 때문입니다. 이눌린은 식이섬유의 한 종류입니다. 따라서 식후 혈당이 상승하는 것을 억제하는 데 도움이 되는 것은 맞습니다. 하지만 문제는 돼지감자에 이눌린 외에도 혈당을 높이는 당질이 꽤 함유되어 있다는 점이지요. 일반 감자 100g에는 12~15g의 당질이 들어 있습니다. 돼지감자 100g에도 15g의 당질이 있죠. 식이섬유 함량도 일반 감자와 별 차이가 없습니다. 즉, 돼지감자를 많이 섭취하면 오히려 혈당이 더 오를 수 있습니다.

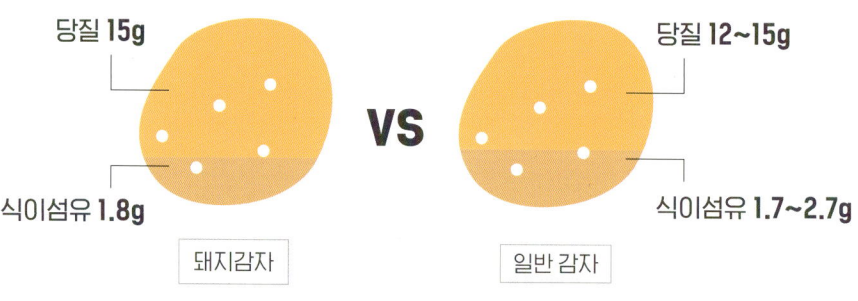

돼지감자와 일반 감자의 당질과 식이섬유 함량 (100g당)

당질 15g / 식이섬유 1.8g — 돼지감자
VS
당질 12~15g / 식이섬유 1.7~2.7g — 일반 감자

오디에 들어 있는 '데옥시노지리마이신'이라는 성분은 혈당이 상승하는 속도를 늦추는 역할을 합니다. 하지만 오디도 돼지감자와 마찬가지로 많은 당질을 갖고 있죠. 실제로 오디의 당질 함량은 오렌지, 사과 등의 과일과 크게 다르지 않습니다. 그러므로 당뇨병 관리를 위해 오디를 식사 중간에 먹거나 식후에 오디 주스, 오디청 등을 디저트로 먹는 것은 혈당에 위험할 수 있습니다.

오디에
속지 마세요!

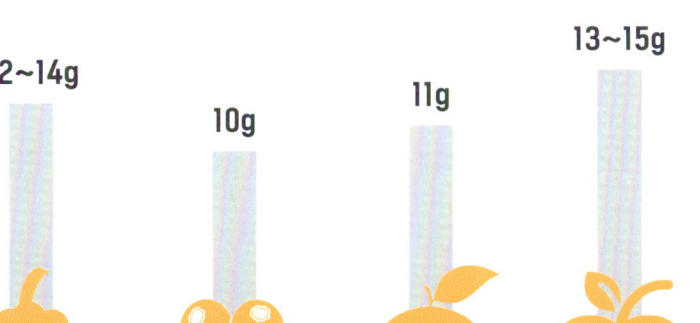

오디와 다른 과일의 당질 함량(100g당)

- 오디: 12~14g
- 블루베리: 10g
- 오렌지: 11g
- 사과: 13~15g

당뇨 밥상 오해 2

저염, 저염, 저염!
당뇨병은 나트륨만 잡으면 끝?

당뇨식의 대명사, 저염식! 정말로 당뇨병에 효과적일까?

당뇨병에 좋은 식이요법은 무엇일까요? 대다수가 '저염식'이라고 대답합니다. "짜게만 안 먹으면 된다던데?", "짠 반찬을 먹지 마세요", "국물은 마시지 말고, 간은 무조건 밍밍하게!" 등 인터넷 검색을 통해 얻은 조언을 따라 하지요. 하지만 '저염식'만으로 정말 당뇨병을 이겨낼 수 있을까요?

짜지 않게 먹으면 혈당이 낮아진다고?

짜지 않게 먹으면 정말 혈당이 낮아질까요? 그렇지 않습니다. 나트륨은 혈당을 높이는 데 직접적인 영향을 주지 않습니다. 그렇다고 짜게 먹어도 된다는 뜻은 아닙니다. 나트륨 함량이 많은 음식을 지속해서 섭취하면 혈압이 높아져 혈관 건강에 악영향을 줄 수 있습니다. 저염식은 당뇨 환자가 주의해야 하는 혈관 합병증 예방에 도움이 될 수는 있지요. 하지만 저염식에만 의존하는 식사는 혈당을 관리하는 데 실패할 가능성이 매우 높습니다.

혈당을 직접 높이는 탄수화물 주의!

나트륨도 중요하지만, 당뇨식에서 반드시 기억해야 할 것이 있습니다. 바로 직접 혈당을 높이는 영양소, 탄수화물입니다.

우리나라의 식사는 밥이 기본입니다. 밥을 대체하는 메뉴도 면, 떡, 빵 위주라 탄수화물의 비중이 높기 때문에 당질 섭취에 주의를 기울여야 하지요. 설탕, 꿀, 과당, 과일청과 같은 당류 함량이 높은 식품뿐만 아니라 쌀, 감자, 고구마와 같이 단맛을 내지 않는 전분질 식품도 혈당을 높입니다. 그래서 저염식을 한다고 흰쌀밥 한 그릇에 저염 미역국, 저염 채소 반찬을 먹어도 밥에 있는 당질 때문에 혈당은 높게 뛰어 오르죠. 따라서 당뇨 환자는 무엇보다 탄수화물 식품의 섭취를 주의해야 합니다.

당뇨 밥상 오해
3

당뇨병에는 채식이 정답?
근데 스님들이 당뇨병에 많이 걸린다고?!

채식만 하면 건강은 문제없을까?

육류와 어류를 식단에서 배제하고, 채소로 식이섬유와 비타민을 섭취하면 건강에 좋다고 합니다. 정말 그럴까요?

과거 한 방송사의 프로그램에서 스님들의 건강 상태를 측정했는데, 결과는 매우 놀라웠습니다. 채식만 하는 스님들, 그 누구도 그들의 건강 상태를 걱정하지 않았죠. 하지만 결과는 예상과 달랐습니다. 스님 중 많은 분이 당뇨병, 고혈압, 고지혈증 등 다양한 만성질환을 진단받았습니다. 도대체 채식만 하는 스님들에게 왜 이런 결과가 나타난 걸까요?

채식은 탄수화물 위주의 식사다

채식을 하면 채식을 하지 않는 사람에 비해 육류에서 얻을 수 있는 단백질과 지방을 덜 섭취하게 됩니다. 콩과 두부를 제외하면 주로 감자, 고구마, 과일과 같은 탄수화물로 열량을 공급받지요.

앞서 얘기했듯 혈당을 높이는 탄수화물(전분과 당류)은 당뇨 환자가 가장 주의해야 하는 영양소입니다. 특히 채식을 하면 더욱 탄수화물 위주의 식사를 할 수밖에 없죠. 이럴 경우 주의할 것은 비단 혈당뿐만이 아닙니다. 탄수화물은 몸에서 필요한 양보다 많이 섭취할 경우 체내에서 지방으로 저장되기 때문에 더 문제가 됩니다. 스님들이 높은 중성지방 수치를 보인 것도 바로 이런 이유이지요.

채식의 또 다른 문제점은 몸에 필요한 영양소, 특히 단백질을 충분히 섭취하지 못한다는 점입니다. 임신부, 성장기 어린이, 고령의 당뇨 환자는 성장발달과 면역력 저하, 근육 감소를 방지하기 위해 단백질을 충분히 섭취해야 합니다.

흔히 '육식은 해롭다'는 인식이 있죠. 하지만 단백질을 합성하는 데 없어서는 안 되는 필수아미노산은 양질의 육류, 달걀, 우유와 같은 동물성 식재료에 많이 들어 있습니다. 체내에서 합성할 수 없기 때문에 반드시 음식을 통해 섭취해야 하지요.

채식을 하면 식이섬유와 비타민은 충분히 섭취할 수 있지만, 영양의 불균형을 초래한다는 사실을 기억해야 합니다. 체중 조절과 혈당 관리를 위해서는 골고루 먹는 것이 중요하다는 사실을 잊지 마세요.

양질의 단백질로 영양의 균형을 되찾자

Part 02

당뇨 치료는
건강한 밥상에서 시작된다

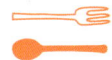

당뇨병은 약이 아니라 음식에서
해답을 찾아야 합니다. 그러려면 어떻게
먹어야 할지 정확한 가이드가 필요하죠.
식재료도 꼼꼼히 점검해볼 필요가 있어요.
당을 쭉쭉 올리는 위험한 식재료인지,
혈당을 내리고 건강을 선물해줄
식재료인지 말이죠. 약 없이 혈당 잡는
당뇨 밥상의 모든 것,
지금부터 알려드릴게요.

혈당 걱정 없는 당뇨 밥상 원칙

당뇨 환자에게 식이요법은 평생의 숙제입니다. 한번 만들어보고 그만 둘 게 아니라면 제대로 알고 실천해야 하지요. 그렇다면 당뇨병을 다스리는 최고의 당뇨 밥상은 어떻게 차려야 할까요?

가장 중요한 밥부터 알려드리죠. 밥은 당뇨 환자가 반드시 주의해야 하는 주요 탄수화물 섭취원이기 때문에 가장 타이트한 관리가 필요합니다. 백미로 지은 밥은 최대한 줄이고, 식이섬유가 많은 잡곡류와 콩류를 섞어 밥을 짓는 것이 좋습니다. 여기에 곤약쌀과 같은 저열량 쌀을 더하면 혈당을 다스리는 효과는 더욱 강력해집니다.

요리는 어떨까요. 가장 좋은 것은 생선이나 오징어 같은 해산물로 만든 요리입니다. 육류보다 불포화지방 함량이 높아 당뇨 밥상에 더없이 좋지요. 그렇다고 해산물만 먹고 살 수는 없습니다. 모든 육류가 나쁜 것도 아니고요. 삼겹살, 갈비, 꽃등심과 같이 지방이 많은 부위만 피한다면 육류는 소중한 단백질 공급원이 되어줍니다. 채소와 함께 볶거나 쌈을 싸 먹는다면 그 효과는 금상첨화지요.

사실 밑반찬은 심하게 관리하거나 규제하지 않아도 됩니다. 주재료가 채소나 해산물이기 때문입니다. 메인 요리 위주로 먹는 편식을 피하고, 밑반찬을 골고루 섭취하는 식습관을 들이면 됩니다.

이러한 내용을 바탕으로 몇 가지 소소한 원칙들만 지킨다면 최고의 당뇨 밥상, 어렵지 않습니다. 당뇨 밥상뿐 아니라 가족이 함께 먹는 밥상에 적용해도 온 가족이 건강해질 수 있는 가이드이므로 반드시 읽고 실천해보세요.

당질은 혈당을 직접적으로 올리는 영양소입니다. 혈당 조절을 위해 반드시 섭취량을 제한해야 하죠. 포화지방은 혈당을 즉각적으로 올리지는 않지만, 혈중 콜레스테롤의 수치와 인슐린 저항성을 높이기 때문에 중장기적으로 볼 때 악영향을 미치는 영양소입니다.

당질과 포화지방은 Down, 식이섬유와 불포화지방은 Up!

반면 식이섬유는 당질의 흡수를 늦춰 혈당 상승을 완화하는 역할을 합니다. 포만감이 커 과식을 막아주기도 하죠. 불포화지방은 포화지방과 정반대의 역할을 합니다. 높은 혈중 콜레스테롤의 수치를 낮춰줍니다. 따라서 이 두 영양소는 더 많이 섭취해야 하지요.

당뇨 밥상은 이와 같은 영양 구성의 원칙을 따르는 것이 가장 좋습니다. 맛도 좋다면 더욱 좋겠죠. 우리나라에서는 조금 낯설지만, 이러한 영양 구성을 기초로 만든 검증된 식단이 있습니다. 바로 '지중해 식단'입니다. 잡곡을 사용해 당질은 낮추고 식이섬유의 섭취는 높였습니다. 육류 대신 해산물을 사용해 포화지방을 낮췄죠. 올리브유를 주로 활용하여 불포화지방의 섭취를 높이는 것이 바로 지중해 식단의 핵심입니다. 지중해 식단을 따르되, 쉽게 구할 수 있는 식재료로 대체하면 영양적으로 균형을 이룬 맛있는 당뇨 밥상을 만들 수 있습니다.

막연히 '고기는 나쁘다'라고 생각하는 사람들이 많은데요. 그런 믿음이 당뇨 환자에게는 독이 될 수 있습니다. 사실 당뇨 환자가 가장 신경 써야 하는 영양소는 탄수화물(당질)입니다. 물론 지방이 많은 부위의 고기는 건강에 해롭지만, 반대로 아예 고기를 먹지 않으면 그 빈자리를

단백질, 놓치지 말자

탄수화물이 채웁니다. 일대일 비교는 어렵지만, 국수 한 그릇은 목살 스테이크보다 혈당 관리에 불리할 수 있습니다. 그러므로 탄수화물 위주의 영양 구성보다는 육류, 해산물과 같은 단백질로 식사 준비를 하는 것이 좋습니다.

국물 요리는 최대한 멀리

대개 국물이 있는 요리는 안타깝게도 나트륨 함량이 높습니다. 무침, 볶음 등은 식재료만 살짝 간을 하면 되지만, 국물 요리는 국물 자체부터 식재료까지 간을 해야 맛이 나기 때문에 소금, 간장 등의 양념을 많이 사용하지요. 이 책에서는 나트륨이 높지 않은 국물과 찌개 레시피를 소개합니다. 이 레시피가 아니라면 국물 요리는 최대한 멀리할 것을 권합니다.

튀김은 절대 금물

수많은 조리법이 있지만, 그중 튀김은 건강에 가장 치명적인 조리법 중 하나입니다. 당뇨 환자가 가장 멀리해야 하는 밀가루와 기름을 모두 사용하기 때문이죠. 밀가루 옷을 잔뜩 입히고 기름에 흠뻑 적시는 조리법이므로 탄수화물과 열량 모두 높을 수밖에 없습니다. 치킨의 열량이 높은 이유도 바로 그것이죠. 튀김과 조금 다르긴 하지만, 밀가루를 묻혀 노릇하게 부치는 전도 사실상 튀김의 한 종류로 볼 수 있습니다. 모두 당뇨병에는 매우 해로우니 반드시 피해야 합니다.

저울은 필수 준비물

'손맛'이라는 말이 있죠. 감과 노하우로 요리하는 맛이, 정량적이고 정확한 레시피보다 '더 맛있다'라는 뜻을 내포하고 있는데요. 당뇨 환자에게는 '손맛' 가득한 요리가 위험할 수 있습니다. 소금 1g에는 400mg의 나트륨이 들어 있습니다. 설탕 3g은 각설탕 1개의 분량이지요. 즉, 눈대중으로 조금 더 넣은 무언가에 엄청난 나트륨과 당질이 있을 수 있습니다.

이런 사태를 예방하는 데 필요한 것이 바로 저울입니다. 특히 0.1g 단위의 중량까지 측정할 수 있어야 당뇨식을 준비하는 데 큰 도움이 됩니다. 항상 저울을 곁에 두고 양념과 식재료를 재며 요리하는 습관을 길러보세요.

근거 없는 식재료 신봉은 오히려 독

돼지감자, 여주, 우엉은 각종 매체에서 당뇨병 치료에 좋다고 소개하는 식재료입니다. 물론 돼지감자에는 일반 감자와 비교하면 더 좋은 성분이 있을 수 있습니다. 여주의 어떤 성분이 혈당 관리에 도움을 줄 수도 있지요. 하지만 명심해야 할 것이 있습니다. 그 어떤 식재료도 그것 하나만으로는 절대 당뇨 식이요법을 성공으로 이끌 수 없다는 사실입니다.

돼지감자가 좋다는 말에 돼지감자만 먹는 환자가 있었습니다. 우엉이 좋다고 하여 삼시 세끼 우엉을 먹는 분도 있었죠. 여주를 물로도 우려먹고, 밥에 넣어 먹는 분도 있었습니다. 하지만 모두 결과는 좋지 않았습니다.

당뇨 식이요법은 균형 잡힌 영양소를 섭취하는 것이 핵심입니다. 그 어떤 식재료도 한번에 당뇨를 해결해줄 마법을 부리지는 못하죠. 한 가지 식재료에 '올인'하는 식이요법은 반드시 피해야 합니다.

> 그 어떤 식재료도 한번에 당뇨를 해결해줄 마법을 부리지는 못합니다.

나에게 맞는 당뇨식 섭취 가이드

'하루에 얼마큼 먹어야 할까?'

식이요법을 시작할 때 당뇨 환자들이 가장 궁금해하는 질문입니다. 하루에 필요한 열량만큼만 섭취해야 식이관리뿐 아니라 체중 조절을 할 수 있기 때문이죠. 그렇다면 왜 체중 조절이 식이요법을 하는 데 중요할까요?

병원에 가면 당뇨 환자들이 가장 많이 듣는 이야기 중 하나가 "체중 조절을 해야 한다"입니다. 혈당만 관리하면 될 것 같은데 왜 자꾸 체중을 조절하라고 말하는 걸까요? 이유는 바로 비만에서부터 당뇨병이 시작된다고 해도 과언이 아니기 때문입니다. 비만은 인슐린 저항성을 악화시키고, 심장혈관질환과 같은 합병증의 유병률을 높입니다. 즉, 살을 빼 체지방을 줄이면 그만큼 혈당도 관리하기가 쉬워집니다.

체질량지수(BMI) = 체중(kg) / [신장(m) × 신장(m)]

* 1m = 100cm, 1cm = 0.01m

ex) 키가 175cm이고 체중이 80kg인 성인 남성의 체질량지수
= 80 / (1.75 × 1.75) = 26.1

체질량지수를 이용한 비만의 분류(아시아-태평양 기준)

분류	체질량지수
저체중	18.5 미만
정상	18.5~22.9
비만 전단계	23~24.9
비만 1단계	25~29.9
비만 2단계	30 이상

* 임상영양관리지침서 제3판, 사단법인 대한영양사협회, 2013

우선 현재 내 상태가 저체중인지, 정상인지, 비만인지부터 알아봐야겠죠? 그리고 나서 나에게 필요한 하루 열량을 구해봅니다. 체중과 활동량에 따라 필요한 하루 열량은 달라진다는 사실도 기억하시고요.

체질량지수를 구했다면 비만 분류표를 통해 자신이 어떤 단계에 있는지 알아본 후 체중 조절을 해보세요.

이제는 표준체중을 알아볼까요? 표준체중은 현재의 체중과 다른 개념으로, 당뇨 환자의 하루 필요 열량을 구할 때 활용하는 수치입니다. 표준체중을 구하는 방법은 여러 가지가 있지만, 여기에서는 가장 간단한 체질량지수를 이용한 방법을 소개합니다.

표준체중(kg) 구하기

남자 : 표준체중(kg) = 신장(m) × 신장(m) × 22

여자 : 표준체중(kg) = 신장(m) × 신장(m) × 21

ex) 키가 175cm 남성의 표준체중은 1.75 × 1.75 × 22 = 67.3kg

표준체중을 통해 하루에 필요한 열량이 얼마인지 알아볼까요? 지금 소개하는 방법은 일반적인 방법으로, 어디까지나 기본을 제시해주는 수치라고 생각하면 좋습니다. 개인의 상태나 질병 정도에 따라 다를 수 있다는 사실을 꼭 기억하세요.

활동량에 따른 하루 필요 열량 구하기

육체 활동이 거의 없는 사람 (거의 앉아서 일하는 경우)	보통의 활동을 하는 사람 (걷기, 자전거 타기 등 가벼운 운동을 정기적으로 하는 경우)	심한 육체 활동을 하는 사람 (달리기, 수영 등 강도 있는 운동을 1주일에 4~5회 하는 경우)
표준체중 × 25~30 (kcal/day)	표준체중 × 30~35 (kcal/day)	표준체중 × 35~40 (kcal/day)

* 당뇨병 식품교환표 활용지침, 대한당뇨병학회, 2010
임상영양관리지침서 제3판, 사단법인 대한영양사협회, 2013

이렇게 구한 열량은 하루 3번의 식사와 1~2번의 간식으로 나누어 필요량만큼 섭취하면 됩니다. 이 책에서는 한 끼에 먹으면 적절한 열량에 맞춰 식단과 요리를 소개하고 있습니다. 그래서 그대로 따라만 하면 되죠. 하지만 자신의 체중과 하루 필요 열량에 맞춰 더 정확하게 식이요법을 하고 싶다면 위의 방법을 통해 체질량지수와 하루 필요 열량을 알아본 뒤 적용해보세요.

당뇨병 이기는
식 사 습 관,
이것만은 지키자!

당뇨병에서 빠르게 벗어나는 길은 규칙적이고 건강한 식습관을 들이는 것입니다. 영양 구성에 맞춰 하루에 필요한 열량을 섭취해도 올바른 식습관을 유지하지 않는다면 금세 식이요법을 포기하게 되죠. 지금 제안하는 식습관 원칙은 지키지 못할 만큼 어렵거나 부담스럽지 않습니다. 일상 속에서 쉽게 따라 할 수 있는 방법들이니 꼭 실천해보세요.

**작은 밥그릇
사용하기**

'밥심으로 산다'라고 말할 정도로 한국인에게 있어 밥은 식생활의 근본입니다. 그래서 밥의 양을 조절하는 것은 여간 어려운 일이 아니죠. 밥의 양을 줄일 수 없다면, 아예 밥그릇을 바꿔보세요.

우리는 밥그릇이 얼마나 크든, 그 안에 밥이 얼마나 들어 있든, 한 공기를 다 먹어야 식사를 마쳤다는 느낌이 듭니다. 이런 생각이 탄수화물의 과다 섭취를 부르기도 하지만, 반대로 이용하면 오히려 득이 될 수 있습니다. 작은 밥그릇에 밥을 담아 식사를 하면 딱 그만큼만 먹어도 식사를 마쳤다는 생각이 들기 때문이죠. 물론 양이 차지 않아 더 먹을 수도 있습니다. 하지만 그래도 괜찮습니다. '두 그릇을 먹는다'라는 생각과 나름의 죄책감이 과식을 막아주기 때문이지요.

식사하는 장면을 한번 상상해볼까요? 숟가락으로 무엇을 먹고 있나요? 많지 않습니다. 바로 밥과 국물입니다. 앞에서 말했던 것처럼 밥은 탄수화물 섭취의 주범, 국물은 나트륨 섭취의 주범입니다.

그렇다면 이제 젓가락만으로 식사를 해보세요. 밥을 뜨는 양이 달라집니다. 국물 대신 건더기 위주로 식사도 하게 되죠. 당연히 탄수화물과 나트륨의 섭취가 줄어들게 됩니다.

젓가락만 사용하기

흔히 밥상은 밥, 메인 요리, 국, 찌개, 밑반찬으로 차려집니다. 이때 메인 요리보다 밑반찬에 젓가락을 향하게 한다면 더욱 효과적인 식이요법을 할 수 있습니다. 물론 밑반찬도 굉장히 다양합니다. 나물, 멸치, 새우, 견과류 등 식재료도 다양하고 조림, 무침, 볶음 등 조리법도 여러 가지입니다. 따라서 절대적인 일반화는 어렵지만, 일반적으로 밑반찬이 메인 요리와 국·찌개보다는 식이요법에 적합할 확률이 높습니다.

이유는 다음과 같습니다. 종류가 다양하지만, 대부분 당뇨에 좋은 식재료를 사용합니다. 주로 채소, 해산물, 견과류로 만들어 식이관리에 더 적합하지요. 또 자극적인 조리법을 사용하지 않기 때문에 식이요법에 유리합니다.

밑반찬을 더 자주 먹기

많은 사람이 식사 후에 습관처럼 간식을 찾습니다. 커피믹스를 마시거나 과일을 먹곤 하지요. 닥터키친이 진행한 임상시험 결과, 식사보다 간식으로 섭취하는 칼로리와 탄수화물의 비중이 평균 20%에 육박하는 것으로 나타났습니다. 대부분의 간식이 크기는 작지만 고열량, 고탄수화물이기 때문이죠. 과일도 과당을 많이 함유하고 있어 안전하지 않습니다. 이제 식후에 간식 먹는 습관을 과감히 버리세요. 식사의 포만감만으로 한 끼를 마무리하는 습관을 들이는 것이 좋답니다.

식후 간식 멀리하기

당뇨 밥상을 위한 식재료 상식

무엇을 어떻게 먹느냐에 따라 당뇨병이 악화될 수도, 당뇨병을 이겨낼 수도 있습니다. 식이요법이 무시무시한 벌처럼 느껴져 뭘 해야 할지 모르겠다면 식재료를 잘 고르는 것부터 시작해보세요. 그동안 알게 모르게 먹었던 식재료들의 새로운 점을 발견하게 될 겁니다.

가장 먼저 당뇨 식이요법뿐 아니라 건강 밥상에 빠지지 않는 단골손님, 현미에 대한 오해를 바로잡습니다. 만병통치약일 것 같은 현미의 놀라운 반전에 깜짝 놀라게 될 거예요. 고추장, 오일, 소고기 등 당뇨병에 나쁜 영향을 줄 거라고는 전혀 생각지 못했던 식재료에 대해서도 알려드릴게요. 당뇨 식이요법의 황태자로 떠오른 식재료, 생선에 대해서도 자세히 소개합니다. 당뇨병 최대의 적인 설탕과 소금은 정확한 정보는 물론 대체 식재료나 대체 조리법을 깨알같이 알려드립니다.

당뇨 식이요법을 시작하기 전에 반드시 읽어보세요. 꼼꼼히 고른 식재료로 놀라운 변화를 맞이할 수 있으니까요.

곡물 – 현미도 안심할 수 없다

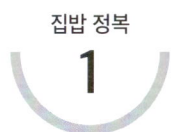
집밥 정복
1

식이요법을 시작할 때 '현미밥 먹기'는 좋은 방법 중 하나입니다. 현미는 쌀의 왕겨만 벗긴 쌀로, 백미에 비해 식이섬유가 많고 혈당을 올리는 당질 함량이 적습니다. 하지만 안심하고 백미밥과 같은 양을 먹으면 좌절하게 됩니다. 혈당을 올리는 당질 함량의 차이가 크지 않아서 혈당 조절의 효과를 보지 못하기 때문이죠.

　백미에는 당질이 100g당 75~80g 들어 있습니다. 현미도 100g당 70~75g의 당질을 함유하고 있죠. 먹는 양을 줄이지 않는 이상 혈당이 감소하는 효과를 체감하기에는 너무나 작은 차이입니다. 간혹 현미밥으로 바꿨다는 이유로 백미밥보다 많은 양을 먹는 분들이 있죠. 이는 오히려 혈당을 더 높게 올릴 수 있습니다. 따라서 현미밥을 먹는다는 것에 집중하기보다는 먹는 양이 줄었는지를 체크해야 합니다.

현미? 백미?
섭취하는 양이
더 중요하다

그렇다면 어떤 밥을 먹어야 할까요? 과연 현미보다 당뇨병에 좋은 곡물이 있을까요? 네, 있습니다. 현미보다 당질 함량은 낮으면서 식이섬유를 많이 함유한 귀리, 퀴노아, 렌틸콩, 서리태, 팥, 율무가 그 주인공입니다. 이 곡물들로 밥을 지으면 당질 함량을 현미보다 절반 이상 줄일 수 있으며, 단백질과 식이섬유는 더 풍부하게 섭취할 수 있습니다. 굳이 밥의 양을 줄이지 않더라도 효과적인 식이요법을 실천할 수 있지요.

어떤 밥을 먹어야
식이요법에
성공할까?

슈퍼푸드의 왕, 귀리

대표 슈퍼곡물로 알려진 귀리에는 식이섬유뿐 아니라 콜레스테롤을 낮추는 베타글루칸, 혈압 조절에 도움이 되는 칼륨이 풍부합니다. 혈당 조절과 혈관 건강을 신경 써야 하는 당뇨 환자에게 최고의 곡물이지요. 거친 식감 때문에 먹기 부담스럽다면 처음에는 밥에 소량 넣어 먹어본 후 차츰 양을 늘려보세요.

우주 비행사의 밥, 퀴노아

단백질이 풍부하고 칼슘, 칼륨, 철분, 아연 등 미네랄이 풍부한 곡물입니다. 그 영양학적 가치를 인정받아 실제로 우주 비행사들의 식단에 활용하는 것이 검토되기도 했지요. 밥을 지을 때 넣으면 특유의 식감과 풍미가 더해집니다. 차가운 샐러드나 과일과도 잘 어울리지요.

단백질까지 함유한 슈퍼곡물, 렌틸콩

미국의 건강 전문지 《헬스》가 선정한 세계 5대 슈퍼푸드 중 하나로, 렌즈를 닮은 모양 때문에 '렌즈콩'이라고 불리기도 합니다. 식이섬유와 단백질 함량이 높아 혈당 관리와 체중 조절에 큰 도움을 주지요. 콩보다 부드럽고 찰진 식감이 특징입니다.

한국인 입맛에 딱, 율무

율무에는 비타민 B1, B2, 철분 등이 많이 함유되어 있습니다. 맛은 쌀과 유사하지만, 당질 함량은 현미보다 적고 식이섬유 함량은 현미의 약 2배나 많습니다. 특유의 은은한 고소함이 일품으로, 밥을 지을 때 넣으면 구수한 풍미를 더해줍니다.

난 달지 않아요, 팥

대개 팥은 당질 함량이 높을 것이라는 편견을 갖고 있습니다. 하지만 팥의 당질 함량은 백미보다 30% 이상 낮을 뿐만 아니라 식이섬유가 5배 이상 많아 식이요법에 활용하기 훌륭한 곡물입니다.

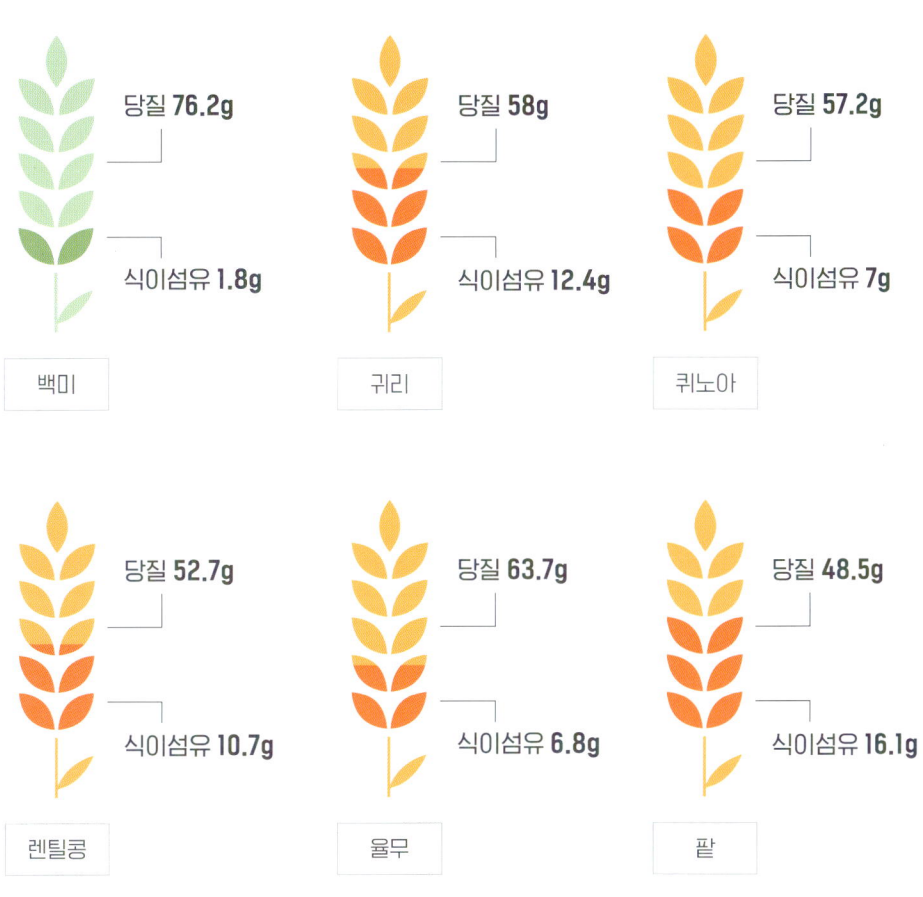

집밥 정복 2

설탕 – 저열량 감미료라는 놀라운 세계가 있다

당뇨병 최대의 적, 설탕

당뇨 환자들이 가장 신경 쓰고, 멀리하는 식재료 중 하나가 바로 설탕입니다. 설탕에 들어 있는 단순당이 혈당을 빠르고 급격하게 높이기 때문입니다. 흔히 당뇨 환자 중에는 설탕의 사용을 줄이기 위해 꿀이나 매실청과 같은 과일 농축액을 대체해서 쓰는 경우가 많은데요. 하지만 꿀이나 매실청도 사실 단순당의 일종으로, 혈당 관리에 해롭기는 마찬가지입니다.

달게 먹지 않는다고 만사가 해결되는 것은 아니다

단순당만 신경 쓰면 될까요? 아닙니다. 당뇨 환자들이 착각하는 것 중의 하나가 달게만 안 먹으면 된다고 생각하는 것입니다. 하지만 단맛이 나지 않는 밥, 떡, 면, 통밀빵, 감자 등도 먹어서 소화가 되면 결국 모두 단순당으로 분해됩니다. 즉, 설탕을 먹든 밥을 먹든 결국 몸속에서는 똑같이 단순당이 되어 혈당을 높이지요. 결국 달게 먹지 않는다 하더라도 탄수화물 식품을 많이 먹으면 결코 혈당에 안전하다고 말할 수 없습니다.

설탕 대신 저열량 감미료로!

설탕을 넣지 않아도 달달한 식사를 할 수 있는 방법이 있습니다. 바로 저열량 감미료를 활용하면 됩니다. 단맛을 내는 감미료 중 열량이 낮아 설탕의 대체재로 쓸 수 있는 것을 '저열량 감미료'라고 하는데요. 설탕보다 혈당을 덜 올리면서 단맛은 그대로 유지시켜주는 역할을 합니다. 종류도 매우 다양한데, 여기에서는 요리에 가장 많이 사용되는 3가지를 소개하겠습니다.

알룰로스
무화과, 포도 등에 미량 존재하는 당류입니다. 0kcal로 체내에서 소량만 흡수되지요. 단맛은 설탕의 60~70% 정도로 깔끔한 맛이 특징입니다. 물에 잘 녹아 음료부터 일반 요리까지 설탕의 대체재로 사용하기에 좋습니다.

타가토스
사과, 치즈 등에 있는 천연 당류로, 1g당 1.5kcal의 열량을 냅니다. 알룰로스보다 열량은 높지만, 단맛이 설탕의 80~90% 정도지요. 물에 잘 녹아 여러 요리에 활용하기 좋으며, 1일 5.0~7.5g을 섭취했을 때 식후 2시간 혈당 조절에 도움을 줍니다.

에리스리톨
당알코올 중 하나로, 식품첨가물로 분류됩니다. 당알코올류 특유의 청량감이 있지요. 에리스리톨은 1g당 0kcal로, 체내에 거의 흡수되지 않고 대부분 소변으로 배출됩니다. 단맛은 설탕의 70~80% 정도이며, 일반 요리에 잘 어울립니다.

집밥 정복 3

소금 – 나트륨을 줄여도 맛있게 먹을 수 있다

나트륨 얼마큼 먹어야 할까?

우리나라에서 일반인에게 권장하는 나트륨 '목표' 섭취량은 1일 2,000mg입니다. 다른 영양소 섭취 기준은 보통 '권장' 섭취량인데, 나트륨이 '목표' 섭취량인 이유는 우리나라 국민들의 나트륨 섭취량이 많기 때문이죠. 그리고 당뇨 환자도 기준은 동일합니다.

나트륨 목표 섭취량 2,000mg은 소금으로는 5g으로, 1티스푼에 해당하는 양입니다. 생각보다 적은 양이지요? 그런데 문제는 식품 자체에도 나트륨이 들어 있다는 사실입니다. 닭가슴살 100g에는 45mg의 나트륨이, 가자미 100g에는 230mg의 나트륨이 들어 있습니다. 우유 1컵인 200mL에는 72mg의 나트륨이 들어 있지요. 이렇듯 식품 자체에 함유된 나트륨의 양을 생각하면 음식에 간을 할 수 있는 나트륨의 양은 훨씬 적습니다.

나트륨 적게 먹는 노하우

국물 요리를 적게 먹고, 건더기 위주로 먹기

나트륨은 된장찌개 1그릇(400g)에는 2,000mg, 우거지해장국 1그릇(600g)에는 2,050mg, 황태해장국 1그릇(600g)에는 1,533mg, 라면 1그릇(550g)에는 1,879mg이 들어 있습니다. 국이나 탕을 국물까지 다 먹으면 한 끼에 나트륨 하루 목표 섭취량을 모두 섭취하게 되는 셈이지요. 꼭 국물 요리를 먹고 싶다면 가급적 건더기 위주로 먹어야 합니다.

국물 요리의 나트륨 함량

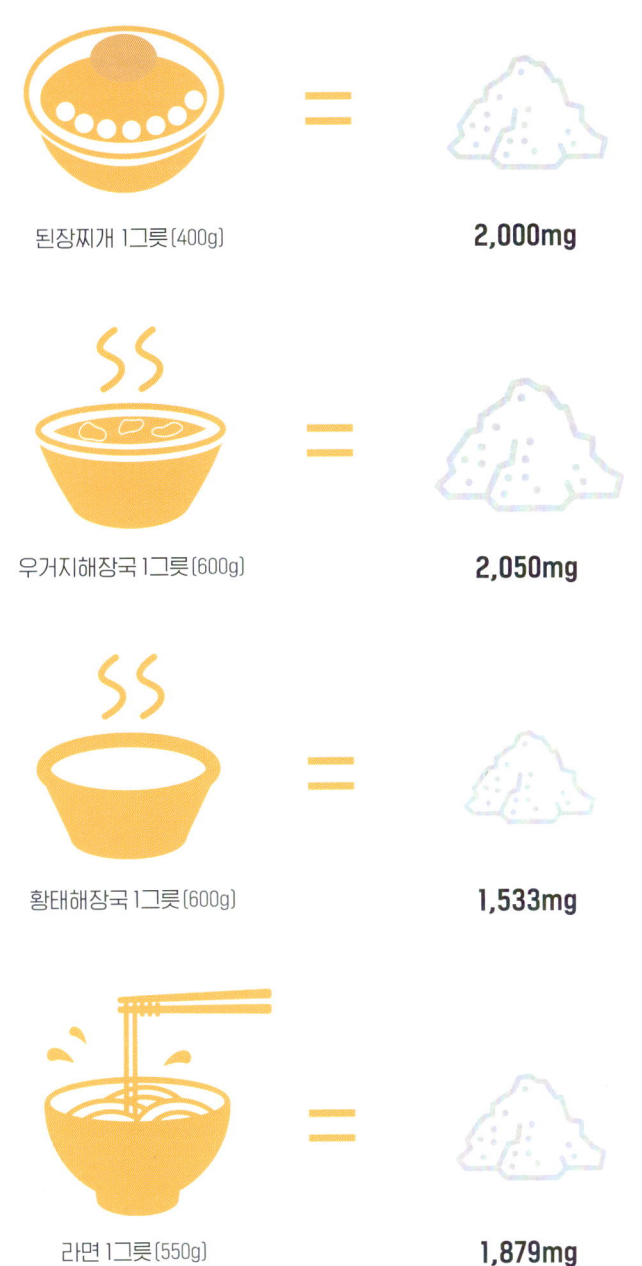

된장찌개 1그릇 (400g) = 2,000mg

우거지해장국 1그릇 (600g) = 2,050mg

황태해장국 1그릇 (600g) = 1,533mg

라면 1그릇 (550g) = 1,879mg

다른 맛을 내는 향신료로 대체하기

소금, 된장, 간장 등 짠맛이 나는 양념 대신 식초, 겨자, 고추냉이, 강황, 들기름과 같이 새콤한 맛, 알싸한 맛, 고소한 맛이 나는 양념을 요리에 활용해보세요. 나물을 무칠 때 소금과 된장 대신에 들기름과 참깨를 넣어 고소한 맛을 내는 식이지요. 생선을 구울 때도 소금을 뿌리는 대신 레몬즙을 뿌려보세요. 새콤한 맛이 식재료가 가지고 있는 염도를 더욱 증폭시켜 짭짤한 맛을 느끼게 해준답니다.

고추장 – 몰랐던 당뇨병의 적

집밥 정복
4

고추장의 주재료는 곡물

고추장은 물엿, 쌀과 같은 곡물로 만듭니다. 문제는 고추장을 만드는 재료가 탄수화물 함량이 높은 식재료라는 것이지요. 쌀가루는 말할 것도 없고 엿기름, 조청, 물엿 모두 탄수화물 함량이 70~90%입니다. 이러한 재료로 만든 고추장은 당질 함량이 약 45%에 육박합니다. 간장의 당질 함량이 16~17%, 된장의 당질 함량이 9~12%인 것을 감안하면 매우 높은 수준이지요. 또한 분해 속도가 빠른 당류를 사용하여 혈당을 높이는 속도도 빠릅니다.

고추장 없는 한식, 무엇으로 대체할까?

된장과 간장 이용하기

비빔밥을 먹을 때 고추장 대신 된장을 사용해보세요. 다진 마늘과 들기름을 더하면 구수한 된장 비빔밥이 됩니다. 간장에 들기름, 참깨, 부추, 냉이, 달래 등을 섞어 간장 비빔밥을 만들어 먹는 것도 좋습니다.

매운맛은 고춧가루, 단맛은 양파 활용하기

매콤한 요리가 먹고 싶을 때는 고추장 대신 고춧가루를 넣어보세요. 고추장의 단맛은 양파를 갈아 넣으면 어느 정도 보충이 됩니다. 볶음 요리를 할 때는 파기름을 내고, 양배추를 같이 볶으면 파기름의 풍미와 양배추의 단맛이 어우러져 매콤달콤한 요리를 만들 수 있습니다.

집밥 정복
5

오일 – 코코넛 오일, 포도씨유가 당뇨병에 좋은 오일일까?

유행하는 건강 오일, 당뇨병에도 좋을까?

최근 코코넛 오일, 포도씨유 등과 같은 오일들이 '건강한 오일'이라는 타이틀을 앞세워 큰 인기를 누리고 있습니다. 이러한 '건강 오일'은 정말 당뇨병에도 유익할까요? 대부분의 식물성 오일은 포화지방이 적고 불포화지방이 많아 당뇨병에 유익한 편이지만, 오일의 종류마다 차이가 있어 제대로 알고 선택하는 것이 중요합니다.

코코넛 오일 주의! 포화지방이 버터보다도 많다

오일을 고를 때 먼저 살펴야 하는 것은 바로 포화지방의 함량입니다. 포화지방은 혈당을 직접적으로 올리지는 않지만, 혈중 LDL-콜레스테롤을 높여 혈관 건강에 좋지 않습니다. 식물성 오일 중에는 포화지방을 많이 함유한 제품이 있는데요. 대표적인 것이 바로 코코넛 오일과 팜유입니다.

코코넛 오일은 포화지방 함량이 84%로, 이는 48%의 포화지방을 함유한 버터보다도 훨씬 많은 엄청난 양입니다. 포화지방 함량이 높은 오일은 심혈관계질환 합병증을 예방하기 위해 혈관 건강에 유의해야 하는 당뇨 환자에게는 해로울 수 있습니다. 반드시 다른 오일로 대체해야 합니다.

포화지방과 오메가-6 지방산은 적고, 오메가-3 또는 오메가-9 지방산이 풍부한 오일은 식이요법에 큰 도움이 됩니다. 올리브유, 들기름, 카놀라유, 홍화유, 아마씨유 등이 바로 그런 착한 오일이지요. 들기름은 오메가-3 지방산 함량이 55%로 열을 가하지 않는 요리에 사용하면 좋습니다. 올리브유는 오메가-9 지방산 함량이 72%인 오일입니다. 발연점이 낮은 엑스트라버진 올리브유의 경우 열을 가하지 않고 차갑게 먹는 샐러드의 드레싱이나 빵을 찍어 먹는 소스로 어울립니다. 발연점이 높은 퓨어 올리브유는 볶음 요리 등 다양한 요리에 활용할 수 있어 식이요법을 하는 데 적합하지요. 오메가-9 지방산 함량이 72%인 카놀라유는 발연점이 높아 볶음이나 튀김 요리에 알맞습니다.

당뇨병에
좋은 오일은
들기름과
올리브유, 카놀라유

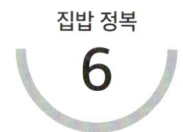

집밥 정복 6

생선 – 먹으면 먹을수록 당뇨병이 치유된다

생선은 고기보다 알찬 선물 같은 식재료

생선은 당뇨 환자에게 아주 유익한 식재료입니다. 육류보다 지방 함량은 적지만, 단백질 함량은 비슷해 좋은 단백질 공급원이지요. 살이 연하고 담백한 편이라 고령의 당뇨 환자도 먹기 편한 재료입니다. 구이, 찜, 탕, 조림 등 조리 방법이 다양해 활용도도 매우 높습니다.

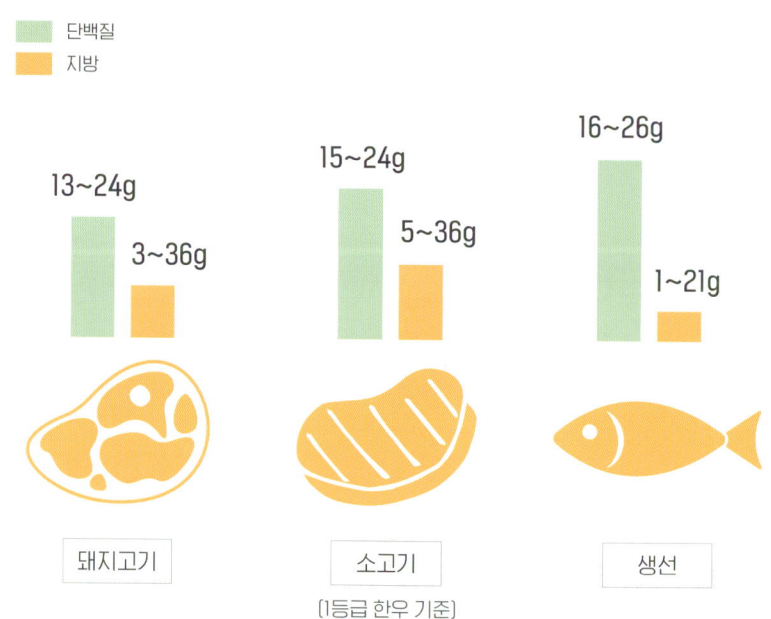

생선과 육류의 단백질과 지방 함량(100g당)

체중 조절을 해야 한다면, 흰살 생선

흰살 생선은 등푸른 생선보다 지방 함량이 낮은 편입니다. 특히 도미, 동태, 대구는 지방 함량이 1% 이하로 낮아 철저하게 체중 관리를 해야 하는 당뇨 환자에게 아주 적합합니다.

심혈관계질환 합병증을 예방하고 싶다면, 등푸른 생선

다랑어, 고등어, 청어, 삼치와 같은 등푸른 생선은 혈관 건강에 좋은 오메가-3 지방산을 많이 함유하고 있습니다. 등푸른 생선에는 오메가-3 지방산 중 EPA(Eicosapentaenoic acid)와 DHA(Docosahexaenoic acid)가 풍부한데요. EPA와 DHA는 중성지방을 낮추고 혈액순환을 개선하는 효과가 뛰어나 심혈관계질환을 예방하는 데 도움을 줍니다.

생선은 분명 몸에 좋은 식품입니다. 등푸른 생선에 많은 EPA와 DHA는 혈행을 개선할 뿐만 아니라 두뇌발달에 도움이 되죠. 생선에 풍부한 각종 비타민과 무기질은 어린이의 성장발달에 긍정적인 영향을 미쳐 우리나라는 임신부뿐만 아니라 수유하는 여성과 어린이에게도 생선 섭취를 권장하고 있습니다.

하지만 최근 생선의 중금속 문제가 이슈가 되고 있습니다. 생선에 침투한 메틸수은이 태아의 신경계 발달과 성장발달에 악영향을 줄 수 있기 때문이지요. 이에 식품의약품안전처에서는 임신부와 수유부, 10세 이하의 어린이에게 생선의 종류에 따라 섭취량을 제한하도록 권고하고 있습니다.

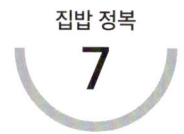

돼지고기 - 먹어도 되는 돼지고기는 따로 있다!

돼지고기, 어떤 부위를 먹어야 할까?

돼지고기는 밥이나 과일처럼 전분과 당류를 함유하고 있지 않아 직접적으로 혈당을 올리지 않습니다. 그런데 왜 당뇨 환자가 돼지고기 부위까지 신경을 써야 할까요? 바로 포화지방 때문입니다.

당뇨 환자는 심혈관계질환 합병증을 예방하기 위해 지방의 섭취에도 신경을 써야 합니다. 여러 지방산 중 육류에 많이 들어 있는 포화지방은 혈중 콜레스테롤의 수치를 높입니다. 당뇨병 발병의 근본적 원인이라 할 수 있는 인슐린 저항성을 높여 혈당 관리를 더욱 어렵게 만들기도 하지요. 그렇다면 돼지고기의 어떤 부위를 먹어야 할까요?

가장 좋은 돼지고기 부위는 안심, 뒷다릿살 앞다릿살, 등심

당뇨 환자에게 추천하는 돼지고기 부위는 안심과 등심 그리고 뒷다릿살(후지)입니다. 이 부위들은 모두 지방과 포화지방의 함량이 적고 단백질이 풍부하죠. 특히 고령의 당뇨 환자는 꼭 챙겨 먹어야 할 만큼 훌륭한 식재료입니다. 보통 돼지고기의 등심과 안심은 잡채, 돈가스, 탕수육을 만들 때 많이 사용하고, 뒷다릿살은 수육용으로 주로 쓰입니다. 돼지고기를 구이로 먹고 싶다면 앞다릿살(전지)을 추천합니다.

삼겹살과 갈비는 가급적 섭취하지 않는 것이 좋습니다. 특히 삼겹살에는 무려 100g당 35.7g의 지방과 14.4g의 포화지방이 들어 있는 만큼 당뇨 환자의 혈관 건강에 매우 해로울 수 있습니다.

피해야 하는
위험 부위는?
삼겹살과 갈비

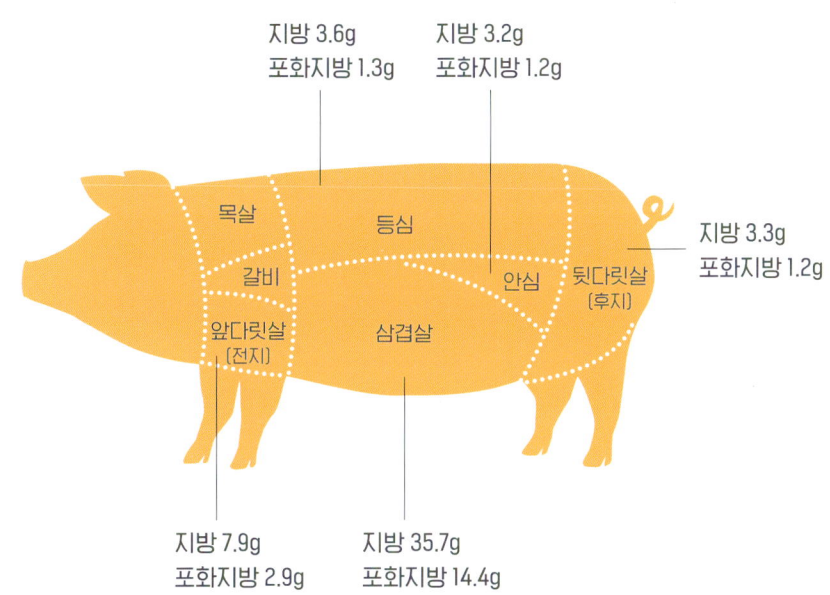

간혹 돼지 간이나 허파가 지방 함량이 적다며 자주 섭취하는 환자들이 있습니다. 결론부터 얘기하자면, 이는 건강에 매우 좋지 않습니다. 간, 허파 등 돼지의 내장이나 부산물에는 삼겹살에 들어 있는 콜레스테롤보다 3~5배 정도 더 많은 콜레스테롤이 포함되어 있기 때문이죠. 혈관 건강과 합병증 예방을 위해서는 가급적 먹지 않는 것이 좋습니다.

좋다고 착각하기
쉬운 부위,
간과 허파는
먹지 말자

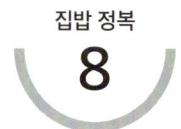

집밥 정복 8

소고기 - 1++ 등급 소고기라고 다 좋은 건 아니다

**최고급의 함정!
마블링은
포화지방 덩어리**

소고기가 고급 식재료라는 인식 때문인지 몸에 더 좋을 거라고 생각해 안심하고 먹는 경우가 있습니다. 그리고 기왕 먹을 거 최고 등급인 1++ 등급을 찾는 분들도 많죠. 사실 등급이 높은 소고기일수록 지방도가 높고 마블링이 풍부해 더 진하고 고소한 맛을 냅니다.

하지만 반드시 기억해야 할 것이 있습니다. 마블링은 대부분 포화지방이라는 사실입니다. 포화지방은 혈중 콜레스테롤의 수치를 높여 혈관 건강에 악영향을 줍니다. 따라서 최상급 소고기, 즉 마블링이 많은 소고기를 먹는다면 식이요법은 실패할 수밖에 없지요. 실제 한우 3등급 등심은 지방이 3%에 불과하지만, 1++ 등급의 등심은 무려 23% 가까이 지방을 함유하고 있습니다.

**소고기도
부위를 잘 골라
먹어야 한다**

당뇨 관리를 위해 최상급 소고기를 먹는 것은 결코 도움이 되지 않습니다. 그래도 먹고 싶다면 포화지방이 적은 부위를 잘 골라 섭취해야 합니다. 요리별로 어떤 소고기 부위를 사용해야 식이요법에 성공할 수 있는지 알아봅니다.

구이에는 안심과 치마살

한국인이 가장 좋아하는 차돌박이, 갈빗살, 등심에는 포화지방이 많기 때문에 가급적 피하는 것이 좋습니다. 구이로 먹을 때는 살코기의 맛이 뛰어난 안심이나 치마살을 택해야 포화지방의 섭취를 줄일 수 있지요. 안심은 지방이 적으면서 조직이 부드럽고 연해 특히 치아가 약한 고령의 당뇨 환자에게 추천하는 부위입니다.

불고기용은 우둔살과 앞다릿살

우둔살과 앞다릿살은 불고기를 만들 때 제격입니다. 둘 다 100g당 5g 내외의 적은 포화지방을 함유하고 있어 당뇨 환자가 섭취하기에 안전한 부위죠.

단, 불고기 양념은 조심해야 합니다. 집에서 양념을 만들 때 사과와 배 등 과일을 많이 갈아 넣기 때문이지요. 시중에서 판매하는 불고기 양념에는 설탕과 같은 당류가 많이 들어 있습니다. 그러므로 불고기 양념을 만들 때는 과일과 설탕 대신 양파를 갈아서 넣는 등 채소의 단맛을 이용해야 합니다.

국거리용은 역시 사태

국에 넣을 소고기 부위로는 사태를 추천합니다. 사태는 소고기 부위 중 포화지방이 가장 적어 안심하고 먹어도 좋습니다. 다른 부위로 국을 끓이고 싶다면 양지머리도 괜찮습니다. 한 가지 주의할 점은 국이나 탕을 끓일 때 선지, 곱창, 막창 등 지방 함량이 높은 소고기의 부산물은 넣지 않아야 합니다.

Part 03

친절한 당뇨 외식 가이드

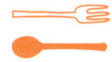

하루 세끼를 당뇨식으로 챙겨 먹기는
쉽지 않습니다. 젊은 당뇨 환자가 증가하는
요즘, 특히 직장인들에게는 불가능한
일이죠. 그렇다고 무차별적으로 공격해오는
외식 메뉴의 혈당 공격에 그대로
당할 수는 없지요. 의외로 먹어도 안전한
외식 메뉴가 있답니다. 어떡하든
꼭 피해야 하는 메뉴도 있지요.
현명하게 메뉴를 선택할 수 있는
외식 가이드를 통해 일탈 요리도
안전하게 즐겨보세요.

혈당 파괴의 주범, 외식을 정복하자

수많은 식이요법 중 가장 효과적인 조언은 다음과 같습니다.

"외식을 줄이고 집에서 식사하세요."

그 이유는 집에서 조리하는 음식은 어떤 재료를 얼마큼 사용했는지 알 수 있지만, 외식의 경우 알 수 없기 때문입니다. 같은 메뉴라 하더라도 맛을 내기 위해 더 자극적인 양념과 식재료를 사용할 테니까요.

안전하게 외식할 수 있는 가장 좋은 방법은 음식점에 갈 때마다 음식을 먹은 후 혈당을 체크해 자신에게 안전한 음식을 찾는 것입니다. 하지만 매번 그렇게 하기는 쉽지 않죠. 혈당을 체크하기 전에 메뉴를 선택하는 것도 불안합니다. 그래서 외식 메뉴 가이드를 준비했습니다.

'꼭 피해야 하는 메뉴'에서는 언뜻 보기에는 안전해 보이지만, 무심코 먹으면 혈당 관리에 위협을 가하는 외식 메뉴를 알려드립니다. '추천하는 메뉴'에서는 일상생활과 술자리에서 선택할 수 있는 안전한 외식 메뉴를 추천합니다. 모든 외식 메뉴를 소개할 수는 없지만, 메뉴 선택을 할 때 어떤 것을 고려하면 되는지 알게 될 거예요.

한 가지 당부하고 싶은 것은 바로 '양 조절'입니다. 아무리 혈당 관리에 안전한 메뉴라 하더라도 많이 먹으면 혈당이 급격히 오르는 불상사를 겪을 수 있습니다. 체중 증가와 합병증 발병 위험도 높일 수 있지요. 과식은 반드시 피해야 합니다.

피해야 하는 외식 메뉴의 당질 양과 각설탕 양 비교

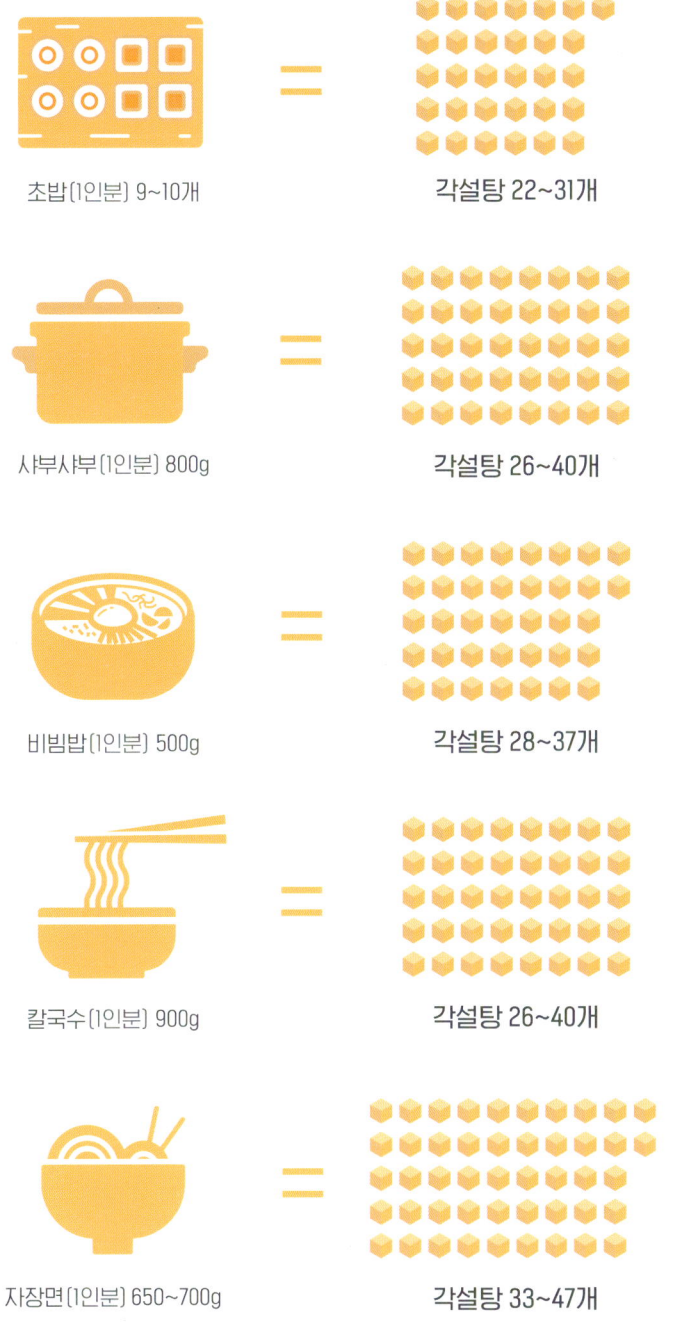

초밥(1인분) 9~10개 = 각설탕 22~31개

샤부샤부(1인분) 800g = 각설탕 26~40개

비빔밥(1인분) 500g = 각설탕 28~37개

칼국수(1인분) 900g = 각설탕 26~40개

자장면(1인분) 650~700g = 각설탕 33~47개

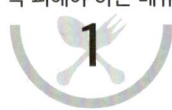

꼭 피해야 하는 메뉴
1

초밥

**초밥은
생선의 가면을 쓴
혈당 폭탄**

초밥은 생선으로 만들어 단백질과 불포화지방을 섭취할 수 있는 좋은 메뉴입니다. 그렇다고 해서 안심하고 과하게 먹으면 혈당이 급격히 상승할 위험이 있습니다. 초밥 1인분(9~10개)에는 각설탕 22~31개만큼의 당질이 포함되어 있기 때문이죠.

초밥에 사용하는 밥은 백미와 찹쌀을 섞어 만들어 당질 함량이 높습니다. 밥의 양도 결코 무시할 수 없죠. 작고 날렵한 크기 때문에 밥의 양이 적다고 착각하기 쉽지만, 단단하게 뭉쳐서 만들기 때문에 보기와는 달리 상당히 많은 양의 밥이 들어갑니다. 초밥 1인분에 사용하는 밥의 양은 밥 1공기보다 많습니다. 백미밥 1공기(200g)의 당질 함량은 65.6g으로, 이는 각설탕 22개의 당질과 같은 양입니다. 반면 초밥 1인분은 최대 각설탕 31개에 해당하는 당질을 함유하고 있지요.

가능하면 초밥은 외식 메뉴에서 제해야 하지만, 먹어야 할 경우 미리 먹을 개수를 정해놓는 것이 좋습니다. 초밥에서 밥을 약간 덜어내고 먹는 것도 좋은 방법이지요.

비빔밥

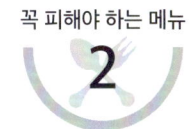
꼭 피해야 하는 메뉴 2

건강해 보이는 메뉴의 대반전

각종 나물과 고기, 해산물을 듬뿍 올린 비빔밥은 영양 구성이 아주 훌륭한 메뉴입니다. 하지만 아무리 건강한 음식이라 하더라도 잘못 알고 먹으면 당뇨 환자에게는 위험할 수 있습니다.

비빔밥 1그릇에 각설탕 28~37개 분량의 당질이 포함되어 있다는 사실을 알고 있나요? 기본적으로 들어가는 백미밥만 해도 이미 꽤 많은 당질 함량을 가지고 있죠. 하지만 더 큰 문제는 무심코 넣어 먹는 고추장입니다. 고추장은 찹쌀가루, 물엿 등 혈당을 빠르게 올리는 식재료로 만들기 때문에 생각 없이 먹다가는 높이 치솟은 혈당에 놀라게 됩니다. 고추장 딱 한 스푼이라고 절대 간과해서는 안 됩니다.

비빔밥을 먹어야 한다면 최대한 안전하게 섭취할 수 있는 방법을 알려드릴게요. 비빔밥이 나오면 우선 밥은 반 정도 덜어내세요. 그리고 고추장 대신 양념이 된 간장이나 된장을 넣는 것입니다. 고추냉이와 생강처럼 맛과 향이 강한 양념을 섞는 것도 좋습니다.

꼭 피해야 하는 메뉴 3

샤부샤부

무심코 먹는 죽과 칼국수가 문제

사실 샤부샤부 자체만 보면 절대 해로운 음식이 아닙니다. 다양한 해산물과 육류로 단백질을 충분히 섭취할 수 있을 뿐 아니라 식이섬유가 풍부한 채소를 마음껏 먹을 수 있는 훌륭한 메뉴죠. 문제는 무심코 먹는 사이드 메뉴에 있습니다. 대부분 샤부샤부를 먹고 난 후에 당연하다는 듯이 칼국수와 죽을 먹습니다. 바로 여기서 혈당이 급격히 상승합니다.

칼국수 1인분(900g)에는 각설탕 26~40개, 쌀죽 1인분(700~800g)에는 각설탕 33~34개 분량의 당질이 포함되어 있습니다. 더구나 죽처럼 소화가 잘 되는 음식은 당질이 빠른 속도로 몸에 흡수되면서 혈당을 빠르게 올릴 수 있기 때문에 더욱 주의해야 하죠.

혹 양이 부족하다면 차라리 고기나 해산물을 추가해 먹는 것이 혈당 관리에 훨씬 좋습니다. 포만감이 높은 배추나 식이섬유 함량이 높은 버섯을 먹는 것도 좋은 방법이지요.

칼국수, 잔치국수

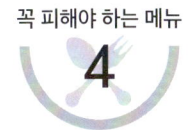
꼭 피해야 하는 메뉴 4

겉절이를 척 얹어 한 젓가락 뜨면 절로 감탄사가 나오는 칼국수. 하지만 이제 젓가락을 내려놓아야 합니다. 칼국수 1그릇(900g)에는 각설탕 26~40개 분량의 당질이 포함되어 있기 때문이지요. 국물까지 다 먹으면 나트륨 하루 목표 섭취량인 2,000mg보다 더 많은 나트륨도 섭취하게 됩니다.

잔치국수도 별반 다르지 않습니다. 잔치국수 1그릇(700g)에는 각설탕 33~42개에 해당하는 당질이 들어 있어 혈당 관리는 물론 체중 관리도 어렵게 만들지요. 칼국수와 마찬가지로 다른 영양소에 비해 당질 비중이 현저히 높아 영양의 균형적인 면에서도 반드시 피해야 하는 외식 메뉴입니다.

부득이하게 국수를 먹어야 한다면 방법은 있습니다. 국수 한 그릇과 고기 요리를 하나 시킨 후 나눠 드세요. 당질 섭취는 반으로 줄고 국수에서 부족한 단백질을 섭취할 수 있어 일석이조입니다.

푸짐하고
배부른 만큼
혈당도
많이 오른다

꼭 피해야 하는 메뉴 5

중식 - 자장면과 짬뽕

**중식은 당질 폭탄!
절대로 먹어서는
안 된다**

한국인에게 가장 친숙한 중식 대표 메뉴, 자장면과 짬뽕. 감칠맛, 짭조름한 맛, 달짝지근한 맛으로 우리의 입맛을 오래도록 사로잡고 있죠. 하지만 혈당 폭탄 그 자체라고 해도 과언이 아닙니다.

중식은 한식보다 밀가루를 사용하는 비율이 상당히 높습니다. 그뿐만 아니라 소스에도 전분을 많이 사용하죠. 탕수육 소스, 자장 소스 등 소스를 걸쭉하게 만드는 전분은 식이섬유가 없는 순수 당질로, 통곡물보다 소화·흡수가 빨라 혈당을 빠르게 높입니다. 반드시 피해야 하는 식재료이지요.

중식에서 또 조심해야 할 것은 설탕입니다. 달달한 소스를 만들기 위해 굉장히 많은 양의 설탕을 사용합니다. 그래서 중식의 당질 함량은 다른 외식 메뉴보다 상당히 높지요. 자장면 1그릇(650~700g)에는 각설탕 33~47개, 잡채밥 1그릇(650g)에는 각설탕 47개 분량의 당질이 들어 있습니다. 또한 중식은 볶는 요리가 주를 이뤄 기름을 많이 사용합니다. 그만큼 열량도 높은 편이죠. 체중 조절이 필요한 당뇨 환자는 멀리하는 것이 좋습니다.

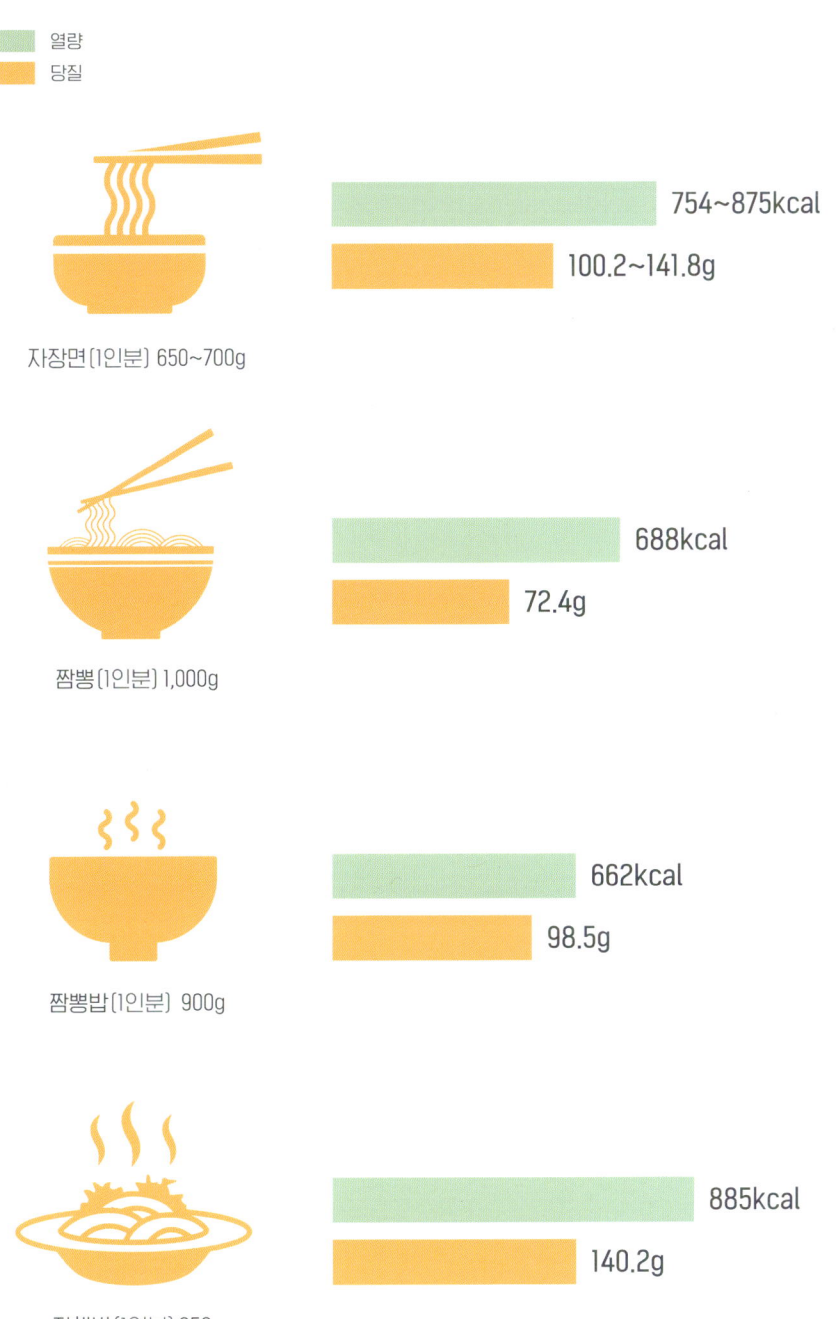

추천하는 메뉴 1

샐러드

**샐러드는
마음껏 즐기자**

외식 메뉴로 추천하는 1순위는 바로 샐러드입니다. 그 이유는 다음과 같습니다.

첫째, 식이섬유를 풍부하게 섭취할 수 있습니다. 식이섬유는 포만감을 주기 때문에 식사량 조절에 도움이 됩니다. 식사하기 전에 샐러드를 먼저 먹으면 상대적으로 밥을 덜 먹을 수 있지요. 또한 혈당을 천천히 오르게 하고, 혈중 콜레스테롤을 배출하는 데 도움을 줍니다.

식이섬유가 많은 식품에는 채소, 잡곡, 과일 등이 있습니다. 하지만 일반적으로 잡곡과 과일에는 당질도 많기 때문에 마음껏 먹을 수 없지요. 채소는 다릅니다. 당질이 거의 없어 마음껏 섭취해도 혈당 수치에 거의 영향을 주지 않습니다.

둘째, 샐러드는 열을 가하지 않고 생으로 먹는 음식입니다. 따라서 열에 파괴되기 쉬운 비타민 C, 비타민 B군과 같은 수용성 비타민을 충분히 섭취할 수 있습니다.

**샐러드에도
복병이 있다!**

샐러드도 자칫 잘못 먹으면 해로울 수 있다는 사실, 알고 있나요? 바로 무심코 뿌려 먹는 드레싱 때문인데요. 드레싱은 채소 특유의 쌉쌀한 맛을 감싸주고, 샐러드를 더 촉촉하게 만드는 일등 공신입니다. 종류도 다양하죠. 오일과 간장으로 만든 오리엔탈 드레싱, 오일과 식초를 섞은 비네가 드레싱은 물론 과일 드레싱, 허니머스터드 드레싱, 참깨 드레싱까지 골라 먹는 재미도 있습니다. 하지만 대개 드레싱에는 설탕이 들어갑니다. 단맛이 나지 않는 드레싱이라 할지라도 신맛을 잡거나 풍미를 높이기 위해 설탕을 사용하죠. 따라서 드레싱을 과하게 곁들여 먹을 경우 의도치 않게 많은 양의 설탕을 섭취하게 됩니다.

그렇다면 어떤 드레싱을 피해야 할까요? 키위, 딸기, 유자 등을 넣은 달콤한 과일 드레싱은 상큼한 맛 때문에 선호도가 높습니다. 하지만 생과일이나 과일 퓌레를 넣어 만든 드레싱은 당질 함량이 높은 편이므로 피하는 것이 좋습니다.

허니머스터드와 같이 당류가 들어가 달콤한 맛을 내는 드레싱도 피해야 합니다. 치킨텐더와 같은 튀김이 올라간 샐러드에 잘 어울리는 드레싱이지만, 꿀이 들어갔기 때문에 당뇨 환자는 먹지 않는 것이 좋지요. 대신 프렌치 드레싱이나 오리엔탈 드레싱과 같이 오일로 만든 드레싱을 추천합니다.

드레싱은 잘 골라 먹는 것도 중요하지만, 양 조절도 중요합니다. 드레싱을 샐러드 위에 부어 버무려 먹기보다는 샐러드 옆에 놓고 조금씩 찍어 먹는 것이 더 적게 먹을 수 있답니다.

드레싱은 골라 먹고, 조금만 먹자

추천하는 메뉴 2

소고기 안심 스테이크

**지방 함량이 적은
안심이라면 안심**

안심은 지방과 포화지방의 함량이 소고기의 다른 부위에 비해 낮아 스테이크용으로 사용하기에 좋습니다. 가장 큰 장점은 특유의 부드러운 식감이죠. 생후 6개월 아기에게 이유식으로 고기를 처음 먹일 때 안심 부위를 선택하는 것도 이러한 이유 때문입니다.

단, 스테이크를 먹을 때 유의해야 할 것이 하나 있습니다. 바로 소스입니다. 스테이크는 당질이 없는 음식이지만, 소스는 다릅니다. 풍미를 위해 당을 첨가하기도 하고, 점도를 위해 전분을 사용하기도 하지요. 따라서 가장 좋은 방법은 안심에 후추와 허브를 뿌려 구운 뒤 소스 없이 그대로 즐기는 것입니다.

그래도 소스 없이 스테이크를 먹는 것이 아쉽다면, 홀그레인 머스터드나 고추냉이로 만든 소스를 추천합니다. 이러한 소스는 당질 함량이 거의 없기 때문에 안심하고 먹어도 좋습니다.

또한 사이드로 나오는 감자튀김이나 통고구마, 통감자는 당질이 높은 음식입니다. 사이드를 추가할 때는 꼭 채소 위주로 선택하세요.

김밥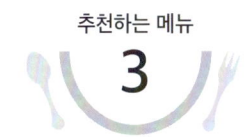

우리나라의 식문화는 쌀, 면, 빵, 떡과 같은 당질 식품을 주식으로 하고 있습니다. 그래서 현실적으로 당질 음식을 먹지 않는 것은 불가능에 가깝지요. 특히 직장생활을 하거나 주로 바깥에서 활동을 하는 경우 당질 섭취는 어쩔 수 없습니다. 바로 그럴 때 김밥은 좋은 대안이 될 수 있습니다.

김밥 1줄(200~250g)에 들어 있는 당질은 백미밥 1공기보다 적습니다. 백미밥 1공기의 당질 함량은 각설탕 23개 분량인 반면, 김밥 1줄의 당질 함량은 10~20%가량 적습니다. 김밥을 돌돌 말 때 속을 채소와 소고기, 참치 등으로 채우다 보니 밥 1공기보다 적은 양의 밥을 사용하기 때문이죠.

단, 1줄 이상 먹으면 당질을 과잉 섭취할 수 있으므로 딱 1줄만 먹어야 합니다. 최근에는 김밥의 종류가 다양해지면서 제육김밥, 돈가스김밥 등 선택지가 다양한데요. 그중에서는 채소 함량이 높은 '채소김밥'과 단백질을 함께 섭취할 수 있는 '참치김밥'을 추천합니다.

김밥
딱 한 줄만!

추천하는 메뉴 4

회

최고의 단백질 선물은 생선, 그중 베스트는 '회'

회는 외식 메뉴 중 최고의 단백질 공급원입니다. 다른 생선 요리와 달리 당질과 나트륨이 많이 들어가는 양념을 사용하지 않아 당뇨 환자에게 강력히 추천하는 메뉴이지요. 또 회로 먹는 생선은 육류보다 지방이 현저하게 적어 심혈관계질환 합병증을 조심해야 하는 분들에게도 좋습니다.

회는 간장에 찍어 먹자

대개 회를 초고추장에 푹 찍어 먹는데, 이는 절대 금물입니다. 초고추장은 고추장과 마찬가지로 물엿, 찹쌀, 설탕 등 혈당을 올리는 식재료로 만들어 혈당 관리에 아주 위협적이지요. 대신 고추냉이를 푼 간장을 활용해보세요. 간장에 들어 있는 당질은 초고추장의 약 1/3 수준입니다. 고추냉이의 알싸한 맛이 풍미를 더하기도 하죠. 뿐만 아니라 살짝만 찍어도 간장의 맛을 충분히 느낄 수 있어 나트륨 관리에도 좋습니다.

감자탕

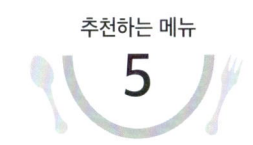
추천하는 메뉴 5

인기 외식 메뉴 중 하나인 감자탕. 의외로 먹는 방법을 조금만 신경 쓴다면 당뇨 환자도 비교적 안전하게 먹을 수 있는 메뉴입니다.

　감자탕은 돼지등뼈와 우거지 등 많은 재료가 어우러져 군침 도는 비주얼과 향을 뽐냅니다. 여기서 '감자'만 제외하고 나머지는 모두 안심하고 먹어도 됩니다. 감자는 다른 채소에 비해 당질이 많고 당지수(GI)가 높아 무심코 몇 조각만 먹어도 생각보다 많은 당질을 섭취할 수 있습니다. 가급적 먹지 않아야 합니다.

고기와 채소 위주로 먹는 것이 정석

감자탕에서 가장 주의해야 할 점은 남은 국물에 밥을 볶아 먹는 것입니다. 감자탕 900g(1회 제공량)에는 각설탕 3~9개 분량의 당질이 들어 있습니다. 음식점마다 조리법이 다르기 때문에 사용하는 양념에 따라 당질 함량에 차이가 날 수 있지만, 감자탕만 먹을 때는 혈당에 큰 문제가 없습니다. 그러나 추가로 볶음밥 1인분을 다 먹으면 각설탕 24개에 해당하는 당질을 섭취하게 됩니다. 간혹 밥을 볶을 때 고추장을 넣기도 하는데, 이 경우 당질 때문에 혈당이 더 튀어 오를 수 있으므로 주의하세요.

잊지 말자! 볶음밥은 절대 금물

추천하는 메뉴 6

오븐구이 통닭

튀긴 닭은 반드시 피해야 할 음식

치킨은 기름에 튀긴 대표적인 고열량 음식입니다. 프라이드치킨 1마리의 열량이 2,000kcal에 육박하죠. 심지어 당질도 꽤 많이 들어 있습니다. 범인은 바로 바삭바삭한 튀김옷입니다. 치킨 200g(작은 크기의 3~4조각)의 당질 함량은 40~55g으로, 이는 각설탕 13~18개 분량에 해당하는 양입니다. 이처럼 치킨은 열량은 물론 혈당을 직접적으로 올리는 당질의 양도 무시하지 못할 수준입니다. 즉, 당뇨 환자는 반드시 피해야 하는 음식이지요.

하지만 오븐구이 통닭은 OK!

그렇다고 평생 치킨을 먹지 않는 건 너무 가혹하지요? 그럴 땐 오븐구이 통닭이 훌륭한 대안이 될 수 있습니다. 오븐구이 통닭은 튀김옷을 입히지 않기 때문에 당질 함량과 열량이 치킨보다 낮습니다. 구운 통닭 200g의 열량은 466kcal, 당질은 6g에 불과하죠. 게다가 부드럽게 익은 닭고기의 속살은 치킨보다 씹기 편합니다.

    단, 통닭을 찍어 먹는 소스는 적은 양이어도 상당량의 당질이 포함되어 있으므로 최대한 삼가는 것이 좋습니다.

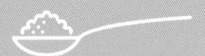

당뇨 밥상 만들기 전
알아야 할 것들

꼼꼼히 읽고 알아두세요. 당뇨 식이요법이 더 쉬워집니다.

· 당뇨 요리가 더 정확해지는 재료 계량법 ·

· 당뇨 밥상의 필수 식재료 ·

· 당뇨 밥상의 기본 닥키밥 4종 ·

· 매일 먹어도 좋은 저염 김치 4종 ·

· 식이요법을 성공으로 이끄는 비법 양념장 4종 ·

당뇨 요리가 더 정확해지는 재료 계량법

식이요법을 제대로 하려면 무엇보다 정확한 계량이 필수죠. 식재료와 양념을 얼마나 넣느냐에 따라 영양 구성도, 열량도 달라지거든요. 그렇다고 너무 예민해질 필요는 없어요. 이대로 따라만 하면 요리를 더 정확하게, 더 쉽게, 더 맛있게 만들 수 있으니까요.

1컵 = 200mL
1큰술 = 15mL
1작은술 = 5mL

1큰술(15mL) = 3작은술
= 밥숟가락 1+1/2
(밥숟가락 수북이 가득도 OK)

※ 계량도구가 없다면!
종이컵(약 180~190mL), 밥숟가락(약 10~12mL)을 사용해도 좋아요. 하지만 계량에 오차가 발생할 수 있으므로 레시피대로 정확하게 따라 하고 싶다면 계량도구를 사용하세요.

계량도구로 계량하기

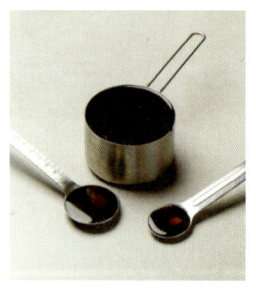

간장, 식초, 맛술 등 액체류

계량컵
가장자리가 넘치지 않을 정도로 가득 담아요.

계량스푼
1큰술은 가장자리가 넘치지 않을 정도로 담아요.
1/2큰술은 스푼의 가장자리가 보이도록 절반만, 1/3큰술은 스푼의 1/3 정도만 담아요.

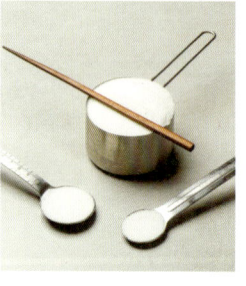

설탕, 소금 등 가루류

계량컵
재료를 가득 담은 뒤 윗면을 젓가락으로 평평하게 깎아요.

계량스푼
재료를 위로 볼록하게 수북이 담은 뒤 윗면을 젓가락으로 깎아요.

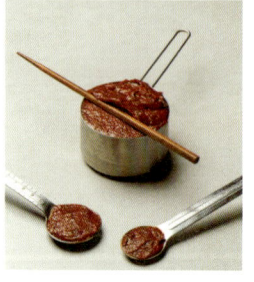

고추장, 된장 등 장류

계량컵
재료를 꾹꾹 담은 뒤 윗면을 젓가락으로 평평하게 깎아요.

계량스푼
재료를 위로 볼록하게 가득 담은 뒤 윗면을 젓가락으로 깎아요.

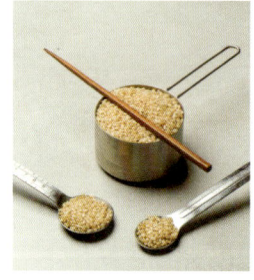

곡물류 & 콩 등 알갱이류

계량컵
재료를 가득 담은 뒤 윗면을 젓가락으로 평평하게 깎아요.

계량스푼
재료를 위로 볼록하게 수북이 담은 뒤 윗면을 젓가락으로 깎아요.

손으로 계량하기

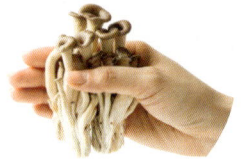

느타리버섯 1줌(50g)
엄지와 네 손가락을 오므려
가볍게 쥐어요.

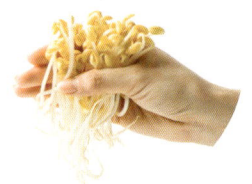

콩나물 1줌(35g)
엄지와 네 손가락을 오므려
가볍게 쥐어요.

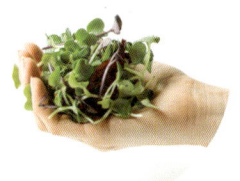

어린잎채소 1줌(20g)
손으로 가볍게 쥐어요.

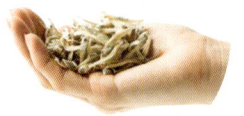

잔멸치 1줌(25g)
손으로 가볍게 쥐어요.

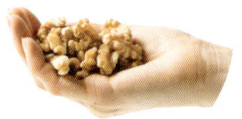

호두 1줌(50g)
손으로 가볍게 쥐어요.

※ 손대중으로 재료를 계량하는 방법을 소개했지만, 계량에 오차가 있을 수 있으므로 저울을 사용하는 것이 좋습니다. 특히 아주 소량 들어가는 양념의 경우 0.1g까지 측정할 수 있는 저울을 사용하세요.

무, 배추 등 채소
무나 배추의 경우 크기가 제각각이기 때문에
1토막 또는 1장이어도 g수에 차이가 있을 수 있어요.
되도록 g수에 맞춰 계량하세요.
더 정확하게 요리를 만들 수 있습니다.

ex) 무 1토막(100g)
　　 무 1토막(55g)
　　 무 1토막(40g)

소금, 참깨, 후춧가루 등 가루 양념
당뇨식의 경우 양념을 최소한으로 사용하기 때문에
1꼬집으로 재료의 양을 적어놓았습니다.
단, 같은 1꼬집이어도 g수에 차이가 있을 수 있으므로
반드시 g수를 확인한 후 요리를 만들어야 해요.

ex) 소금 1꼬집(1g)
　　 소금 1꼬집(0.5g)
　　 소금 1꼬집(0.1g)

당뇨 밥상의 필수 식재료

어떤 식재료를 쓰느냐에 따라 혈당이 치솟을 수 있고, 당 수치가 폭발할 수도 있어요. 하지만 다른 건 몰라도 지금 소개하는 식재료만 있다면 건강한 당뇨 밥상을 차릴 수 있답니다. 혈당은 낮추고 영양 균형은 완벽하게 맞추는 당뇨 밥상의 필수 식재료를 소개할게요.

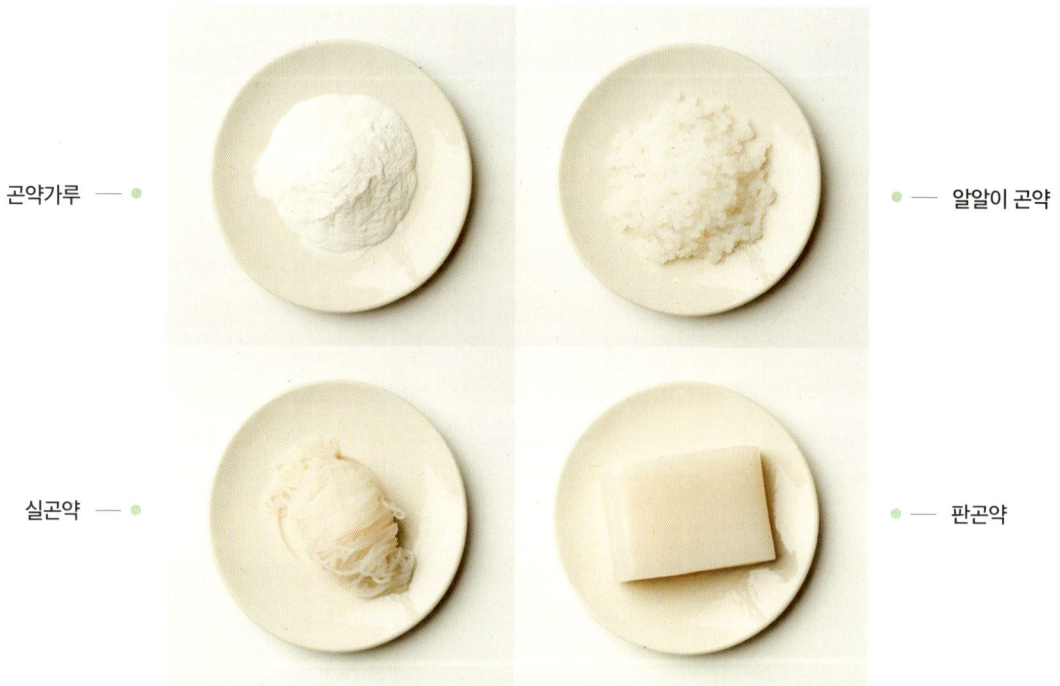

곤약가루 — 알알이 곤약

실곤약 — 판곤약

곤약

다이어트를 하는 이들에게 인기 있는 곤약은 사실 당뇨 식이요법을 하는 데 최적의 식재료입니다. 그 자체에 칼로리나 탄수화물이 거의 존재하지 않기 때문이지요. 수분과 식이섬유로만 이루어져 있어 포만감은 주지만 혈당이나 체중에 거의 영향을 주지 않습니다. 과거에는 요리하기 꽤 어려운 식재료였지만, 최근에는 다양한 형태의 곤약 제품이 출시되고 있어 요리 활용도가 무궁무진해졌습니다.
국수를 대체할 수 있는 실곤약, 쌀을 대체할 수 있는 알알이 곤약은 물론 곤약가루, 판곤약 등 형태가 매우 다양해져 잘만 활용하면 당뇨 환자들이 그동안 먹지 못했던 음식을 마음껏 즐길 수 있답니다.
심지어 과일향이 가득한 젤리 제품도 있어 간식이 부족한 당뇨 환자에게 사막의 오아시스 같은 즐거움을 줍니다.

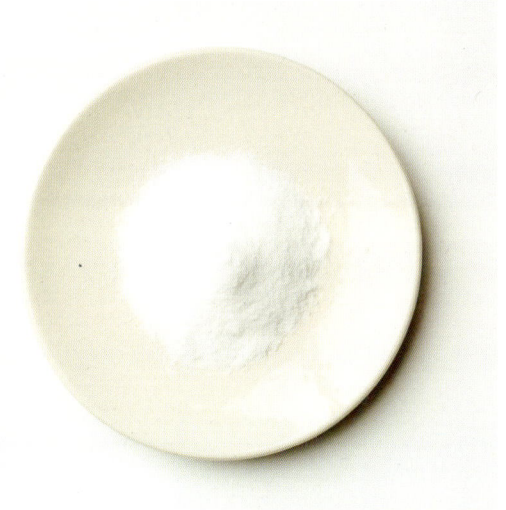

알룰로스

무화과, 포도 등 과일에 존재하는 천연 과당으로 만드는 천연 감미료입니다. 당뇨 환자에게 치명적인 당질의 섭취를 줄이기 위해 설탕 대신 사용할 수 있는 대체 감미료이지요. 설탕과 가장 유사한 단맛을 내지만, 열량은 설탕의 단 1/10인 것이 가장 큰 장점입니다. 알룰로스는 많이 섭취해도 몸 안에 이를 분해하는 효소가 존재하지 않기 때문에 체내에서 소량만 흡수되고, 나머지는 소변으로 그대로 배출되지요. 물에 잘 녹아 음료부터 일반 요리까지 설탕 대체재로 사용하기에 좋습니다.

에리스리톨

열량과 당 섭취 모두 0에 가까운 천연 감미료로, 당뇨 환자가 부담 없이 사용할 수 있습니다. 당도는 설탕의 70~80%로 청량하고 깔끔한 단맛을 냅니다. 충치의 원인이 되는 산을 만들어내지 않아 충치 예방에도 도움이 되지요. 설탕과 거의 비슷한 감미도를 가져 설탕과 같은 양만 사용하면 되고, 어떤 요리에도 활용할 수 있습니다. 체내에 거의 흡수되지 않는 것이 특징입니다.

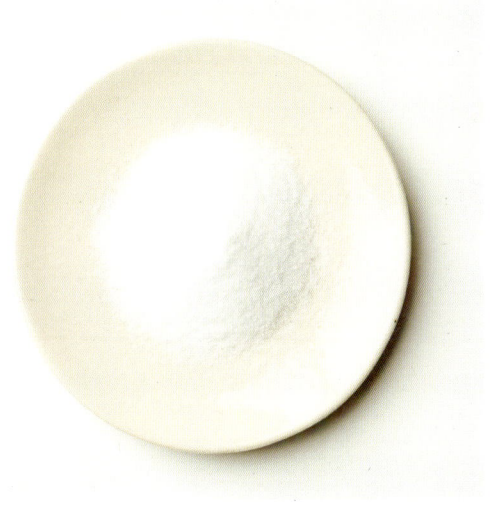

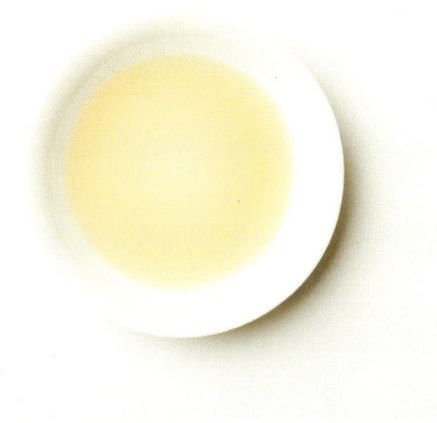

올리브유

대표적인 식물성 오일로, 당뇨병 관리에 매우 효과적입니다. 포화지방과 오메가-6 함량은 매우 낮고, 오메가-3와 오메가-9 지방산이 풍부해 혈관 건강에 도움을 주지요. 다른 오일에 비해 오랜 시간 포만감이 유지되어 체중 감량에도 좋습니다. 또 LDL콜레스테롤 수치를 낮춰주며 혈액순환을 도와 심혈관질환 예방 효과가 뛰어나지요. 홍화씨유, 아마씨유, 들기름과 같은 건강 오일에 비해 활용할 수 있는 요리가 다양해 다채로운 식이요법을 하는 데 안성맞춤입니다.

당뇨 밥상의 기본 닥키밥 4종

백미는 당질 함량이 높아 혈당 관리에 좋지 않아요. 대신 식이요법에 도움이 되는 잡곡밥을 소개할게요. 칼로리와 탄수화물이 거의 없는 곤약쌀에 식이섬유가 풍부한 슈퍼곡물들을 넣은 닥터키친만의 레시피로 '닥키밥 4종'을 만들었답니다. 식감은 기존의 잡곡밥과 다르지 않지만, 탄수화물은 50% 이상 낮춘 다양한 영양밥 한번 만들어볼까요?

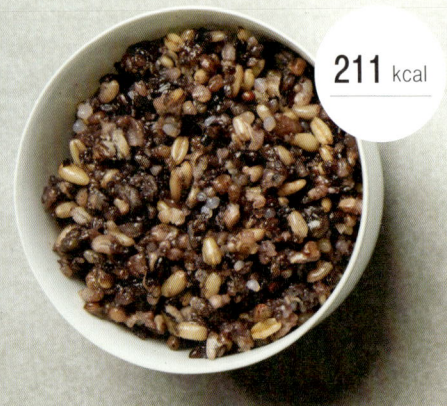

211 kcal

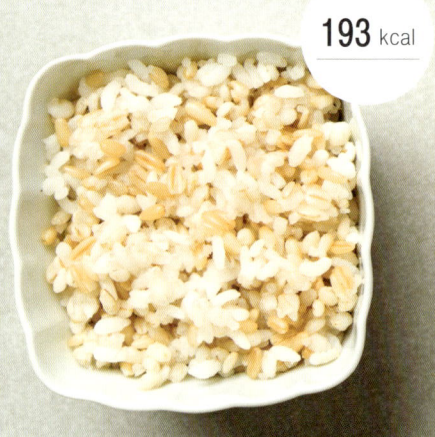

193 kcal

닥키흑미밥

재료(1인분)
알알이 곤약 4큰술(60g), 현미 1⅓큰술(20g), 서리태 1큰술(15g), 찹쌀 1큰술(15g), 흑미 1작은술(5g), 물 ⅓컵

1. 서리태는 찬물로 헹군 뒤 6시간 정도 불린다.
   TIP. 하루 전날 충분히 불려놓는 게 좋아요.
2. 볼에 현미, 찹쌀, 흑미를 넣고 찬물로 3회 가볍게 씻는다. 물을 넉넉히 붓고 3시간 정도 불린 뒤 체에 밭쳐 물기를 뺀다.
3. 알알이 곤약은 찬물로 3회 가볍게 씻은 뒤 체에 밭쳐 물기를 뺀다.
4. 밥솥에 불린 서리태, 현미, 찹쌀, 흑미와 알알이 곤약을 넣어 고루 섞은 뒤 물을 넣고 취사 버튼을 누른다.

닥키영양밥

재료(1인분)
알알이 곤약 3큰술(45g), 백미 1⅓큰술(20g), 현미 1⅓큰술(20g), 보리 1큰술(15g), 물 ½컵

만드는 법

1. 볼에 백미, 현미, 보리를 넣고 찬물로 3회 가볍게 씻는다. 물을 넉넉히 붓고 3시간 정도 불린 뒤 체에 밭쳐 물기를 뺀다.
2. 알알이 곤약은 찬물로 3회 가볍게 씻은 뒤 체에 밭쳐 물기를 뺀다.
3. 밥솥에 불린 백미, 현미, 보리와 알알이 곤약을 넣어 고루 섞은 뒤 물을 넣고 취사 버튼을 누른다.

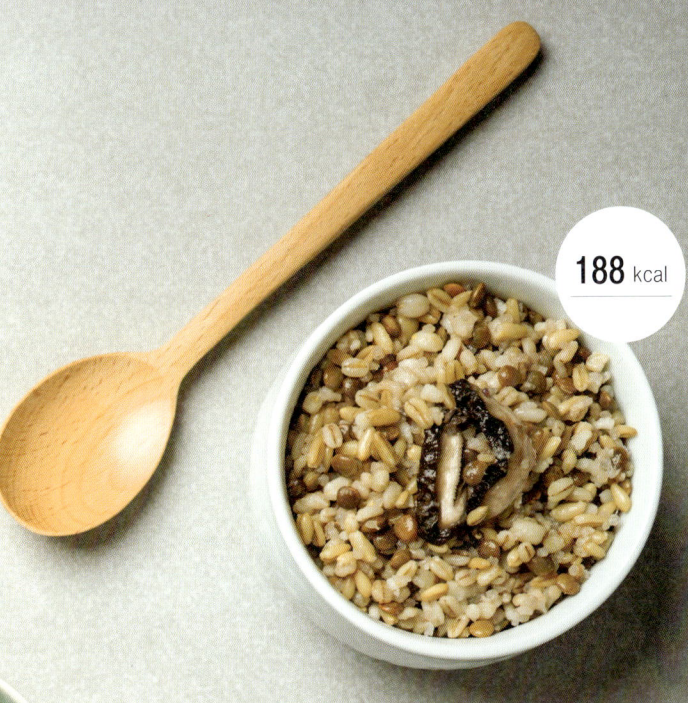

188 kcal

귀리표고밥

재료(1인분)

표고버섯 1개(10g), 알알이 곤약 3½큰술(53g), 찹쌀 1½큰술(21g), 귀리 2큰술(32g), 물 1/3컵

만드는 법

1. 표고버섯은 밑동을 제거하고 얇게 편으로 썬다.
2. 볼에 찹쌀과 귀리를 넣고 찬물로 3회 가볍게 씻는다. 물을 넉넉히 붓고 3시간 정도 불린 뒤 체에 밭쳐 물기를 뺀다.
3. 알알이 곤약은 찬물로 3회 가볍게 씻은 뒤 체에 밭쳐 물기를 뺀다.
4. 밥솥에 불린 찹쌀과 귀리, 알알이 곤약, 표고버섯을 넣어 고루 섞은 뒤 물을 넣고 취사 버튼을 누른다.

199 kcal

보리우엉밥

재료(1인분)

우엉 2cm(10g), 알알이 곤약 4큰술(60g), 보리 2큰술(30g), 귀리 1⅓큰술(20g), 물 1/3컵

만드는 법

1. 우엉은 껍질을 벗긴 뒤 둥근 모양을 살려 얇게 썬다.
2. 볼에 보리와 귀리를 넣고 찬물로 3회 가볍게 씻는다. 물을 넉넉히 붓고 3시간 정도 불린 뒤 체에 밭쳐 물기를 뺀다.
3. 알알이 곤약은 찬물로 3회 가볍게 씻은 뒤 체에 밭쳐 물기를 뺀다.
4. 밥솥에 불린 보리와 귀리, 알알이 곤약, 우엉을 넣어 고루 섞은 뒤 물을 넣고 취사 버튼을 누른다.

매일 먹어도 좋은 저염 김치 4종

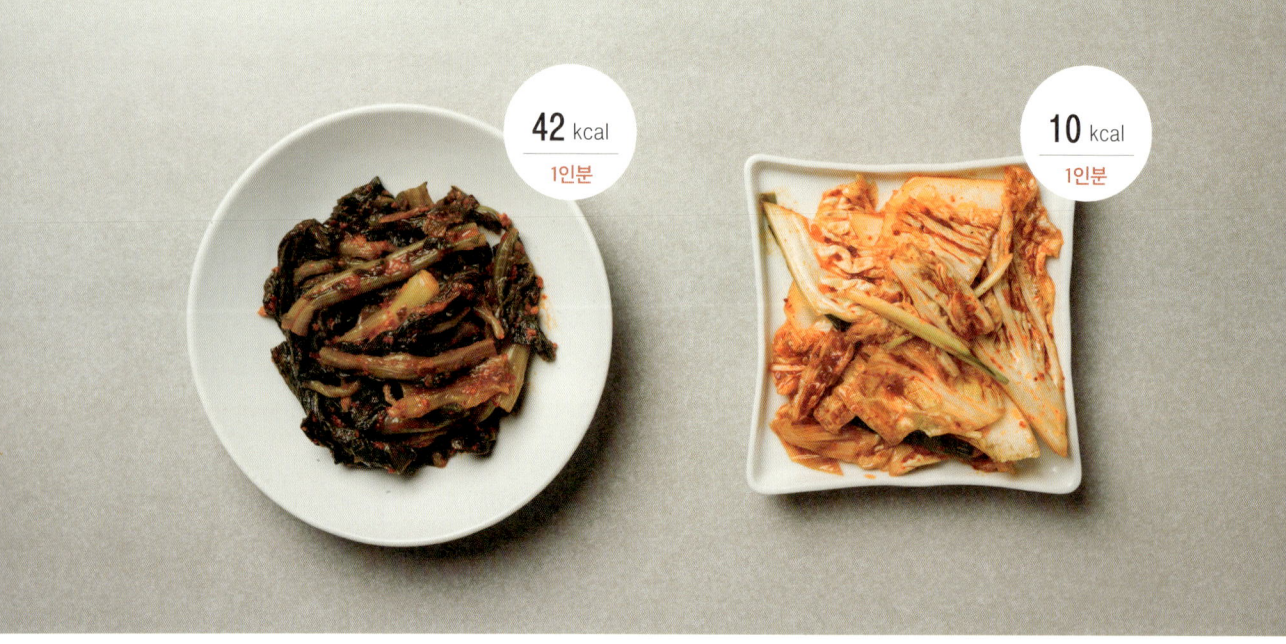

갓김치

재료(10인분)
갓 1/4단(500g), 쪽파 3대(30g)
절임물 물 3컵, 굵은소금 3큰술
김치 양념 양파 1/12개(20g), 고춧가루 4큰술, 곤약 가루 1큰술, 멸치액젓 1큰술, 새우젓 1/2큰술, 배즙 1큰술, 다진 마늘 2큰술, 다진 생강 1/2작은술, 알룰로스 설탕 1큰술

만드는 법
1. 갓은 뿌리를 자르고 무른 잎을 떼어낸 뒤 6cm 길이로 자른다. 절임물을 만들어 갓에 골고루 부은 뒤 1시간 정도 절인다.
2. 갓을 찬물에 3번 이상 헹군 뒤 채반에 밭쳐 물기를 뺀다. 쪽파는 6cm 길이로 자른다.
3. 양파는 믹서에 넣어 곱게 간 뒤 분량의 김치 양념과 골고루 섞는다.
4. 갓에 쪽파와 김치 양념을 넣어 고루 버무린다.

배추겉절이

재료(5인분)
알배기 배추 5장(200g), 쪽파 3대(30g), 고춧가루 1큰술, 굵은소금 2작은술
김치 양념 멸치액젓 2작은술, 다진 마늘 1작은술, 다진 생강 1/2작은술, 알룰로스 설탕 1작은술, 참기름 1큰술, 참깨 1작은술

만드는 법
1. 알배기 배추는 깨끗이 씻은 뒤 길게 반 가른 다음 5cm 길이로 썬다.
2. 알배기 배추에 굵은소금을 뿌려 절이다가 숨이 죽으면 찬물로 헹군 뒤 채반에 밭쳐 물기를 뺀다.
3. 쪽파는 5cm 길이로 자른다.
4. 절인 알배기 배추에 고춧가루를 넣고 버무려 붉은색을 입힌다.
5. 쪽파와 김치 양념을 넣어 고루 버무린다.

김치는 한국인에게 가장 사랑받는 음식 중 하나예요. 하지만 나트륨이 많아 무분별하게 섭취하면 건강에 해가 될 수 있습니다. 그래도 김치를 포기하지 못하는 분들을 위해 당뇨 밥상에 매일 올려도 좋은 김치를 소개할게요. 김치 본연의 맛은 유지하면서 나트륨 함량만 확 낮춘 레시피입니다.

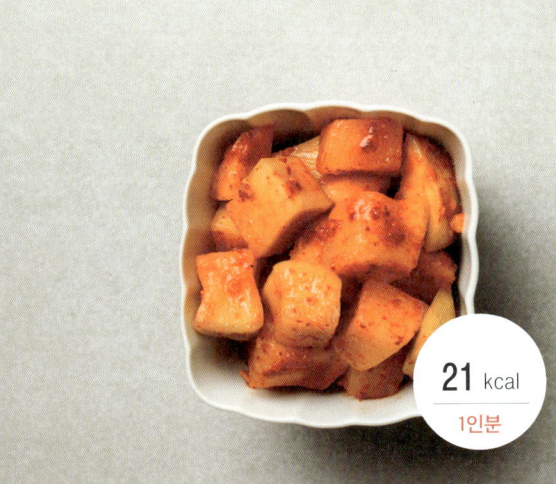

21 kcal
1인분

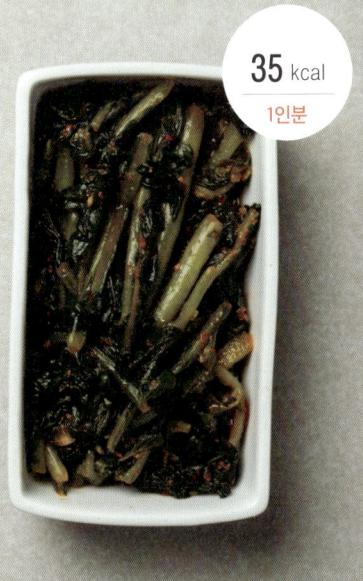

35 kcal
1인분

깍두기

재료(10인분)
무 1/2개(500g), 굵은소금 2큰술
김치 양념 고춧가루 3큰술, 멸치액젓 2작은술, 새우젓 1작은술, 다진 마늘 3작은술, 알룰로스 설탕 1큰술, 소금 1작은술

만드는 법
1 무는 껍질째 깨끗이 씻은 뒤 사방 2cm 크기로 깍둑 썬다.
2 무에 굵은소금을 골고루 뿌려 1시간 정도 절인 뒤 찬물로 헹군 다음 채반에 밭쳐 물기를 뺀다.
3 절인 무에 김치 양념을 넣어 고루 버무린다.

열무김치

재료(10인분)
열무 1/4단(500g), 쪽파 5대(50g), 굵은소금 3큰술
김치 양념 양파 1/2개(120g), 홍고추 4개(64g), 고춧가루 3큰술, 곤약가루 1큰술, 간장 1작은술, 멸치액젓 3큰술, 생강즙 1작은술, 다진 마늘 2작은술, 소금 2작은술

만드는 법
1 열무와 쪽파는 뿌리와 무른 잎을 다듬은 뒤 7cm 길이로 자른다.
2 굵은소금을 골고루 뿌려 2시간 정도 절인 뒤 부드러워지면 찬물로 헹군 다음 채반에 밭쳐 물기를 뺀다.
3 양파와 홍고추는 곱게 간 뒤 분량의 김치 양념과 함께 골고루 섞는다.
4 열무와 쪽파에 김치 양념을 넣어 고루 버무린다.

식이요법을 성공으로 이끄는 비법 양념장 4종

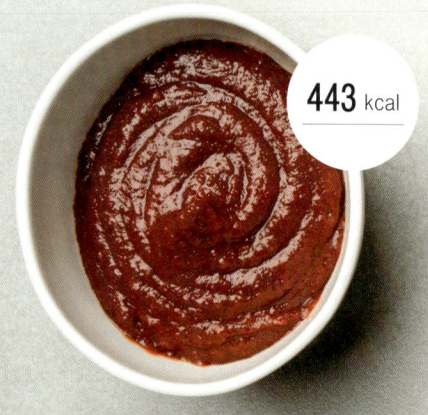

443 kcal

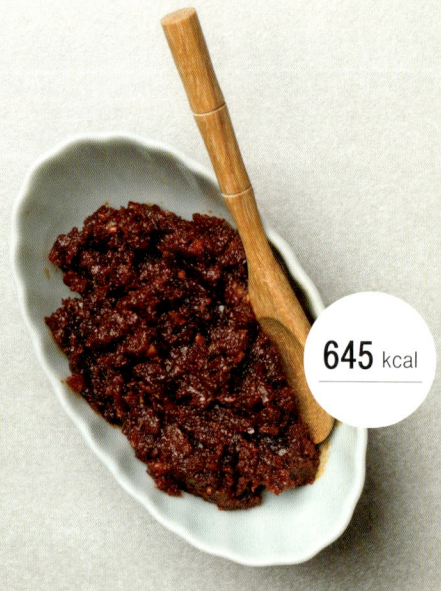

645 kcal

닥키고추장

재료(300g)
월남고추 1개(1g), 고운 고춧가루 4큰술, 파프리카 시즈닝 1큰술, 메주가루 2작은술, 곤약가루 1꼬집(1g), 된장 1큰술, 두반장 1작은술, 물 4큰술, 청주 2작은술, 올리고당 3½큰술, 다진 마늘 1/2작은술, 올리브유 1/2작은술, 알룰로스 설탕 3½큰술, 소금 1큰술

만드는 법
1 월남고추는 곱게 갈아 볼에 담고 고춧가루, 파프리카 시즈닝, 메주가루, 곤약가루, 다진 마늘, 알룰로스 설탕, 소금을 넣어 고루 섞는다.
2 다른 볼에 된장, 두반장, 물, 청주, 올리고당, 올리브유를 넣고 섞은 뒤 1에 넣어 고루 섞는다.
3 상온에서 반나절 정도 두었다가 냉장보관한다.

닥키매콤소스

재료(280g)
청양고추 1개(13g), 고춧가루 6큰술, 참치액젓 1⅓큰술, 고추기름 1⅓큰술, 올리고당 2큰술, 다진 마늘 6큰술, 알룰로스 설탕 1⅓큰술, 후춧가루 1/2작은술(3g)

만드는 법
청양고추는 곱게 다진 뒤 나머지 재료와 골고루 섞는다. 상온에서 하루 정도 두었다가 냉장보관한다.

식이요법을 할 때 가장 주의해야 하는 것이 바로 양념장이에요. 대개 고열량, 고나트륨, 고지방, 고당질인 경우가 많거든요. 하지만 양념장만 잘 바꾸면 식이요법의 절반은 성공할 수 있답니다. 그래서 닥터키친의 특제 비법장을 준비했습니다. 천연 감미료와 저나트륨 소금 등 대체 식재료를 활용해 안전하게 만들었어요. 마법 같은 비법장으로 달콤함, 짭조름함, 새콤함을 즐겨볼까요?

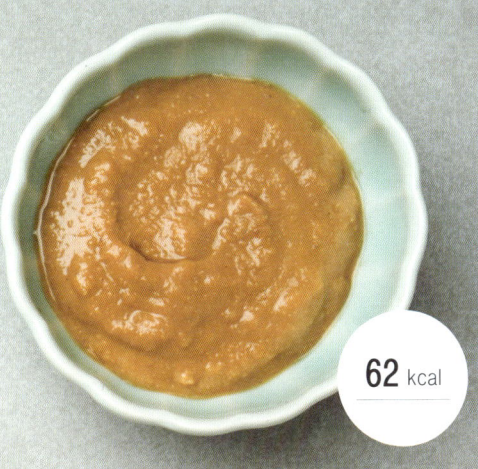

62 kcal

된장소스

재료(50g)
미소된장 1큰술, 물 1큰술, 맛술 1작은술, 올리고당 1작은술, 다진 마늘 1작은술, 알룰로스 설탕 1작은술, 참깨 1꼬집(1g), 후춧가루 1꼬집(0.1g)

만드는 법
분량의 재료를 골고루 섞는다.
TIP_ 볶음이나 구이를 만들 때 사용하면 요리의 맛이 한층 깊어져요.

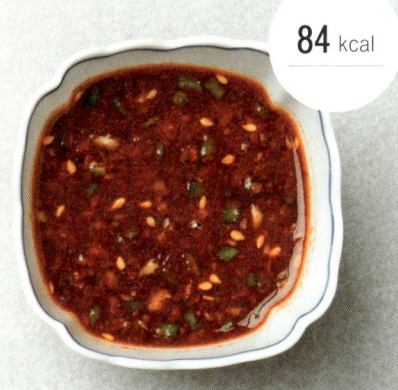

84 kcal

저염 양념간장

재료(43g)
고춧가루 1작은술, 물 1작은술, 간장 1큰술, 다진 대파 1작은술, 다진 마늘 1/2작은술, 알룰로스 설탕 1작은술, 참기름 1작은술, 참깨 1꼬집(1g), 후춧가루 1꼬집(0.1g)

만드는 법
분량의 재료를 골고루 섞는다.

당뇨 밥상 따라 하기 전, 꼭 읽어보세요

인기 아이콘
닥터키친의 당뇨식 중 가장 인기 있는 식단과 요리에 표시했어요. 가장 많이 주문한 메뉴이기도 하지요. 어떤 식단을 선택해야 할지 고민될 때 참고해보세요.

식단 구성
고민하지 않고 그대로 따라 하도록 식단을 구성했어요. 현실적으로 따라 만들 수 있는 4첩 반상이랍니다. 밥과 김치 레시피는 표시된 페이지를 참고하세요.

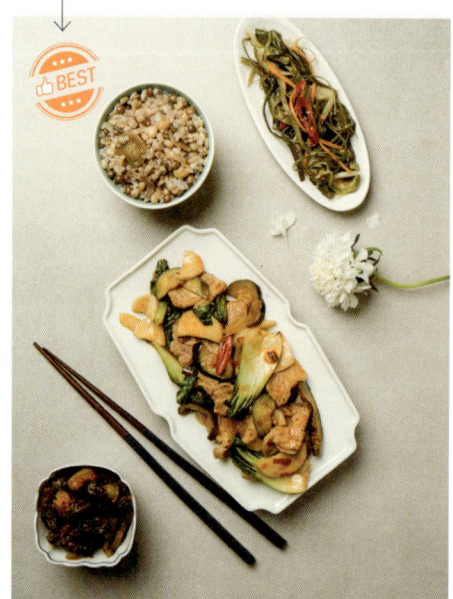

보리우엉밥 p22 + 청경채돼지고기볶음 + 미역줄기볶음 + 갓김치 p24

식단 전체 kcal & 영양 분석
식단 전체 또는 요리의 열량과 영양 분석을 한눈에 보기 쉽게 적어놓았어요. 기준치에 비해 영양소가 얼마나 감소했는지, 얼마나 증가했는지를 '-'와 '+'로 표시했지요. 자신에게 필요한 영양소를 찾아 요리를 만들어보는 것도 좋아요.

당뇨 식단 구성 포인트
식단을 어떻게 구성했는지 소개했어요. 어떤 영양소를 더했는지, 어떤 영양소를 제한했는지 설명되어 있으니 레시피를 따라 만들기 전에 반드시 읽어보세요.

※ 각 레시피별 주요 영양소의 증감 수치는 '2016 국민건강통계 1 - 국민건강영양조사 제7기 1차년도(2016), 보건복지부 질병관리본부, 2017'에서 영양소별 1일 섭취량 및 지방산 1일 섭취량과 비교해 산출하였습니다.

단품 메뉴 kcal & 영양 분석

단품 메뉴의 열량과 영양 분석을 표기했어요. 대개 1인분 기준으로 레시피를 적어놓았고, 열량도 1인분 기준입니다. 간혹 2인분 이상의 레시피도 제시한 경우가 있으나 그때에도 열량은 1인분 기준으로 적어놓았으니 잊지 마세요.

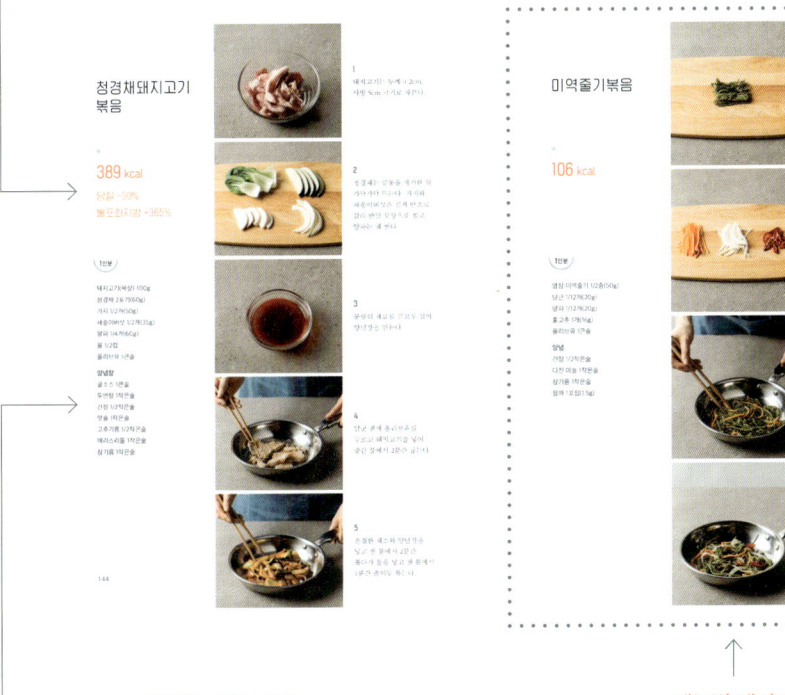

정확한 재료 계량

정확한 계량을 위해 계량스푼 계량과 함께 g수도 적어놓았어요. 1꼬집이어도 g수는 다를 수 있으므로 반드시 g수까지 확인하세요.

메뉴별 레시피

요리 초보도 쉽게 따라 할 수 있도록 자세한 설명과 사진을 실었어요. 대부분의 레시피는 1인분 기준으로 제시했으니 2인분을 만들고 싶다면 재료와 양념을 2배로 늘리면 됩니다.

Part 04

매일 당뇨 밥상

혈당은 낮추고 영양 균형은 완벽하게 맞춘
당뇨 밥상으로 먹는 즐거움을 되찾으세요.

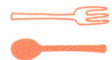

• 아침 밥상 •

속은 편하게, 배는 든든하게

• 점심, 저녁 밥상 •

식탁은 풍성하게, 영양은 완벽하게

아침 밥상

속은 편하게, 배는 든든하게

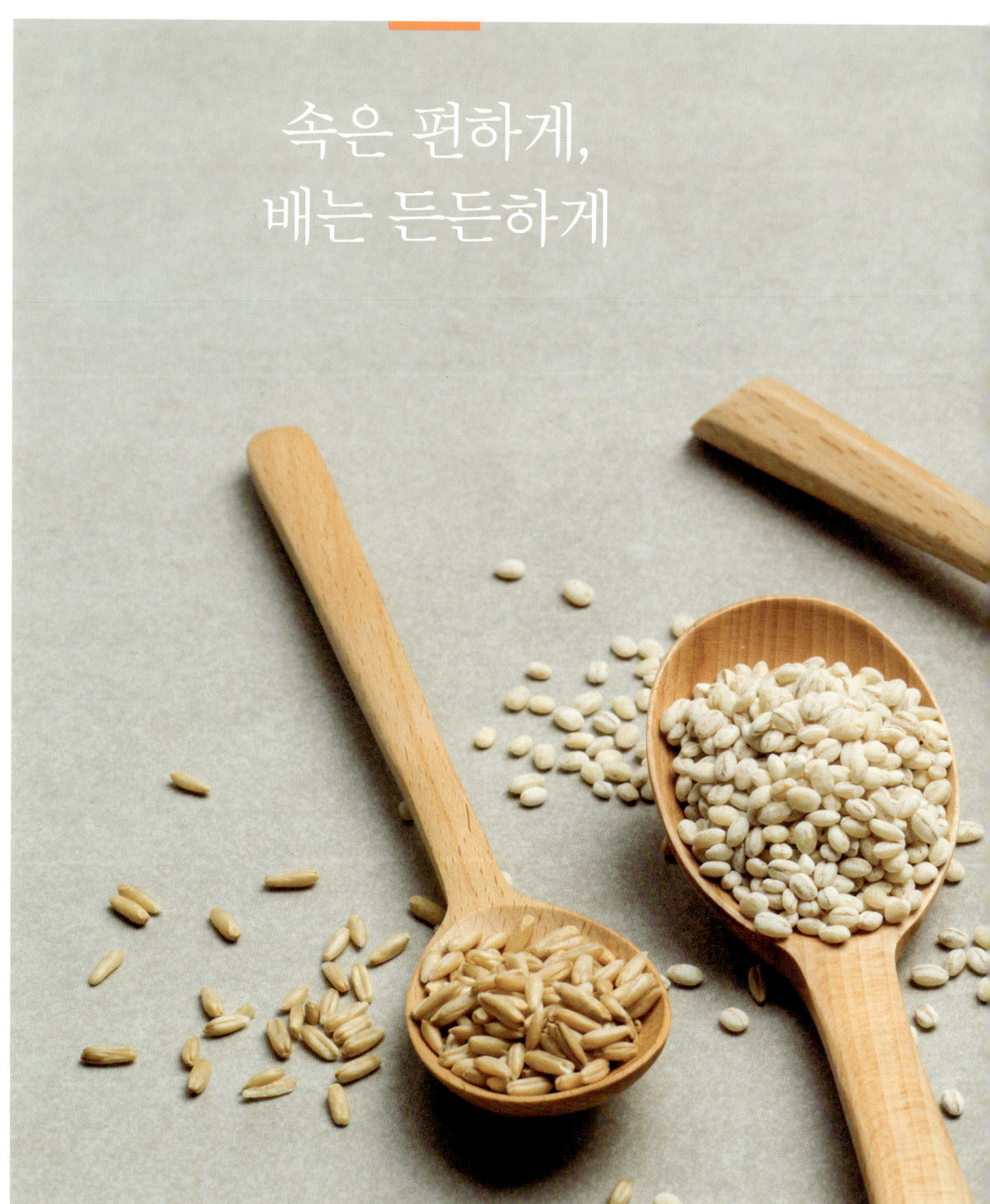

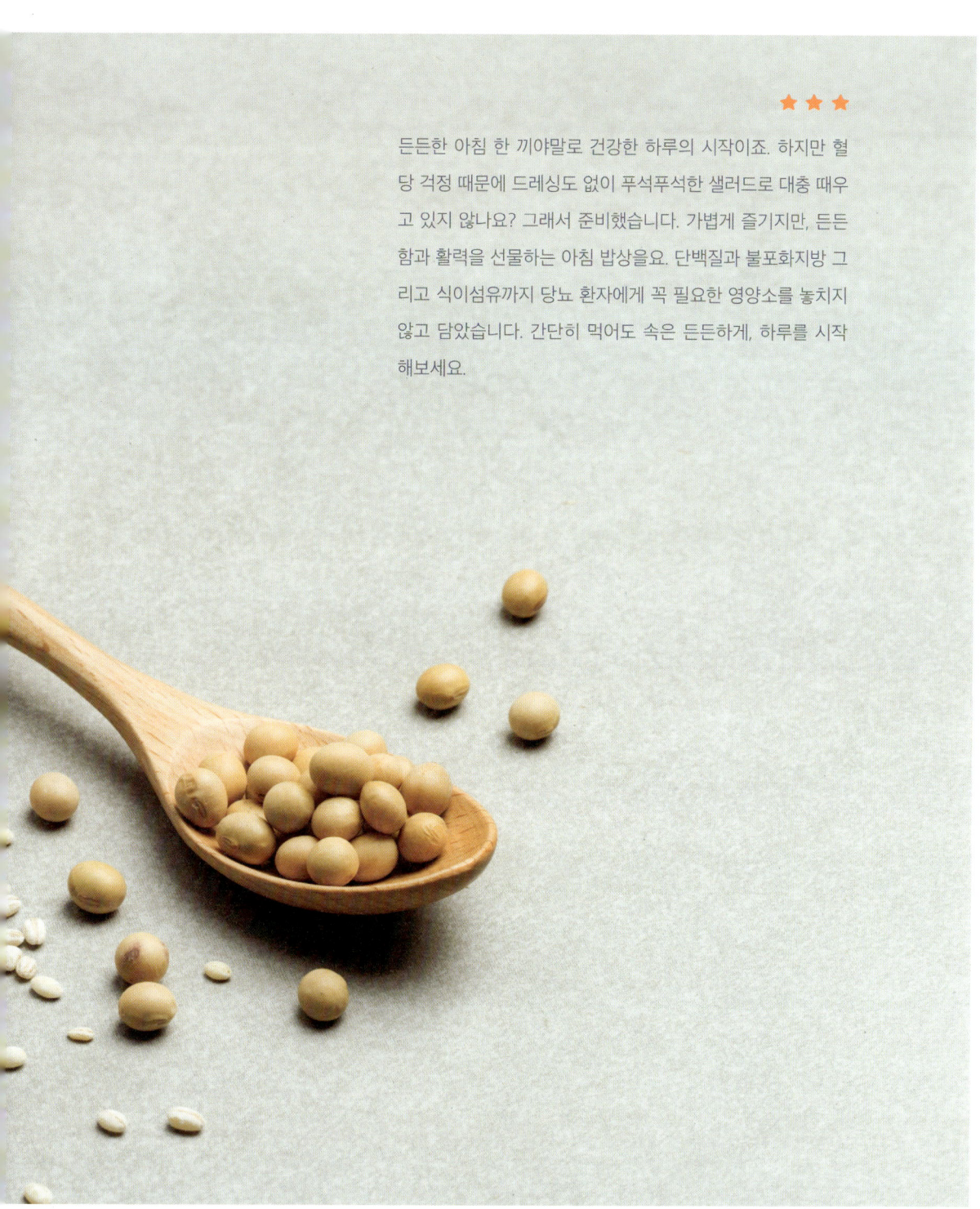

★★★

든든한 아침 한 끼야말로 건강한 하루의 시작이죠. 하지만 혈당 걱정 때문에 드레싱도 없이 푸석푸석한 샐러드로 대충 때우고 있지 않나요? 그래서 준비했습니다. 가볍게 즐기지만, 든든함과 활력을 선물하는 아침 밥상을요. 단백질과 불포화지방 그리고 식이섬유까지 당뇨 환자에게 꼭 필요한 영양소를 놓치지 않고 담았습니다. 간단히 먹어도 속은 든든하게, 하루를 시작해보세요.

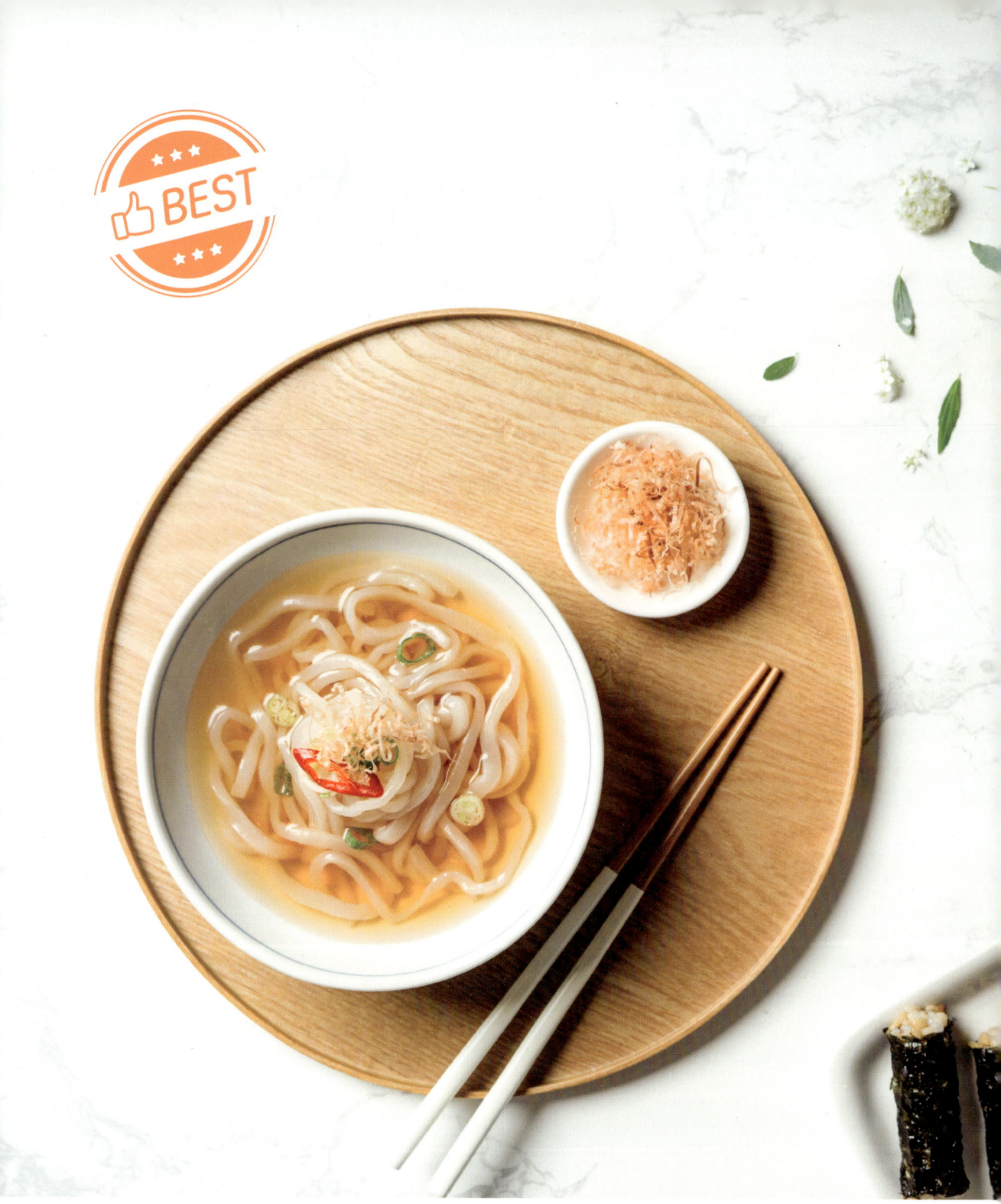

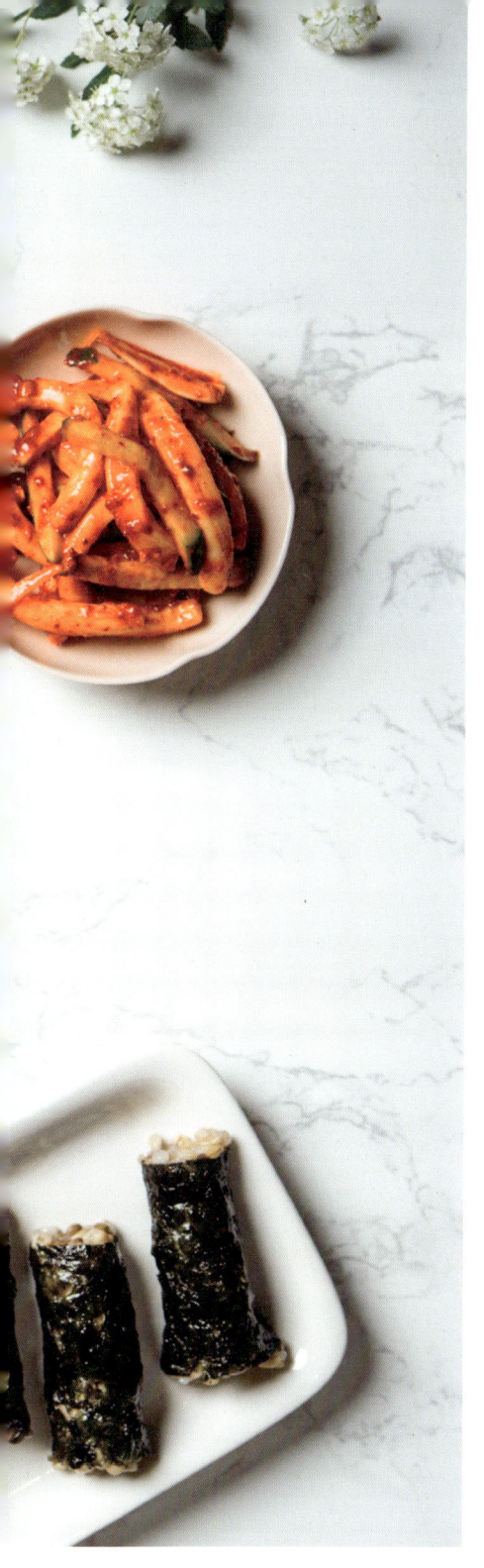

충무김밥과 오징어무침
+ 우동

김이 모락모락 나는 밥에 따뜻한 국물로 든든하게 아침을 시작하고 싶으세요? 그렇다면 충무김밥과 뜨끈한 우동 한 그릇은 어떤가요? 담백한 영양밥으로 만든 충무김밥과 감칠맛이 일품인 오징어무침, 건강한 육수로 끓여낸 탄력 있는 우동 면발까지 궁합이 예술인 아침 식단이랍니다.

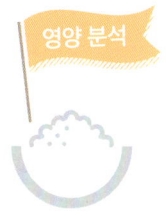

영양 분석

369 kcal

- 당질 −72%
- 나트륨 −46%

충무김밥과 오징어무침

229 kcal
당질 -74%
나트륨 -85%

1인분

닥키영양밥 1/2공기(p88)
돌김 4장(8g)
오징어 1/5마리(50g)
오이 1/6개(30g)
양파 1/12개(20g)

양념장
고춧가루 1큰술
닥키고추장 1작은술(p92)
식초 1작은술
다진 대파 1작은술
다진 마늘 1작은술
알룰로스 설탕 1큰술
참기름 1작은술
참깨 1작은술

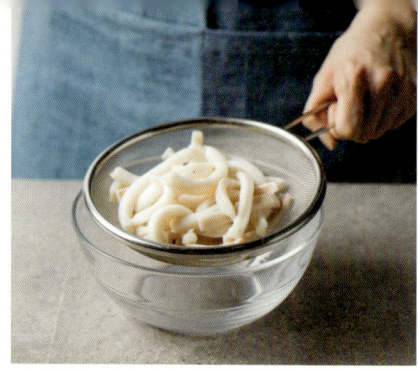

1
오징어는 깨끗이 씻어 1cm 두께로 채 썬 뒤 끓는 물에 넣어 2분간 데친다.

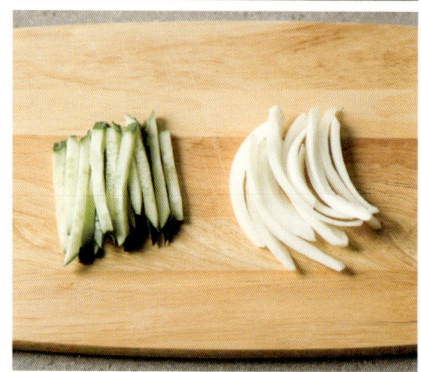

2
오이와 양파는 0.5cm 두께로 채 썬다.

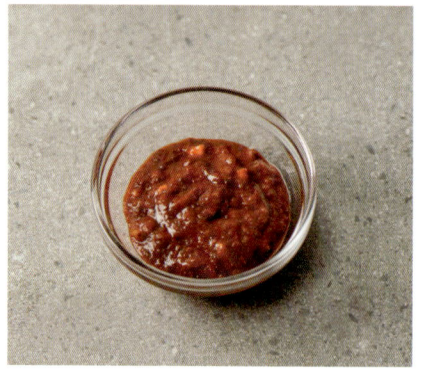

3
분량의 재료를 골고루 섞어 양념장을 만든다.

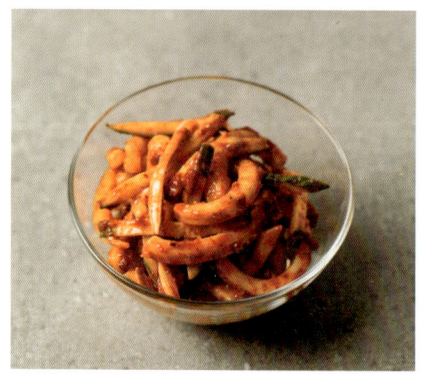

4
볼에 오징어, 오이, 양파, 양념장을 넣고 고루 버무린다.

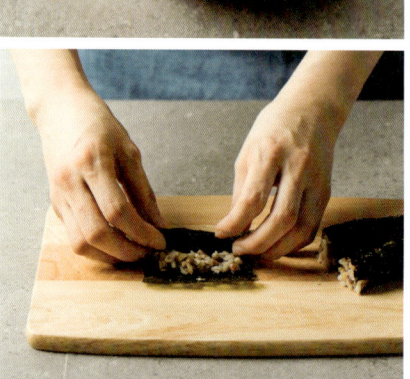

5
돌김은 사방 5cm 크기로 자른 뒤 닥키영양밥을 얹고 돌돌 만다.

우동

140 kcal

1인분

우동면 1/2봉지(50g)

양념
간장 1작은술
소금 1꼬집(0.5g)

육수
무 1토막(55g)
황태 1/5마리(30g)
가쓰오부시 1줌(5g)
다시마 1장(3×3cm)
물 4컵

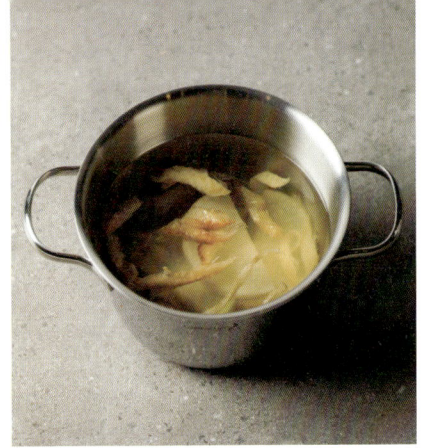

1
냄비에 물과 다시마를 넣고 끓이다가 물이 끓어오르면 다시마를 건져낸 뒤 무와 황태를 넣고 중간 불에서 20분 정도 끓인다.

TIP_ 육수는 찬물로 끓여야 재료의 맛이 잘 우러나요.

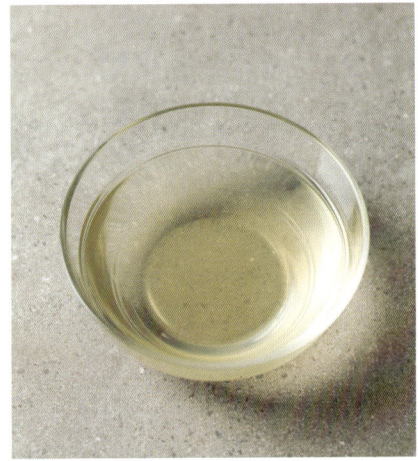

2
불을 끄고 모든 재료를 건져 낸 뒤 가쓰오부시를 넣고 10분간 우려낸 다음 육수를 거른다.

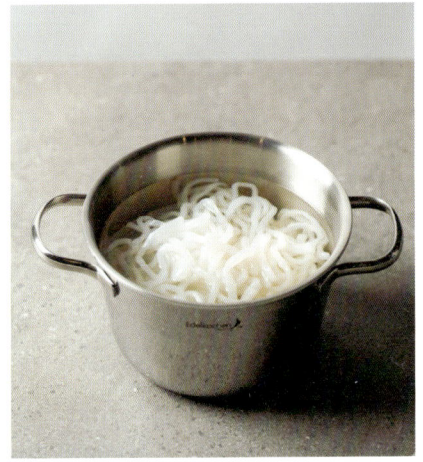

3
냄비에 육수와 우동면을 넣고 8분간 센 불에서 끓인다.

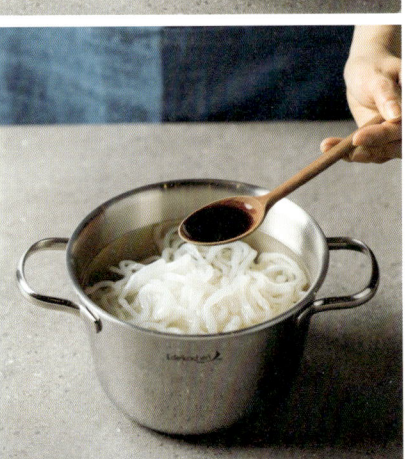

4
간장과 소금을 넣어 간을 맞춘다.

TIP_ 취향에 따라 고추와 쪽파를 곁들여요.

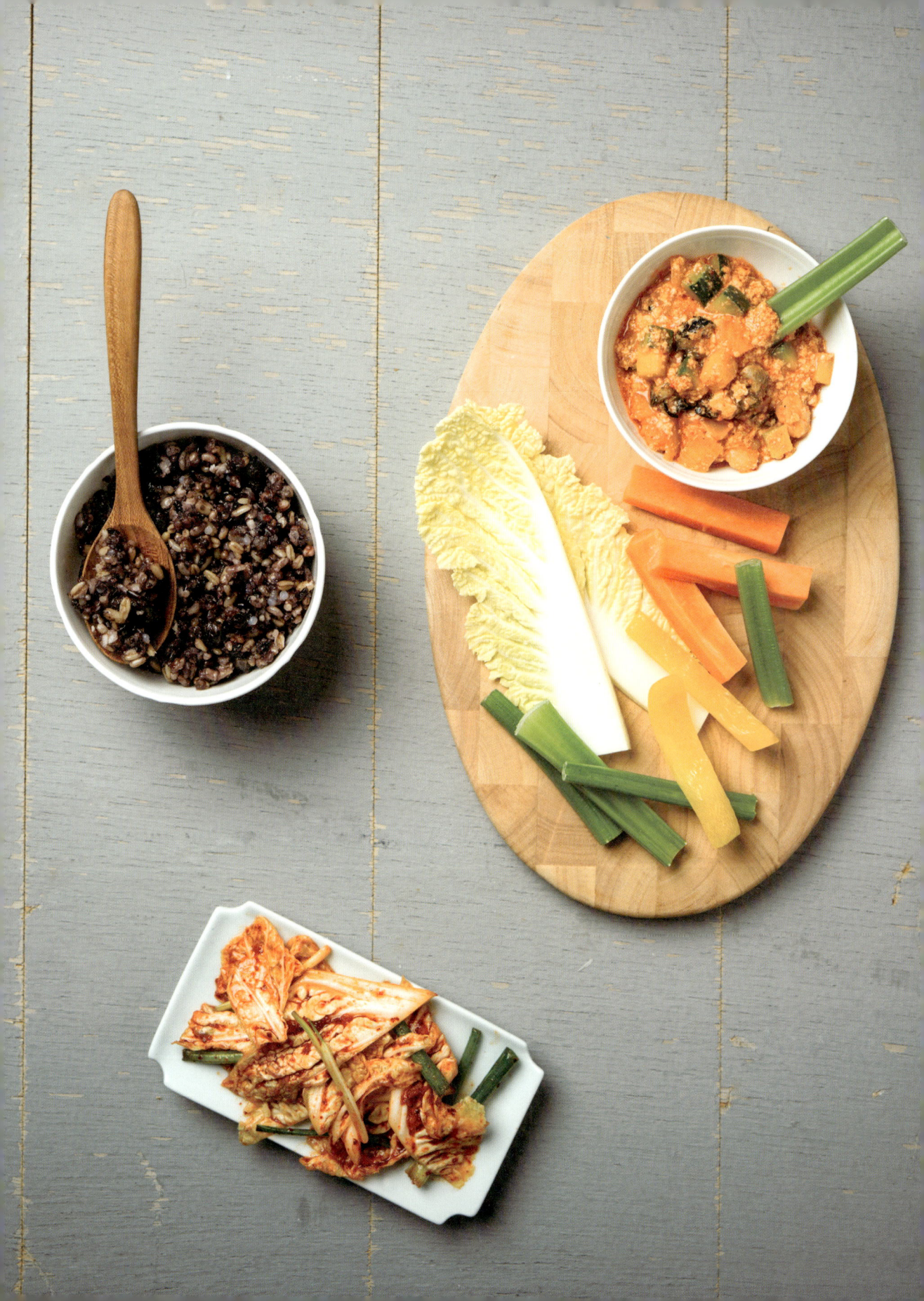

닥키흑미밥 p88 + 해물강된장 + 쌈채소와 채소스틱 + 배추겉절이 p90

해물강된장에 쌈까지? 요리 이름만 보고 탄수화물 섭취가 너무 많지 않나 걱정부터 앞서나요? 걱정하지 마세요. 쌈채소와 채소스틱으로 식이섬유를 풍부하게 섭취할 수 있으니까요. 식이섬유는 소화하는 속도를 느리게 만들어 혈당이 빠르게 오르는 것을 막아줍니다. 혈당 관리하는 데 훌륭한 채소와 함께 해물강된장을 마음껏 즐겨보세요.

영양 분석

377 kcal

- 당질 -87%
- 포화지방 -89%

해물강된장

125 kcal

당질 -93%
포화지방 -96%

1인분

알새우 1/4줌(30g)
우렁이 1/2줌(35g)
두부 1/6모(20g)
애호박 1/8개(40g)
양파 1/12개(20g)

양념
고춧가루 1/2작은술
된장 1큰술
닥키고추장 1작은술(p92)
물 3큰술
간장 1/2작은술
맛술 1/2작은술
참기름 1/2작은술

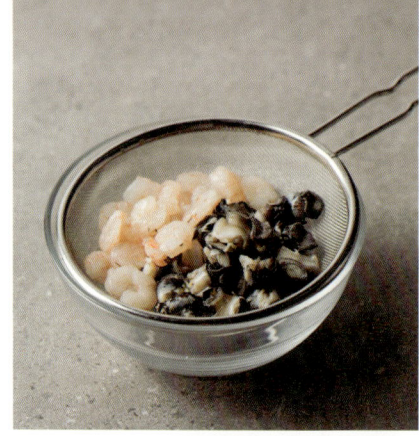

1
알새우와 우렁이는 깨끗이 씻은 뒤 체에 밭쳐 물기를 뺀다.

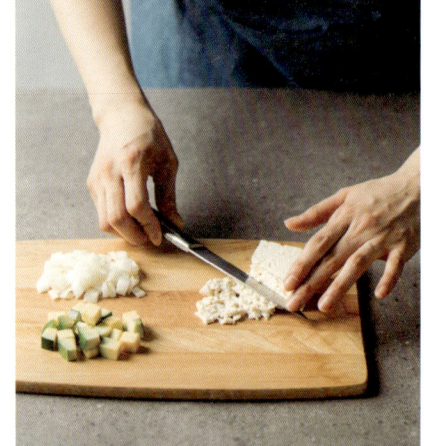

2
두부는 으깨고 애호박과 양파는 사방 1cm 크기로 썬다.

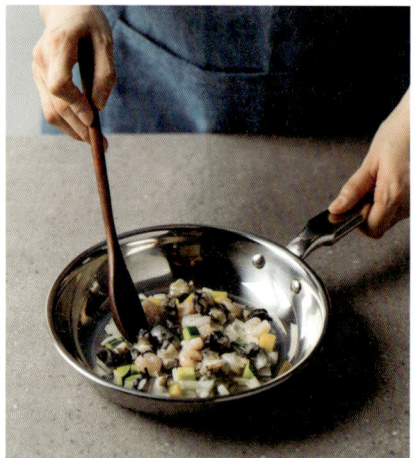

3
달군 팬에 알새우, 우렁이, 애호박, 양파를 넣고 중간 불에서 3분간 볶는다.

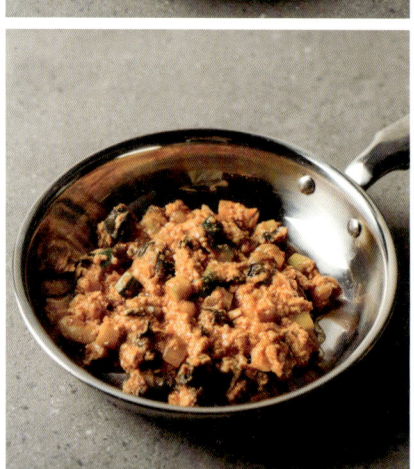

4
으깬 두부와 양념 재료를 모두 넣고 약한 불에서 졸이다가 걸쭉해지면 불을 끈다.
TIP_ 바닥에 눌어붙지 않도록 저으며 졸여요.

쌈채소와 채소스틱

31 kcal

1인분

알배기 배추 2장(60g)
셀러리 1/2개(50g)
당근 1/8개(30g)
노랑 파프리카 1/3개(40g)
깻잎 3장(10g)

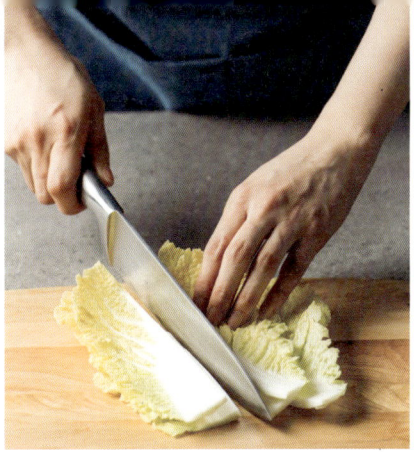

1
알배기 배추와 깻잎은
깨끗이 씻은 뒤
알배기 배추만 세로로
길게 반 가른다.

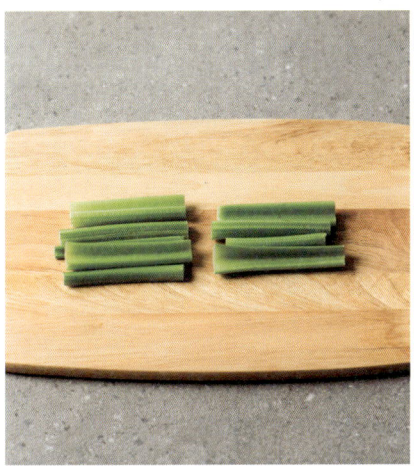

2
셀러리는 잎과 심을
제거하고 흐르는 물에
씻은 뒤 6cm 길이로
자른다.

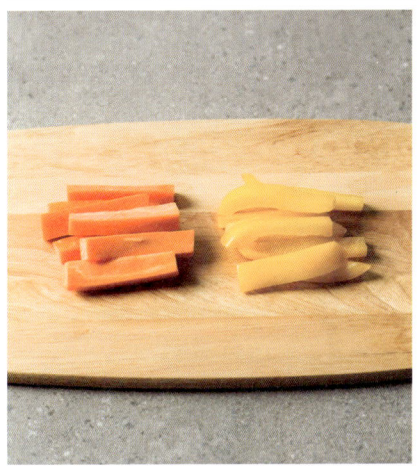

3
당근과 노랑 파프리카는
깨끗이 씻은 뒤 6cm 길이의
스틱 모양으로 썬다.

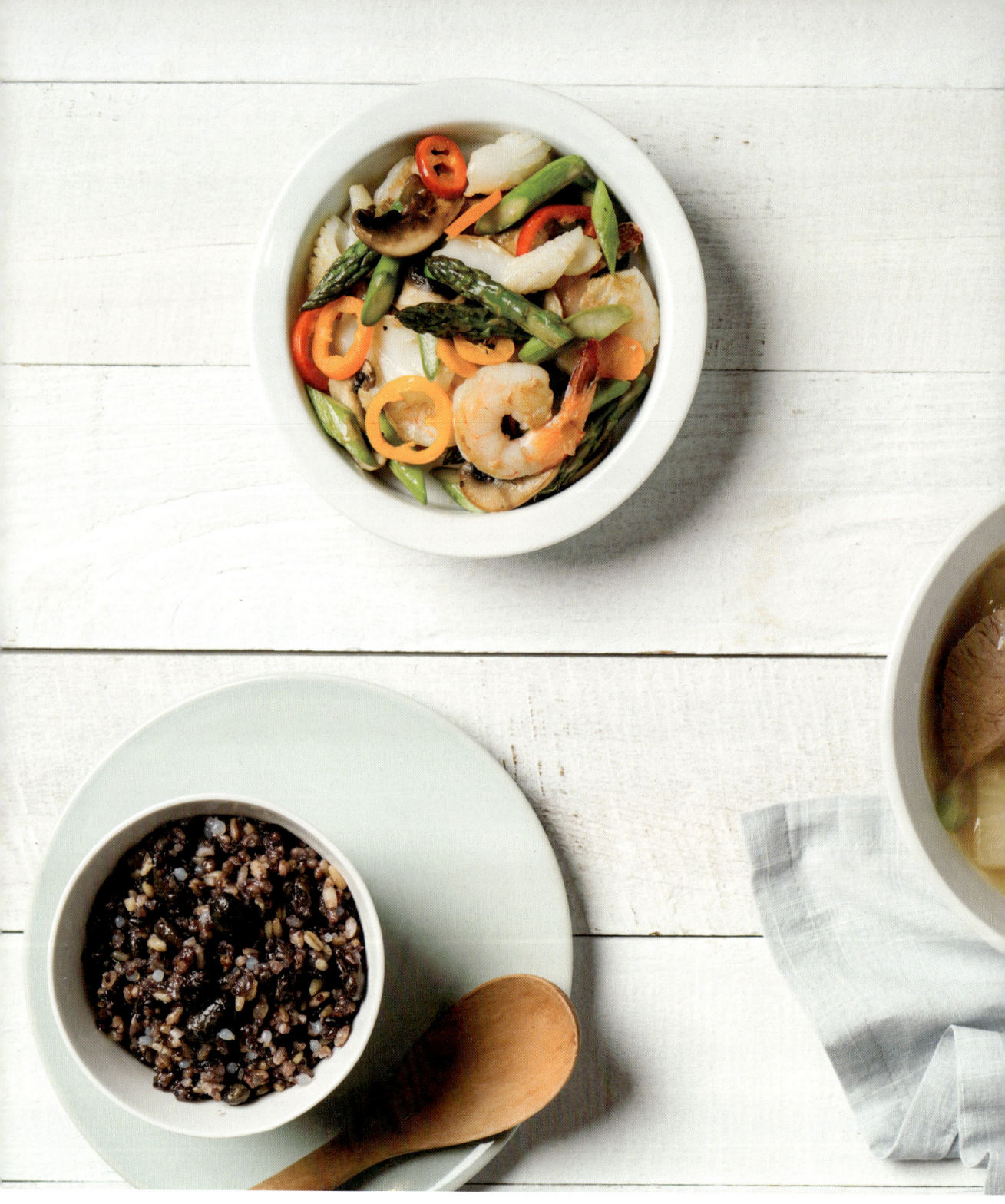

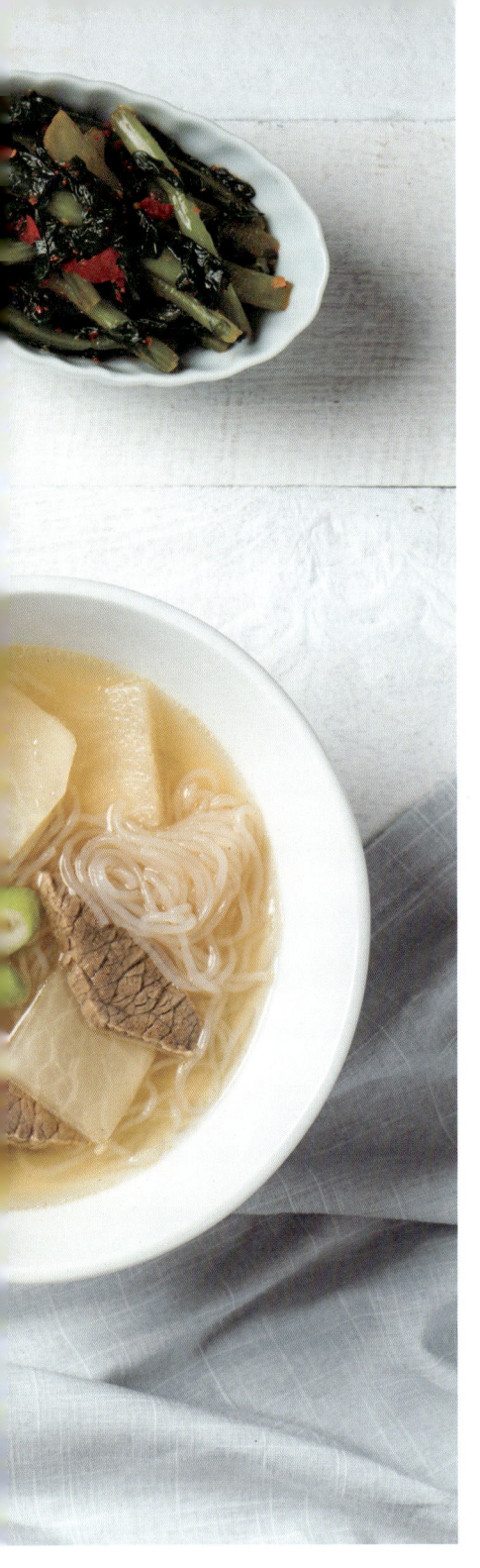

닥키흑미밥 p88
+ 해물아스파라거스영양볶음
+ 소고기뭇국 + 열무김치 p91

아삭한 식감의 영양 만점 아스파라거스로 볶음 요리를 만들어보세요. 루틴을 풍부하게 함유하고 있어 신진대사를 활발하게 하고 피로물질이 쌓이는 것을 막아준답니다. 새우, 오징어 등 궁합이 딱 맞는 해물과 함께 볶으면 맛도 영양도 한 단계 업그레이드되지요. 밥 한 그릇에 소고기뭇국까지 곁들이면 어제도 본 것 같은 평범한 아침 밥상에 조금 더 특별한 건강함과 고급스러움이 더해집니다.

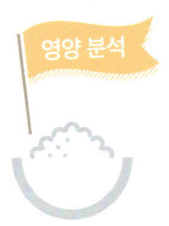

영양 분석

537 kcal

- 당질 -79%
- 불포화지방 +141%

해물아스파라거스 영양볶음

107 kcal

당질 -96%
포화지방 -92%

1인분

솔방울 갑오징어 5마리(40g)
대하 6마리(60g)
아스파라거스 2개(40g)
양송이버섯 2개(15g)
미니 파프리카 1개(20g)
마늘 1쪽(8g)
올리브유 약간

양념
소금 1꼬집(0.5g)
후춧가루 1꼬집(0.1g)

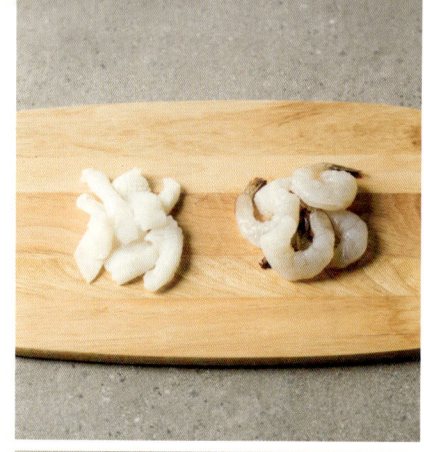

1 대하는 머리와 껍질을 제거한 뒤 솔방울 갑오징어와 함께 깨끗이 씻은 다음 물기를 제거한다.

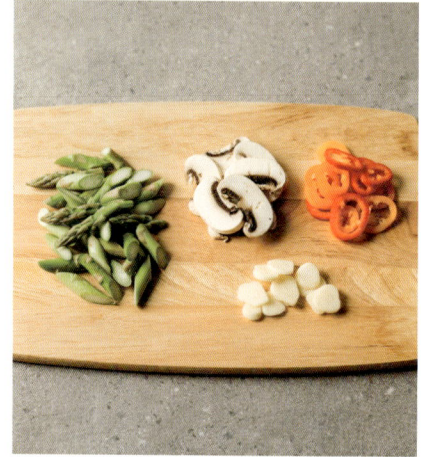

2 아스파라거스는 3cm 길이로 어슷하게 썰고 양송이버섯, 미니 파프리카, 마늘은 얇게 편으로 썬다.

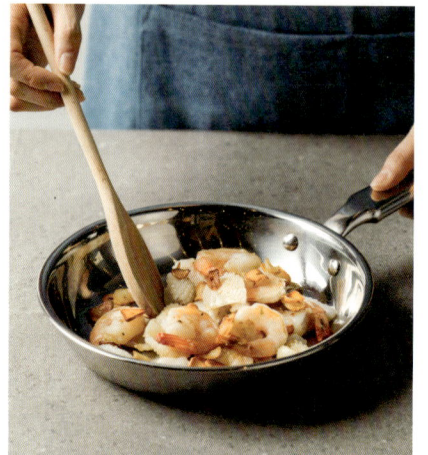

3 달군 팬에 올리브유를 두르고 솔방울 갑오징어, 대하, 마늘을 넣어 중간 불에서 2분간 볶는다.

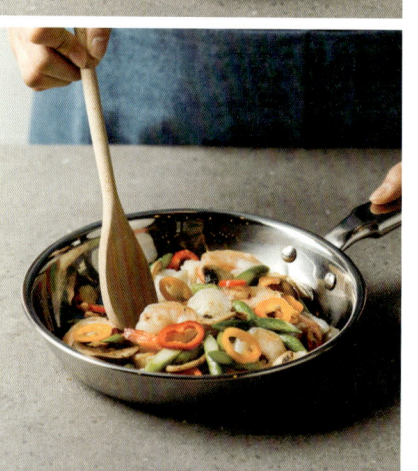

4 아스파라거스, 양송이버섯, 미니 파프리카를 넣고 3분간 볶다가 소금과 후춧가루를 넣는다.

소고기뭇국

● **209** kcal

1인분

소고기(양지머리) 40g
실곤약 1/4줌(50g)
무 1토막(40g)
대파 3cm(15g)

양념
국간장 2작은술
다진 마늘 1작은술
참기름 1작은술
후춧가루 1꼬집(0.1g)

육수
무 1토막(55g)
대파 5cm(25g)
마늘 1쪽(8g)
다시마 1장(3×3cm)
물 4컵
청주 1큰술

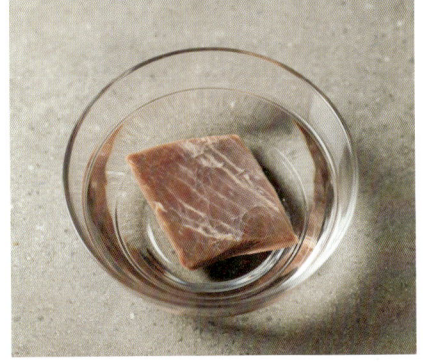

1 냄비에 육수 재료를 넣고 중간 불에서 15분 정도 끓인 뒤 육수를 거른다.

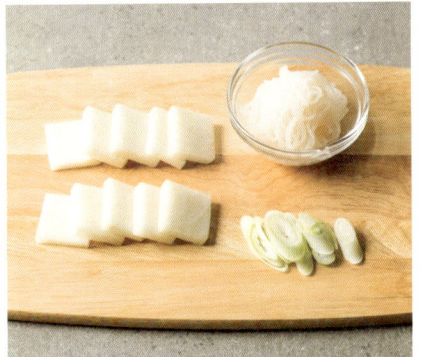

2 소고기는 찬물에 3시간 정도 담가 핏물을 뺀다.

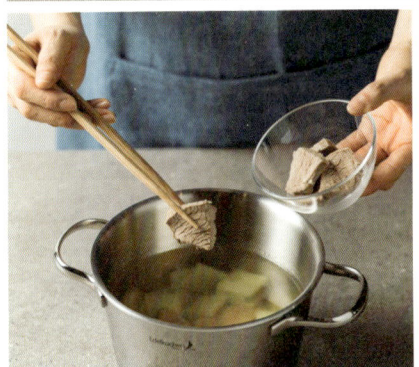

3 무는 사방 2cm 크기로 자르고, 대파는 어슷 썬다. 실곤약은 찬물에 헹궈 체에 밭쳐 물기를 뺀 뒤 15cm 길이로 자른다.

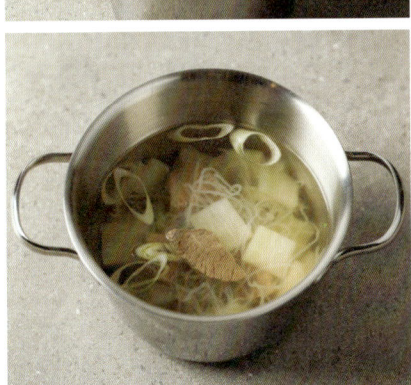

4 냄비에 육수, 소고기, 무를 넣고 중간 불에서 10분간 끓인다. 소고기만 꺼내 0.5cm 두께로 편으로 썬 뒤 다시 냄비에 넣는다.

5 양념 재료를 모두 넣어 간을 맞춘 뒤 실곤약과 대파를 넣고 중간 불에서 5분간 끓인다.

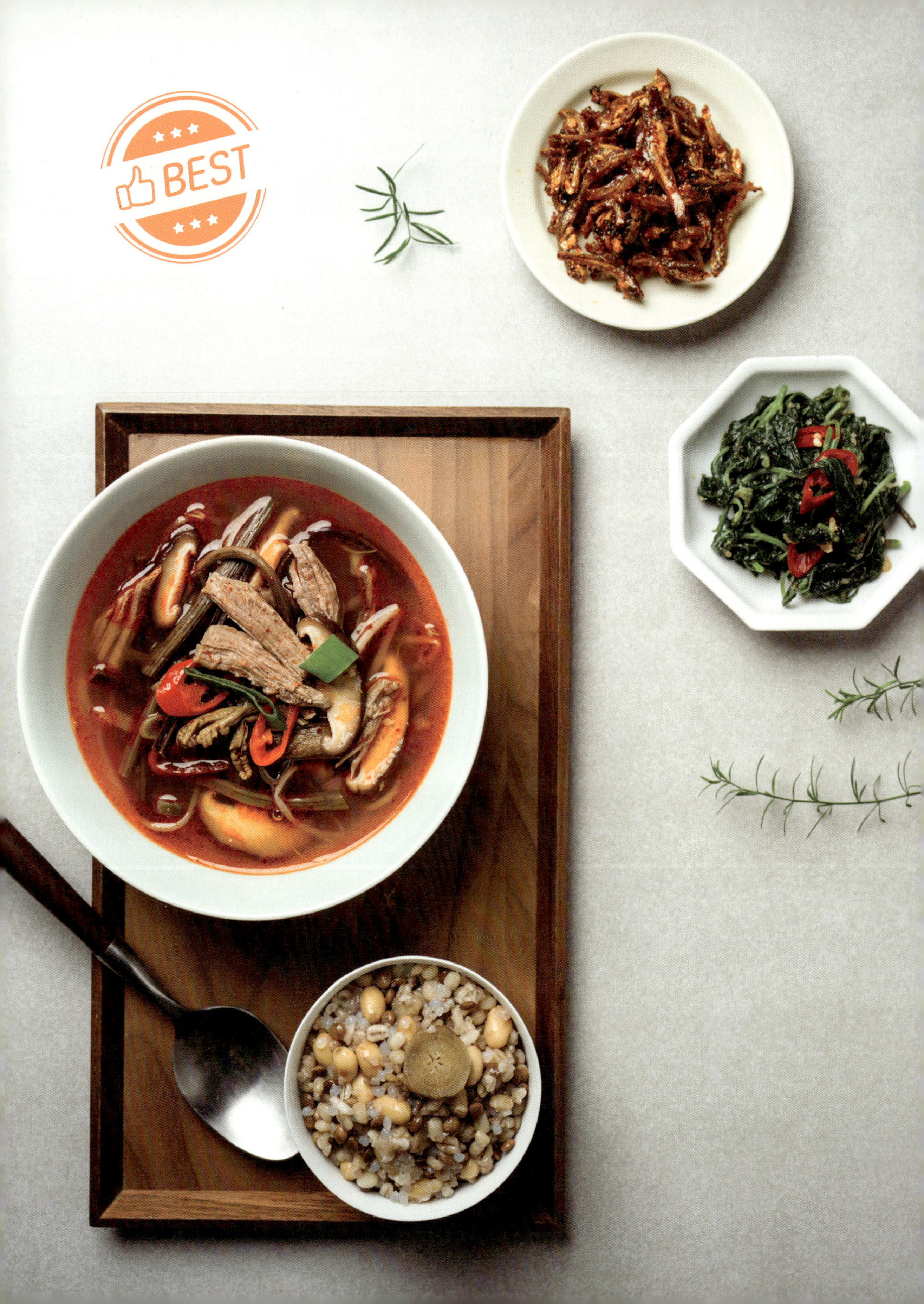

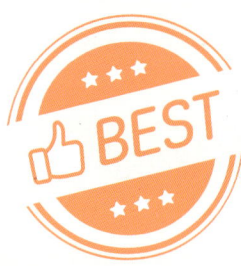
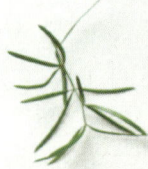
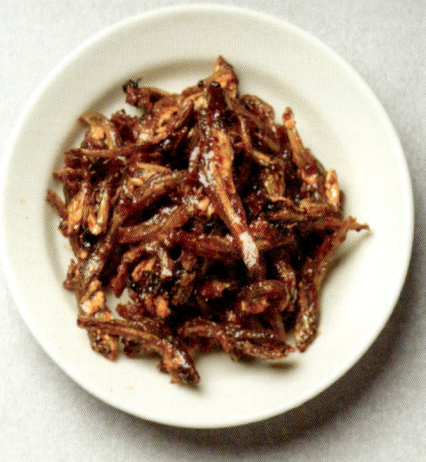
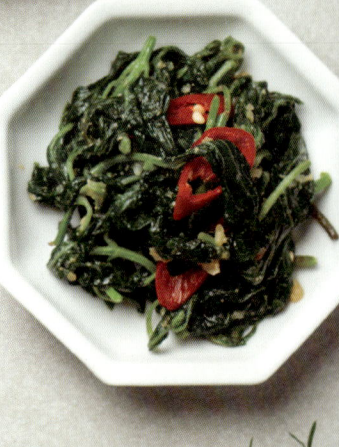
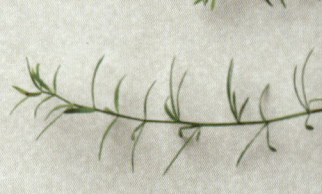

보리우엉밥 p89 + 육개장
+ 깻순무침 + 고추장멸치볶음

새빨간 육개장, 나트륨이 너무 많아 걱정됩니다. 먹어도 될까요? 이 레시피라면 걱정 없답니다. 평소 먹던 육개장과 맛은 똑같이 구현했지만 나트륨 섭취는 1/3 이상 줄였지요. 그동안 나트륨 걱정 때문에 매콤하고 짭조름한 국물에 손도 못 댔었다면, 이제는 마음 편히 만끽해보세요. 된장으로 조물조물 무친 깻순과 밑반찬의 대명사 고추장멸치볶음도 함께 구성했답니다.

717 kcal

• 당질 -89%   • 나트륨 -34%

육개장

300 kcal
당질 -95%
나트륨 -64%

1인분

소고기(양지머리) 100g
삶은 고사리 1/2줌(20g)
삶은 토란대 1/2줌(20g)
숙주 1/2줌(20g)
표고버섯 2개(20g)
홍고추 1/8개(2g)
대파 6cm(30g)
자투리 채소(파뿌리·양파·무 등) 약간
물 5컵

양념장
고춧가루 2작은술
국간장 1작은술
참치액 1/3작은술
고추기름 1/3작은술
들기름 1작은술
다진 마늘 1작은술
후춧가루 1꼬집(0.1g)

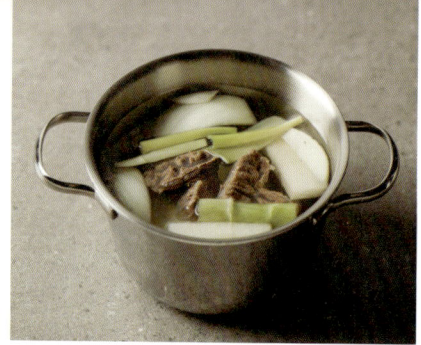

1
냄비에 소고기, 물, 자투리 채소를 넣고 약한 불에서 30분 정도 끓인다.
TIP_ 소고기를 삶을 때 파뿌리, 양파, 무 등의 재료를 넣으면 잡내가 제거되고 국물이 시원해져요.

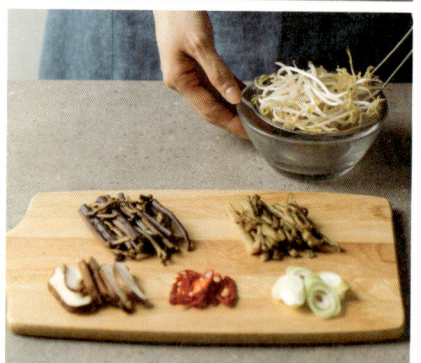

2
소고기가 익으면 건져 식힌 뒤 결대로 잘게 찢고, 소고기 삶은 물은 체로 걸러 3컵 남겨둔다.

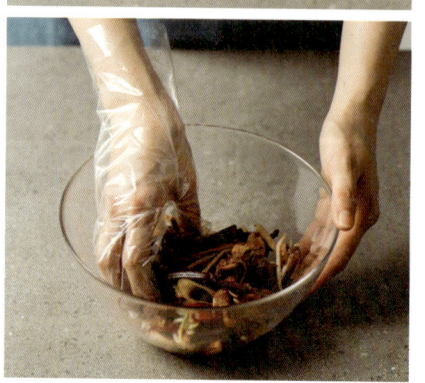

3
삶은 고사리와 삶은 토란대는 6cm 길이로 자르고, 표고버섯은 1cm 두께로 편으로 썬다. 홍고추와 대파는 어슷 썰고, 숙주는 흐르는 물에 씻어 체에 밭쳐 물기를 뺀다.

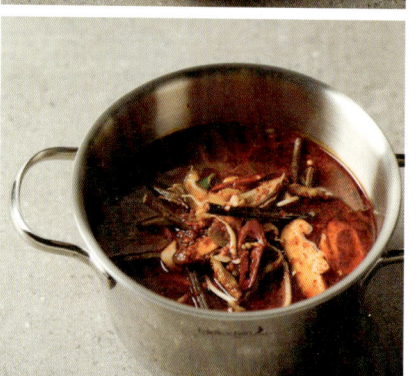

4
볼에 손질한 소고기, 숙주를 뺀 나머지 채소, 분량의 재료로 만든 양념장을 모두 넣어 고루 버무린다.

5
냄비에 양념장에 버무린 소고기와 채소, 소고기 삶은 물을 넣고 센 불에서 끓이다가 육수가 끓어오르면 숙주를 넣고 약한 불에서 10분간 끓인다.

깻순무침

36 kcal

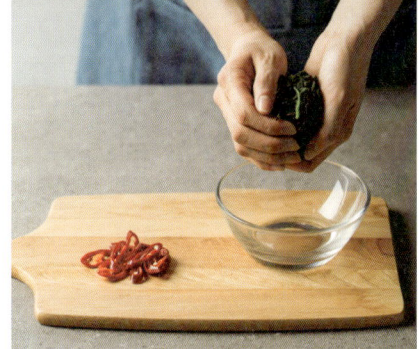

1 깻순은 끓는 물에 넣어 10초간 데친 뒤 찬물에 헹궈 물기를 꼭 짠다.
홍고추는 얇게 어슷 썬다.

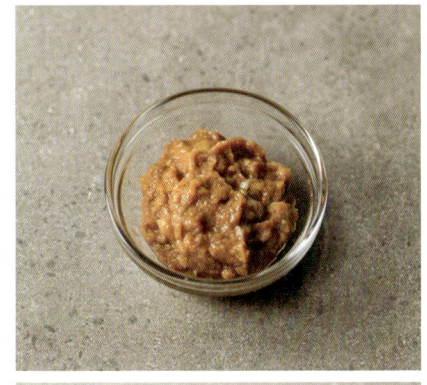

2 분량의 재료를 골고루 섞어 양념장을 만든다.

1인분

깻순 1줌(50g),
홍고추 1/8개(2g)

양념장
된장 1작은술, 다진 대파 1작은술,
다진 마늘 1/2작은술,
참기름 1작은술, 참깨 1꼬집(1g)

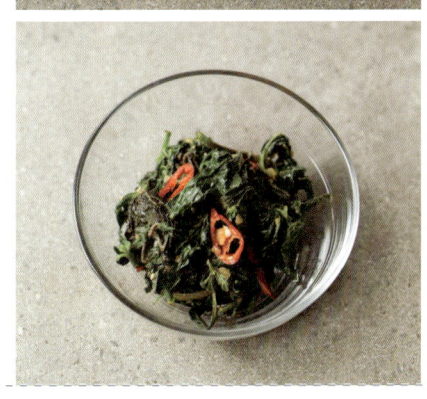

3 볼에 깻순, 홍고추, 양념장을 넣고 조물조물 무친다.

고추장 멸치볶음

1인분

중멸치 1/2줌(15g)

양념장
닥키고추장 1작은술(p92), 간장 1/3작은술, 올리고당 1/3작은술,
다진 마늘 1/3작은술, 참깨 1꼬집(0.2g), 올리브유 1큰술

182 kcal

1 분량의 재료를 골고루 섞어 양념장을 만든다.
2 달군 팬에 중멸치를 넣고 중간 불에서 2분간 볶는다.
3 양념장을 넣고 약한 불에서 1분간 재빨리 볶는다.

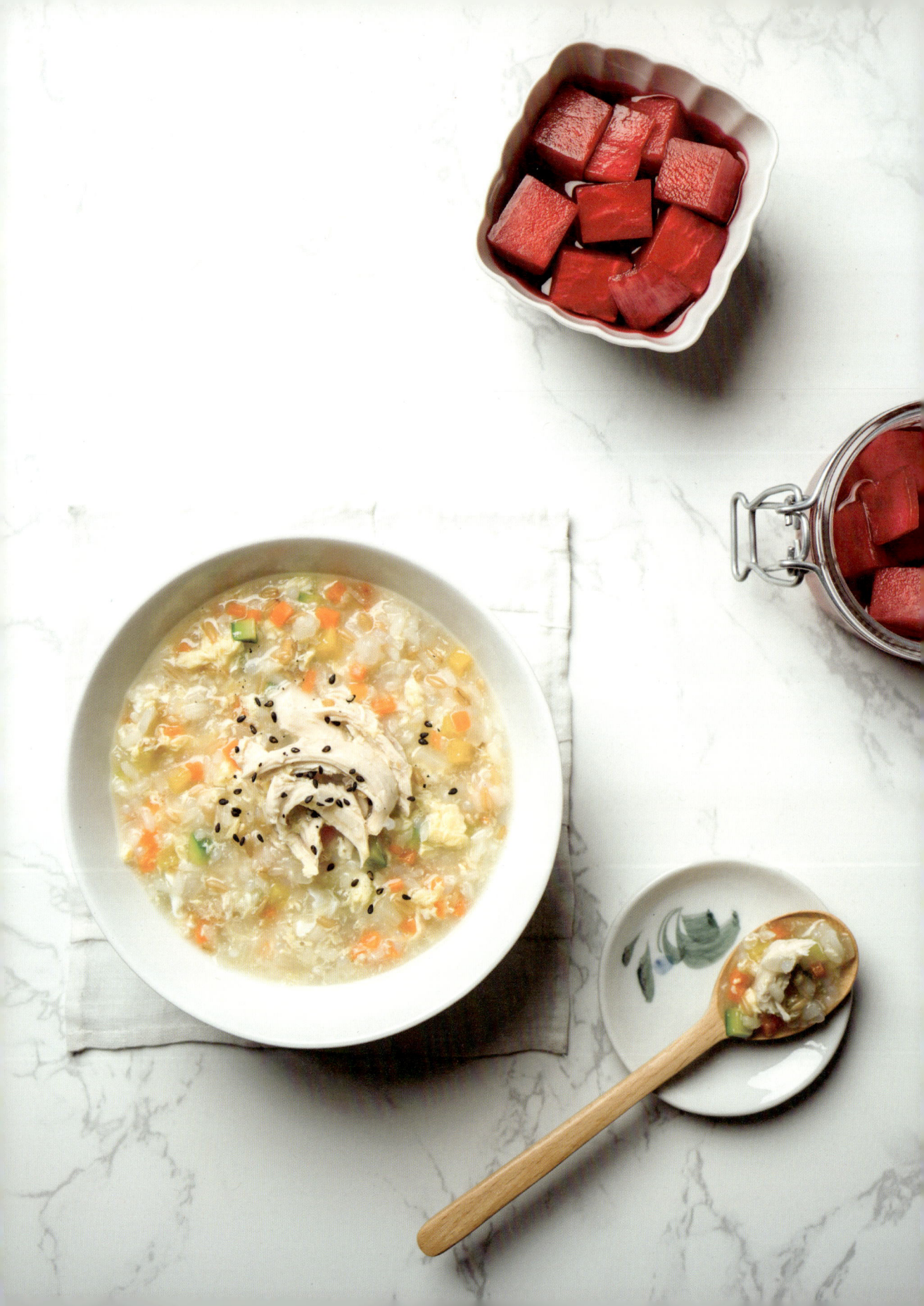

영양닭죽
+ 비트무피클

원래 죽은 당뇨 환자들이 피해야 할 대표 음식입니다. 소화되는 속도가 빨라 그만큼 혈당을 더 빠르게 올리기 때문이죠. 그래도 죽을 포기할 순 없죠! 백미 대신 귀리와 곤약을 사용해 당질 섭취를 최소화했습니다. 닭가슴살로 단백질까지 더했더니 든든한 한 끼 식사로 제격이에요. 비트무피클도 함께 드셔보세요. 아작아작 씹을수록 새콤한 맛이 입안 가득 퍼진답니다.

456 kcal

· 당질 -73%   · 나트륨 -80%

영양닭죽

433 kcal
당질 -77%
나트륨 -81%

1인분

닭가슴살 1개(100g)
애호박 1/8개(40g)
당근 1/12개(20g)
양파 1/12개(20g)
알알이 곤약 4큰술(60g)
찹쌀 1큰술(15g)
귀리 1큰술(15g)
달걀 1개
물 4컵
참기름 1큰술

양념

곤약가루 1꼬집(1g)
소금 1꼬집(0.5g)
검은깨 1꼬집(1g)

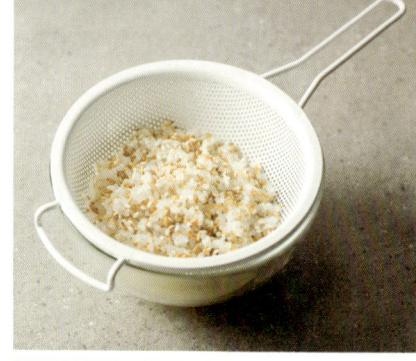

1
알알이 곤약, 찹쌀, 귀리는 찬물로 3회 가볍게 씻어 물에 30분 정도 불린 뒤 체에 밭쳐 물기를 뺀다.

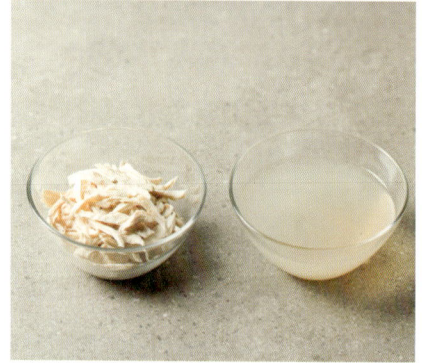

2
냄비에 닭가슴살과 물을 넣고 센 불에서 6분간 삶은 뒤 닭가슴살을 건져 결대로 잘게 찢는다.
닭 삶은 물은 1½컵 남겨둔다.

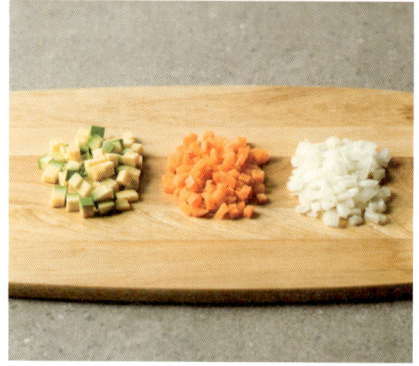

3
애호박, 당근, 양파는 굵게 다진다.

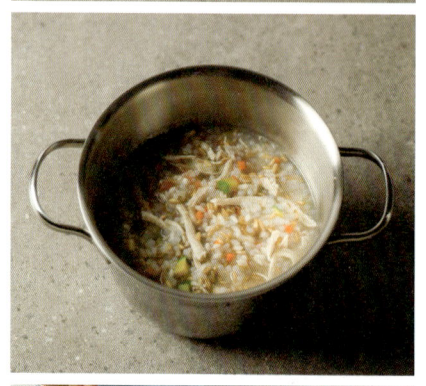

4
냄비에 참기름을 두르고 알알이 곤약, 찹쌀, 귀리를 넣어 약한 불에서 3분간 볶다가 닭가슴살과 손질한 채소, 닭 삶은 물을 넣고 중간 불에서 10분간 끓인다.

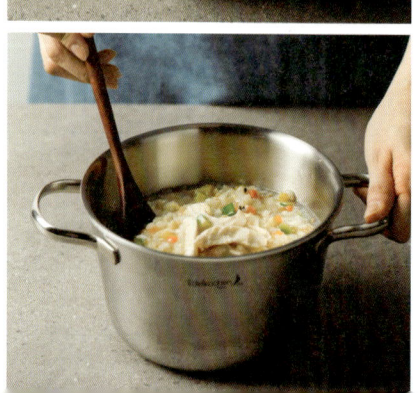

5
쌀알이 퍼지면 달걀과 양념 재료를 넣고 골고루 섞으며 약한 불에서 1분간 끓인다.

비트무피클

23 kcal

10인분

비트 1/2개(100g)
무 1/3개(300g)
양파 2/5개(100g)

피클물
월계수 잎 3장
정향 3개
통후추 3알
계피가루 1꼬집(1g)
물 3/4컵
식초 1컵
알룰로스 설탕 5큰술

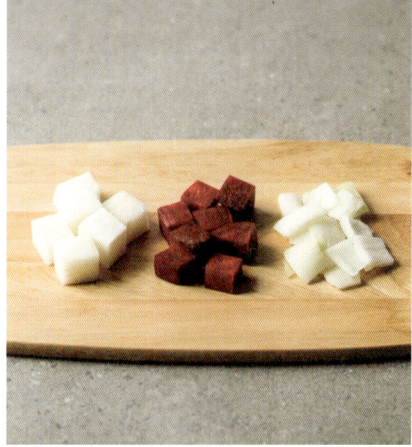

1
비트, 무, 양파는
사방 2cm 크기로
깍둑 썬다.

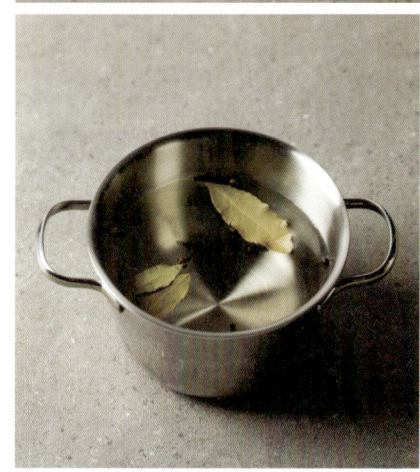

2
분량의 재료로 피클물을
만들어 냄비에 넣고
센 불에서 5분간 끓인 뒤
체로 거른다.

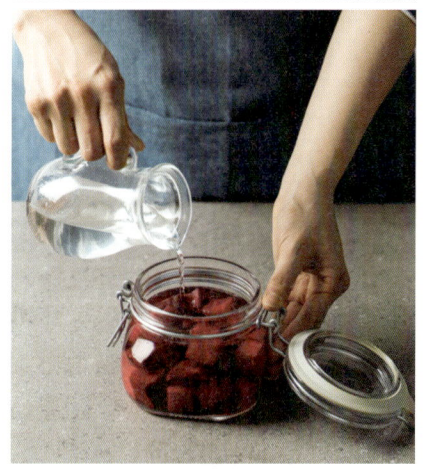

3
밀폐용기에 비트, 무, 양파,
피클물을 담은 뒤
냉장고에 넣어
하루 정도 숙성시킨다.

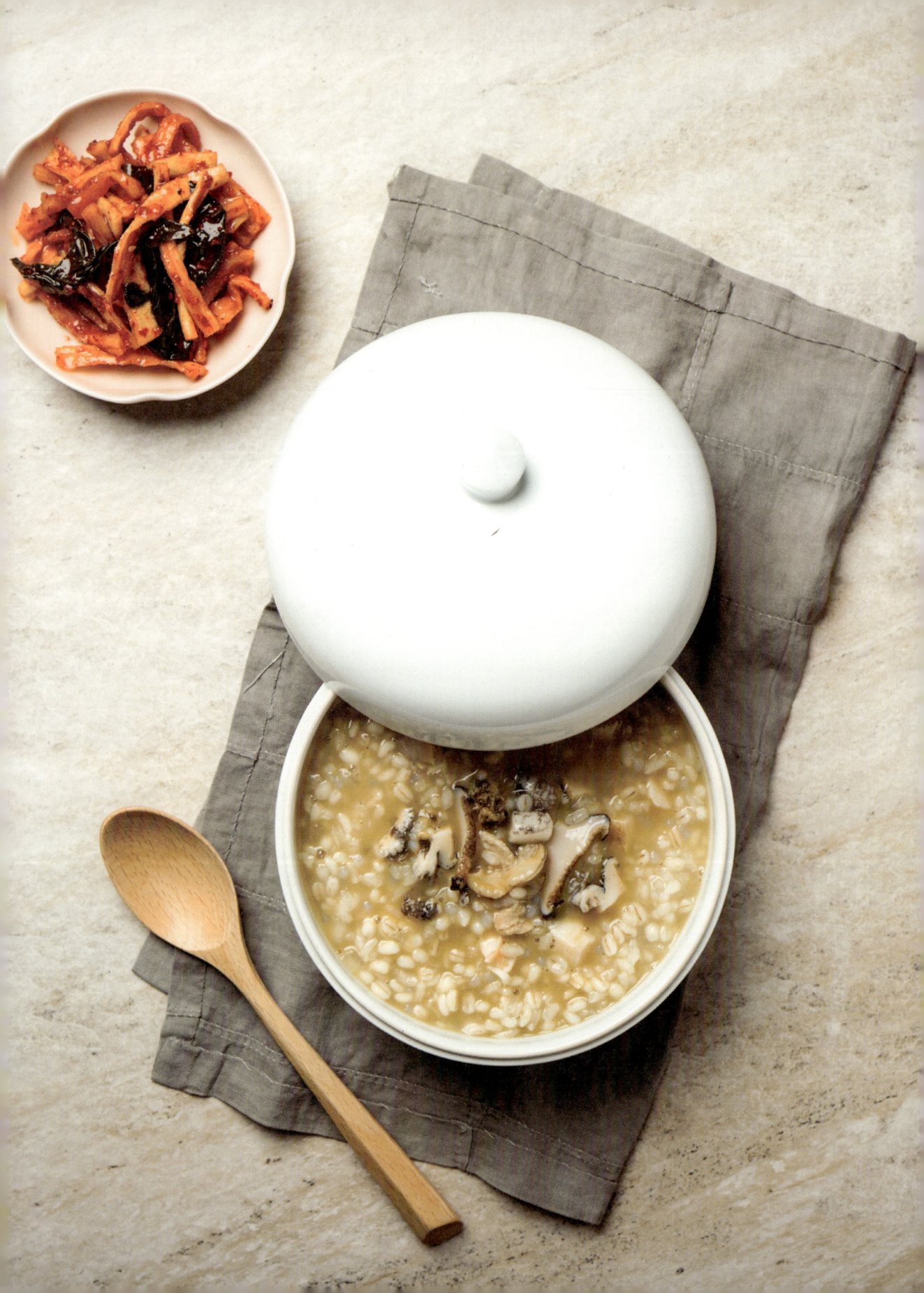

전복죽
+ 무말랭이무침

국가대표 보양식 재료인 전복. 죽, 회, 구이까지 다양한 요리에 잘 어울리는 만능 식재료예요. 단백질은 물론 비타민과 칼슘이 풍부해 근육이 약한 고령의 당뇨 환자에게 더욱 안성맞춤이지요. 특히 여름철, 정성스레 죽으로 만들면 무더위에 지친 심신을 회복시키는 데 아주 좋답니다. 전복죽과 꿀조합인 꼬독꼬독한 무말랭이무침도 잊지 마세요. 기운찬 하루, 전복죽과 함께 시작해볼까요?

628 kcal

- 당질 −56%
- 불포화지방 +392%

전복죽

428 kcal

당질 -74%
불포화지방 +302%

1인분

전복 1마리(90g)
양파 1/12개(20g)
알알이 곤약 3⅓큰술(50g)
찹쌀 4작은술(20g)
보리 2작은술(10g)
물 2컵
참기름 2작은술

양념
국간장 1작은술
참기름 1큰술
소금 1꼬집(0.5g)

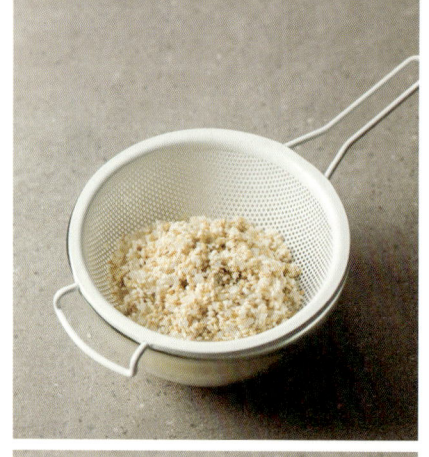

1
알알이 곤약, 찹쌀, 보리는 찬물로 3회 가볍게 씻어 물에 30분 정도 불린 뒤 체에 밭쳐 물기를 뺀다.

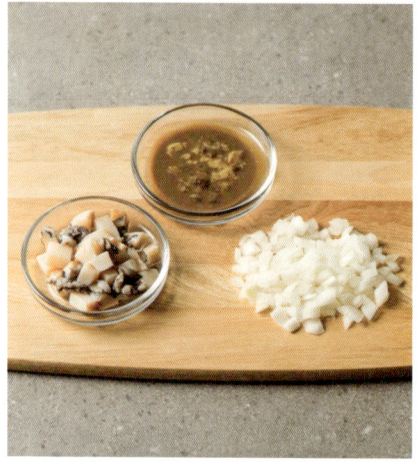

2
전복은 솔로 깨끗이 씻은 뒤 살과 내장을 따로 분리한다. 전복의 살과 양파는 굵게 다진다.

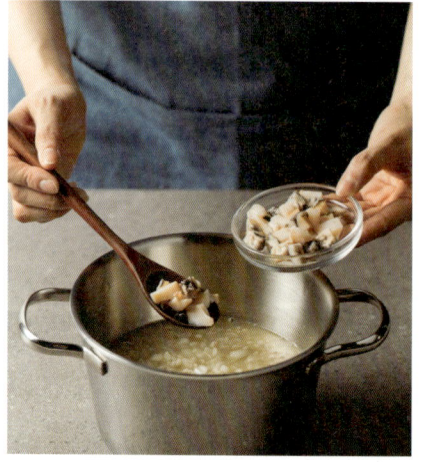

3
냄비에 참기름을 두르고 알알이 곤약, 찹쌀, 보리를 넣어 약한 불에서 3분간 볶다가 손질한 전복과 양파를 넣고 1분간 더 볶는다.

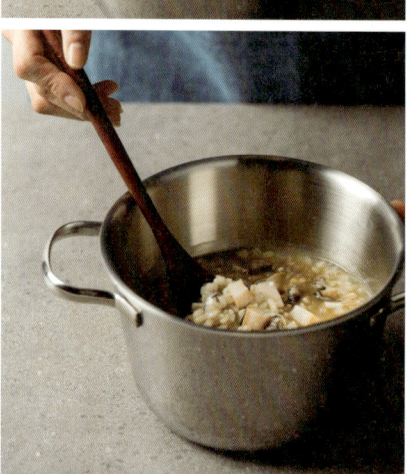

4
물을 넣고 중간 불에서 10분간 끓이다가 쌀알이 퍼지면 약한 불로 줄인 뒤 전복 내장과 양념 재료를 넣고 골고루 섞으며 1분간 끓인다.

무말랭이무침

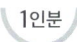
200 kcal

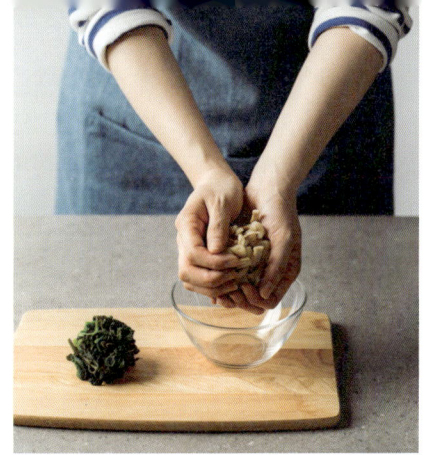

1
무말랭이와 마른 고춧잎은 각각 찬물로 여러 번 헹군 다음 미지근한 물에 넣어 30분간 불린 뒤 물기를 꼭 짠다.
TIP_ 무말랭이는 여러 번 헹궈야 군내를 제거할 수 있어요.

2
분량의 재료를 골고루 섞어 양념장을 만든다.

1인분

무말랭이 1/2줌(30g)
마른 고춧잎 1/5줌(8g)

양념장
고춧가루 1작은술
닭키고추장 1작은술(p92)
간장 1작은술
멸치액젓 1/2작은술
올리고당 2작은술
다진 대파 2작은술
다진 마늘 1작은술
참기름 1작은술

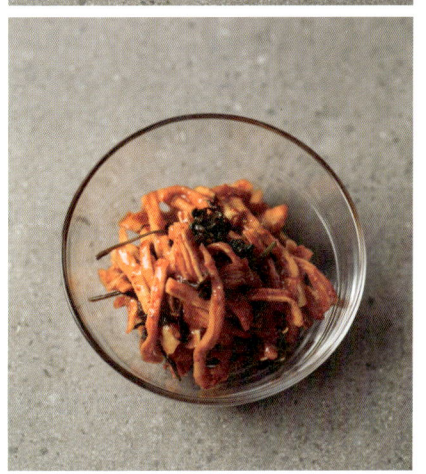

3
볼에 불린 무말랭이와 고춧잎, 양념장을 넣고 조물조물 무친다.

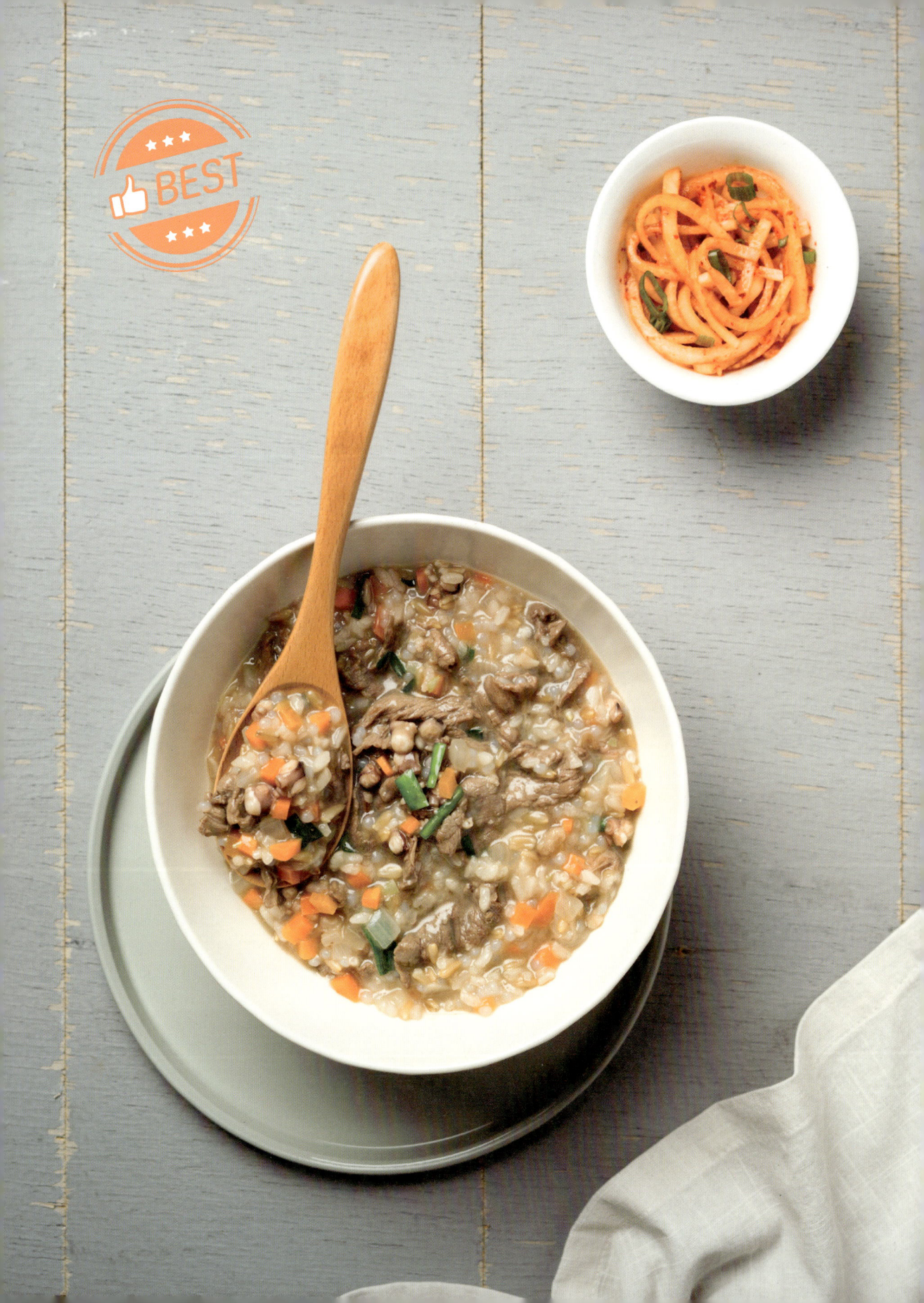

불고기낙지죽
+ 무생채

오메가-3 지방산이 풍부하고 불포화지방 비율이 높은 낙지와 포화지방이 적은 소고기와의 만남! 단백질과 지방이 최적의 균형을 이룬 최상의 죽입니다. 입에서 살살 녹는 야들야들한 소고기와 쫀득쫀득 씹히는 낙지의 식감이 자꾸 먹고 싶게 만든답니다. 여기에 아삭한 무생채까지 곁들이면 이보다 더 완벽한 한 상은 없을 거예요.

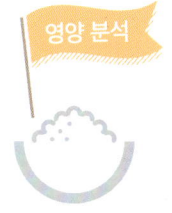

591 kcal

• 당질 -68%   • 나트륨 -51%

불고기낙지죽

●
514 kcal

당질 -77%
불포화지방 +356%

1인분

소고기(목심) 60g
낙지 1/4마리(60g)
부추 1/4줌(15g)
당근 1/12개(20g)
양파 1/12개(20g)
알알이 곤약 4큰술(60g)
찹쌀 1큰술(15g)
귀리 2½작은술(12g)
물 2컵
참기름 1큰술

밑간
간장 1작은술
다진 대파 2작은술
다진 마늘 1작은술
알룰로스 설탕 1작은술
참기름 1작은술

양념
곤약가루 1꼬집(1g)
소금 1꼬집(0.5g)
참깨 1꼬집(1g)

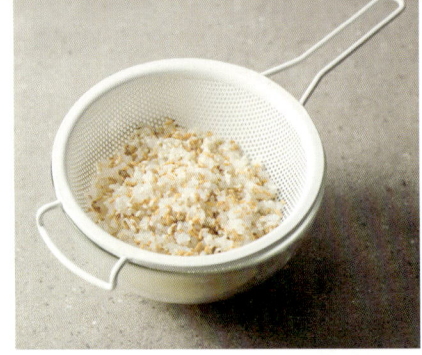

1 알알이 곤약, 찹쌀, 귀리는 찬물로 3회 가볍게 씻어 물에 30분 정도 불린 뒤 체에 밭쳐 물기를 뺀다.

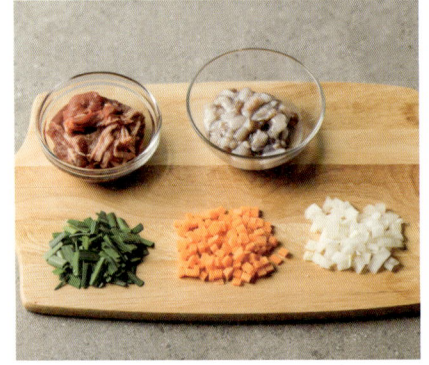

2 소고기는 샤부샤부용으로 준비해 5cm 길이로 자른다. 낙지와 부추는 깨끗이 씻은 뒤 1cm 길이로 자르고, 당근과 양파는 굵게 다진다.

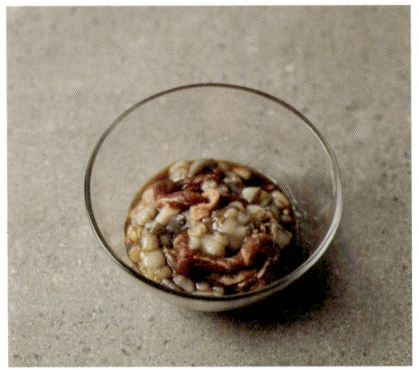

3 볼에 소고기, 낙지, 분량의 밑간 재료를 넣어 고루 버무린 뒤 10분간 재운다.

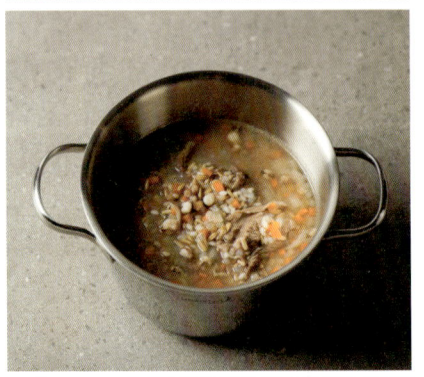

4 냄비에 참기름을 두르고 알알이곤약, 찹쌀, 귀리를 넣어 약한 불에서 3분간 볶다가 재운 소고기와 낙지, 당근, 양파를 넣고 1분간 더 볶는다.

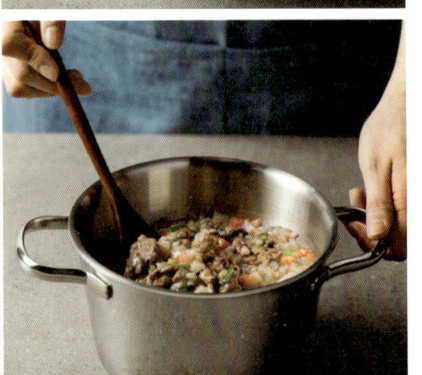

5 물을 넣고 중간 불에서 10분간 끓이다가 쌀알이 퍼지면 약한 불로 줄인 뒤 부추와 양념 재료를 넣고 골고루 섞으며 1분간 끓인다.

무생채

77 kcal

1인분

무 1토막(100g)
쪽파 1대(10g)
고운 고춧가루 4작은술

양념장
다진 대파 1작은술
다진 마늘 1/2작은술
다진 생강 1/4작은술
알룰로스 설탕 1작은술
식초 1작은술
참깨 1작은술

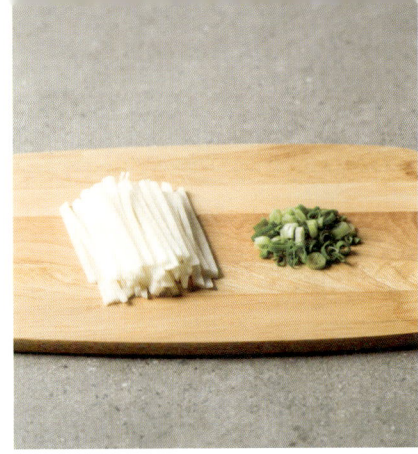

1
무는 0.2cm 두께로
얇게 채 썰고, 쪽파는
송송 썬다.

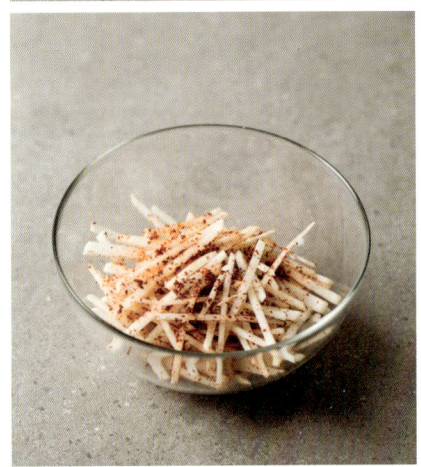

2
채 썬 무에 고운 고춧가루를
넣고 버무려
붉은색을 입힌다.
TIP_ 무에 고춧가루를 넣고 먼저
버무려야 색깔이 잘 배어들어요.

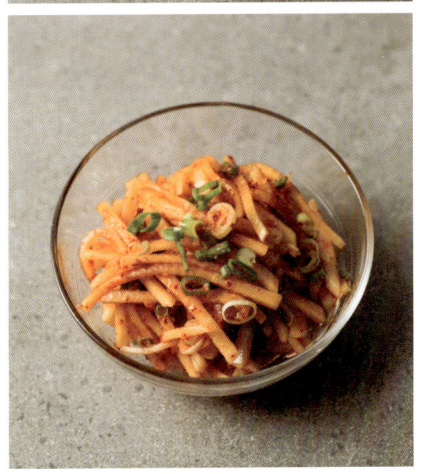

3
10분 뒤 생기는 물은
따라 버리고, 분량의 재료로
만든 양념장을 넣어
조물조물 무친다.

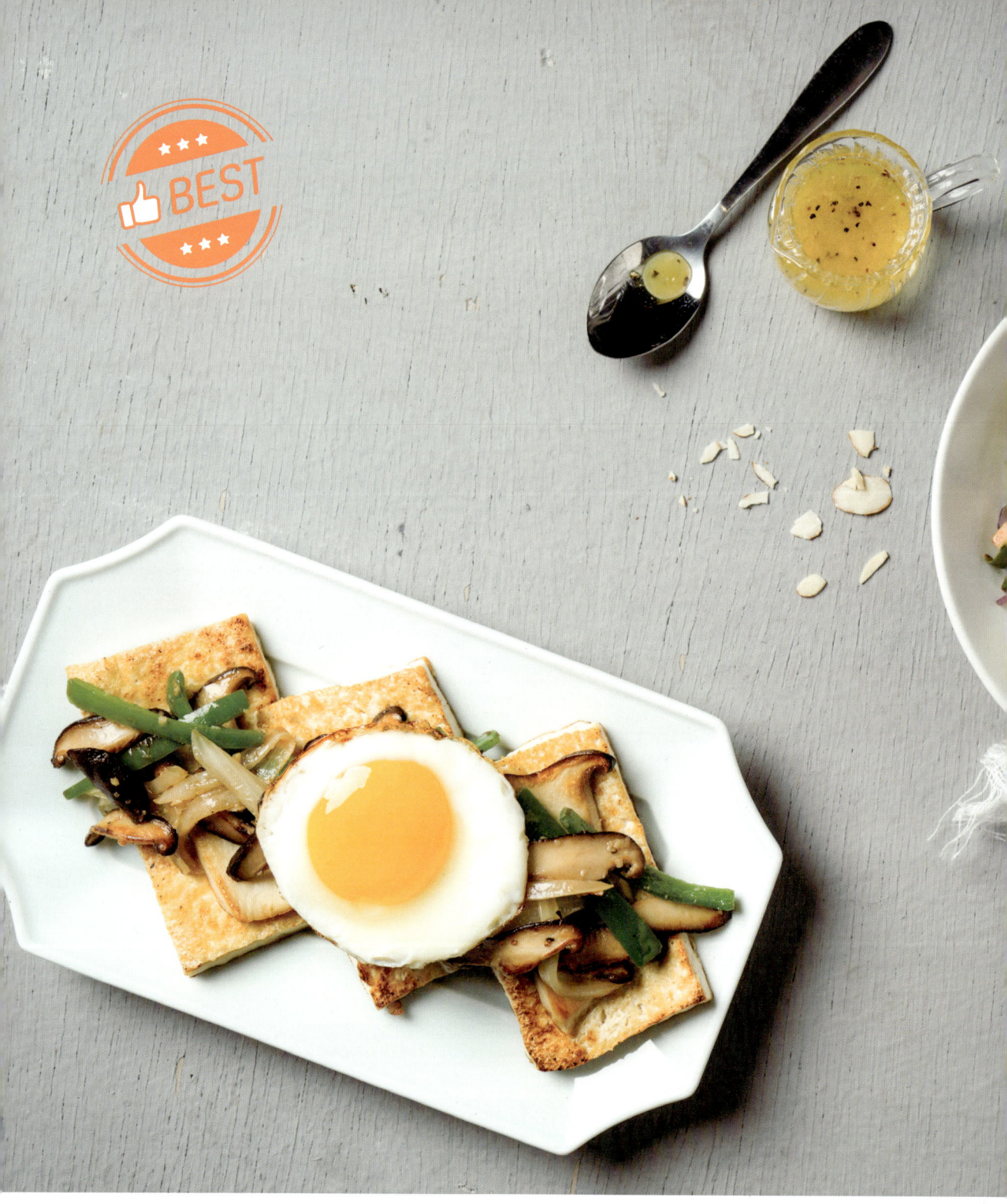

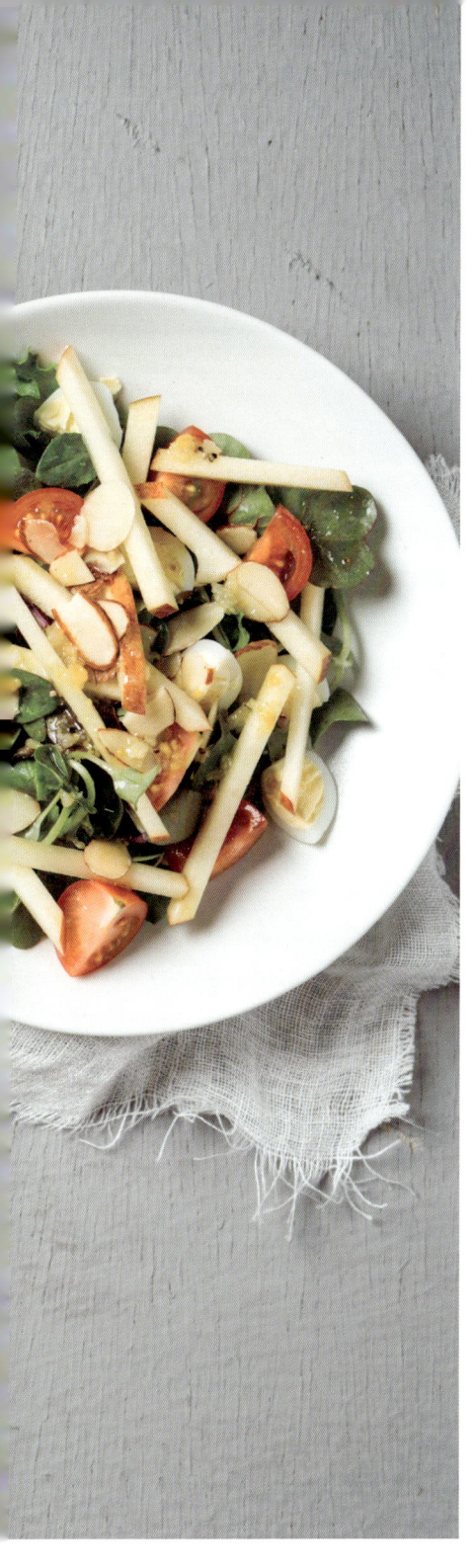

두부스테이크
+ 어린잎채소샐러드

단백질이 풍부하고 당질 함량이 낮은 두부는 당뇨식에 아주 좋은 식재료예요. 하지만 너무 자주 먹어 질린다고요? 다시 두부를 사랑하게 될 레시피를 소개할게요. 노릇노릇하게 구운 두부에 각종 버섯으로 풍미를 더한 소스를 곁들인 두부스테이크입니다. 건강한 맛에 근사함까지 갖춘 두부의 완벽한 변신, 기대하세요.

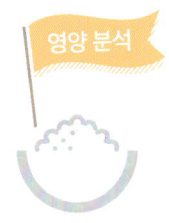

영양 분석

525 kcal

- 당질 -79%
- 나트륨 -49%

두부스테이크

●
305 kcal
당질 -87%
나트륨 -65%

1인분

두부 1모(120g)
새송이버섯 1/2개(35g)
표고버섯 1½개(15g)
피망 1/2개(50g)
양파 1/6개(40g)
달걀 1개
올리브유 약간

양념장
간장 2작은술
다진 마늘 1작은술
에리스리톨 1작은술
참기름 1작은술

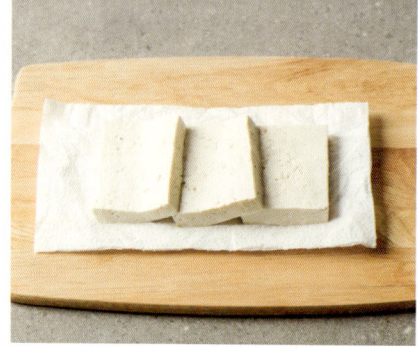

1
두부는 반 갈라 1cm 두께로 자른 뒤 키친타월에 올려 물기를 제거한다.

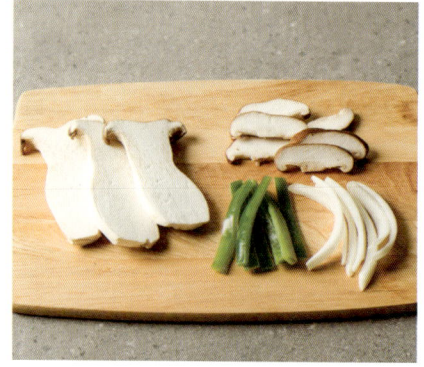

2
새송이버섯과 표고버섯은 1cm 두께로 납작하게 자르고, 피망과 양파는 1cm 두께로 채 썬다.

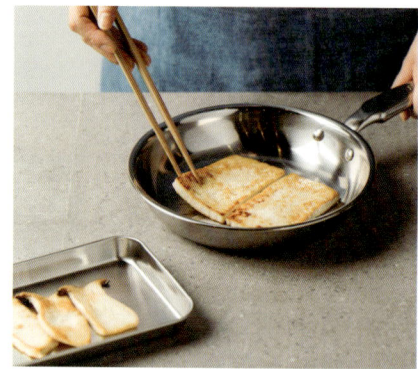

3
달군 팬에 올리브유를 두르고 두부를 올려 앞뒤로 노릇하게 구운 뒤 덜어둔다. 새송이버섯도 팬에 넣어 노릇하게 구운 뒤 덜어둔다.

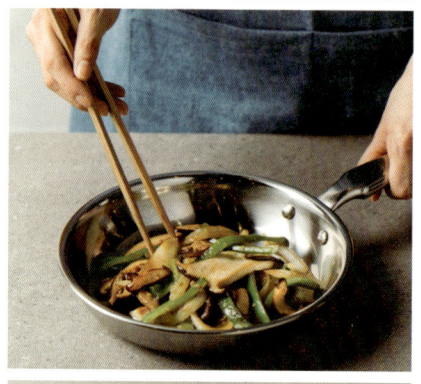

4
같은 팬에 표고버섯, 피망, 양파를 넣고 센 불에서 1분간 볶다가 분량의 재료로 만든 양념장을 넣어 1분간 볶는다.

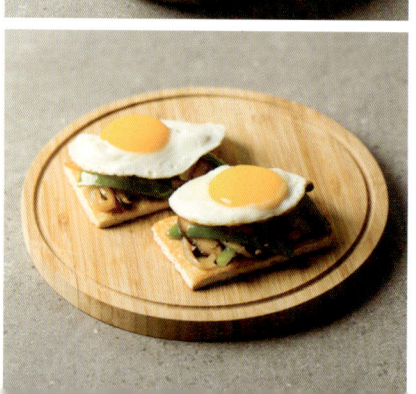

5
달걀 프라이를 한 뒤 구운 두부 위에 새송이버섯 → 볶은 채소 → 달걀 프라이 순으로 올린다.

어린잎채소 샐러드

220 kcal

1인분

어린잎채소 1줌(20g)
사과 1/8개(30g)
메추리알 3개(24g)
방울토마토 2개(20g)
아몬드 슬라이스 1작은술(7g)

드레싱
연겨자 1/3작은술
레몬즙 1작은술
올리고당 1작은술
다진 마늘 1/3작은술
올리브유 2작은술
알룰로스 설탕 1작은술
소금 1꼬집(0.5g)
후춧가루 1꼬집(0.1g)

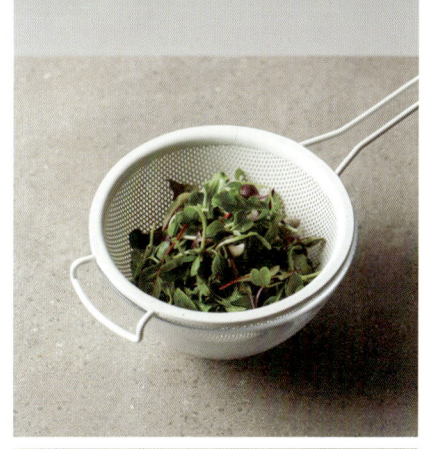

1
어린잎채소는 찬물에
10분간 담갔다가 체에 밭쳐
물기를 뺀다.

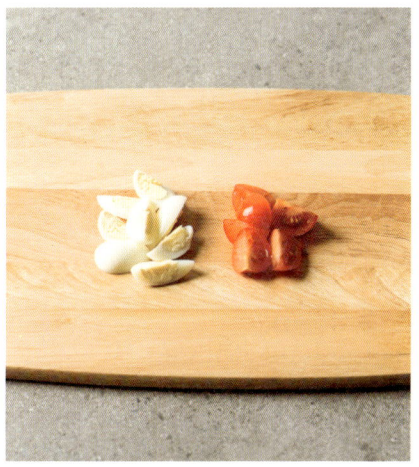

2
메추리알은 10분간 삶아
껍질을 벗긴 뒤
방울토마토와 함께
4등분한다.
사과는 얇게 채 썬다.

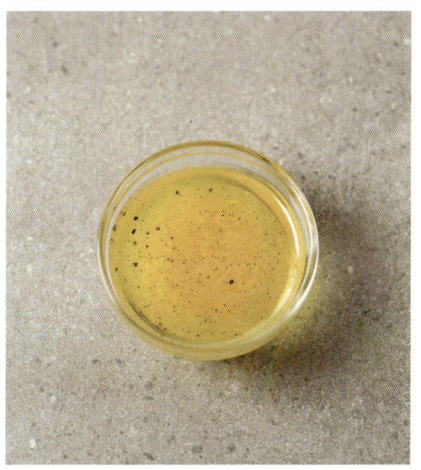

3
분량의 재료를 골고루 섞어
드레싱을 만든다.

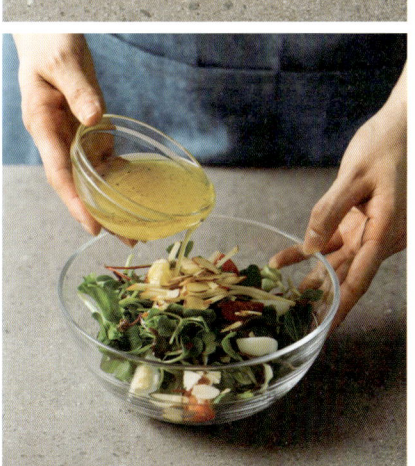

4
볼에 손질한 재료와
아몬드 슬라이스를 담고
드레싱을 뿌린다.

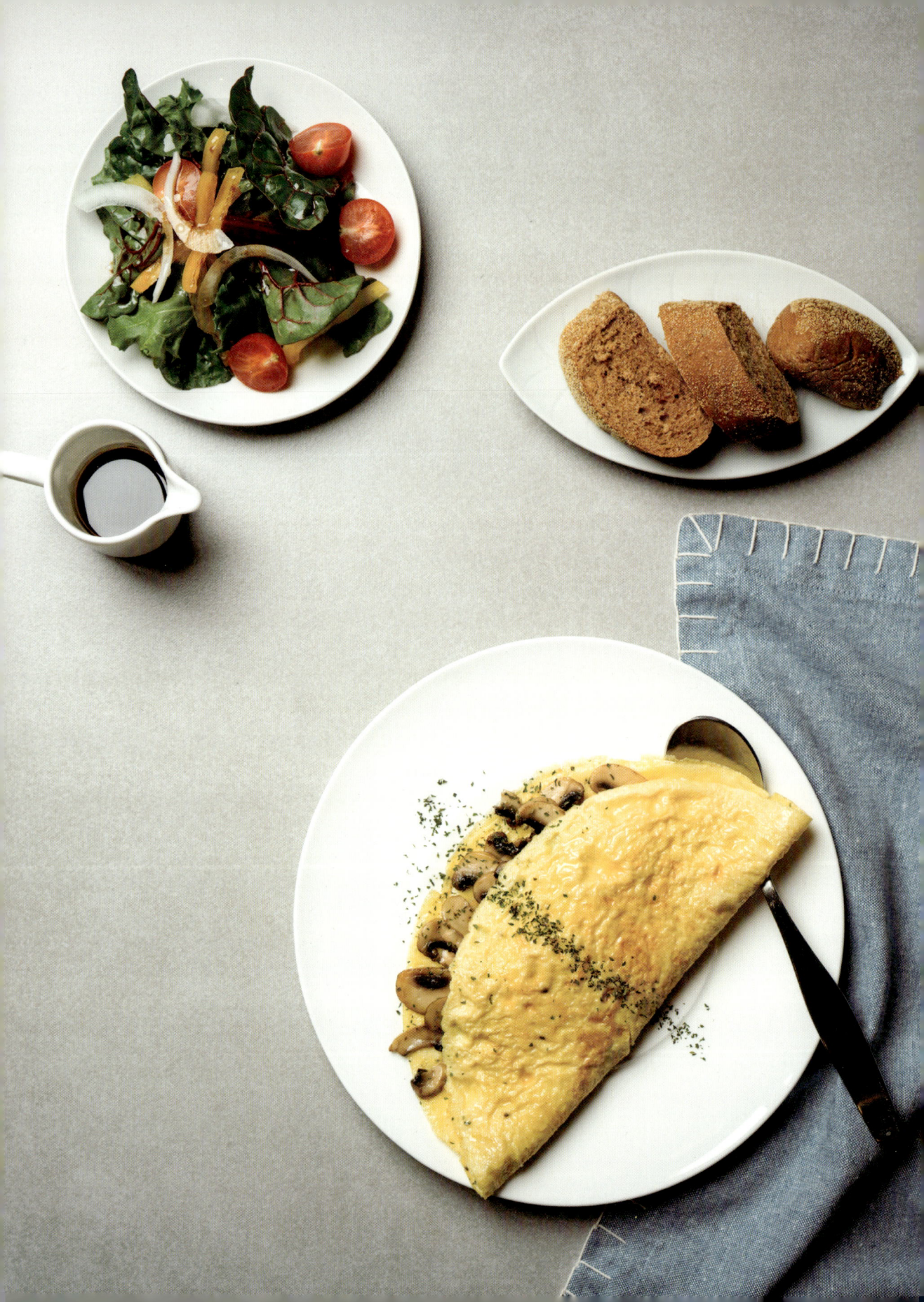

버섯오믈렛
+ 발사믹채소샐러드와 통밀빵

가벼운 아침 식사를 원한다면 추천! 버섯으로 식감을 살린 담백하고 부드러운 오믈렛의 매력에 빠져보세요. 당질 함량이 낮은 발사믹드레싱으로 버무린 샐러드까지 먹으면 기분마저 상쾌해질 거예요. 줄 서서 먹는 카페의 브런치가 부럽지 않답니다.

700 kcal

· 당질 -58%   · 나트륨 -40%

버섯오믈렛

345 kcal
당질 -96%
나트륨 -80%

1인분

달걀 2개
양송이버섯 4개(30g)
파슬리가루 1꼬집(0.5g)
우유 1/10컵
올리브유 1큰술
소금 1꼬집(0.5g)
후춧가루 1꼬집(0.1g)

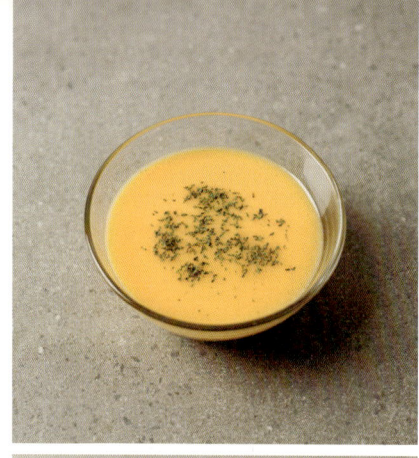

1
달걀을 곱게 푼 뒤 파슬리가루, 우유, 소금, 후춧가루, 올리브유(1작은술)를 넣고 골고루 섞어 달걀물을 만든다.
TIP_ 올리브유를 넣으면 달걀물이 팬에 달라붙는 것을 방지해요.

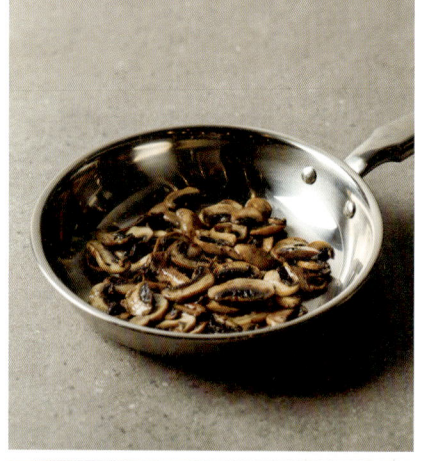

2
양송이버섯은 얇게 편으로 썬다. 달군 팬에 올리브유(1작은술)를 두르고 양송이버섯을 넣어 약한 불에서 갈색이 되도록 볶은 뒤 덜어둔다.

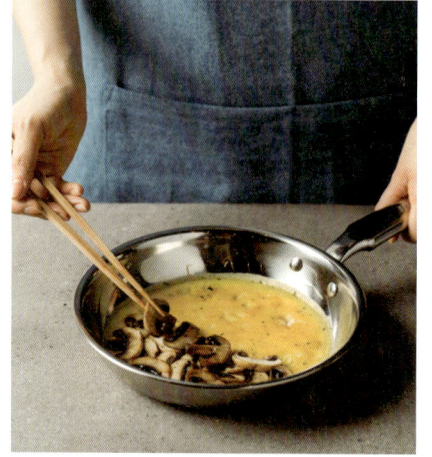

3
달군 팬에 올리브유(1작은술)를 두르고 달걀물을 부은 뒤 반 정도 익으면 볶은 양송이버섯을 올린다.

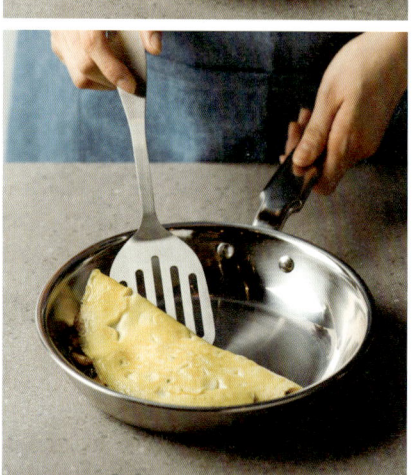

4
달걀물을 반으로 접은 뒤 약한 불에서 2분간 앞뒤로 익힌다.

발사믹채소 샐러드와 통밀빵

355 kcal

1인분

통밀빵 1개(100g)
로메인 2장(30g)
치커리 2장(20g)
적근대 1장(15g)
노랑 파프리카 1/6개(20g)
양파 1/12개(20g)
방울토마토 3개(30g)

발사믹드레싱
간장 1/2작은술
연겨자 1/2작은술
발사믹식초 2작은술
올리브유 2작은술
알룰로스 설탕 1작은술
후춧가루 1꼬집(0.1g)

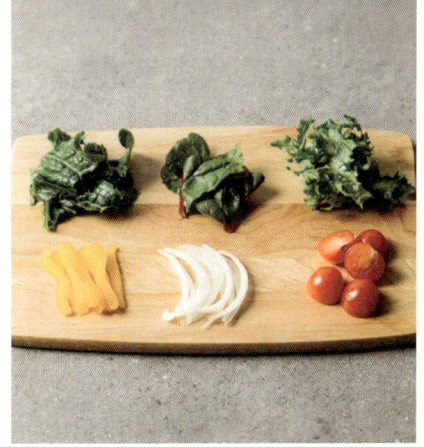

1
로메인, 치커리, 적근대는 사방 2.5cm 길이로 자르고, 노랑 파프리카와 양파는 얇게 채 썬다. 방울토마토는 반으로 자른다.

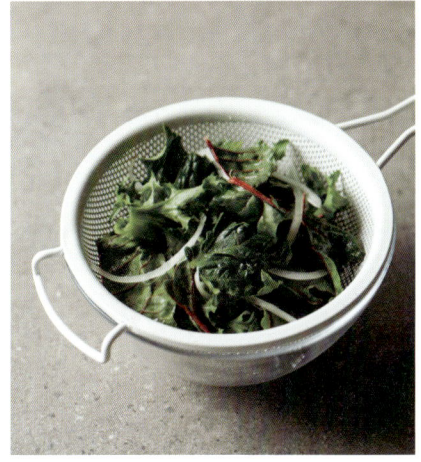

2
로메인, 치커리, 적근대, 양파는 찬물에 10분간 담갔다가 체에 밭쳐 물기를 뺀다.

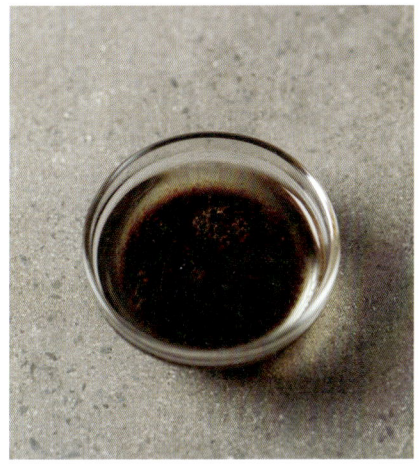

3
분량의 재료를 골고루 섞어 발사믹드레싱을 만든다.

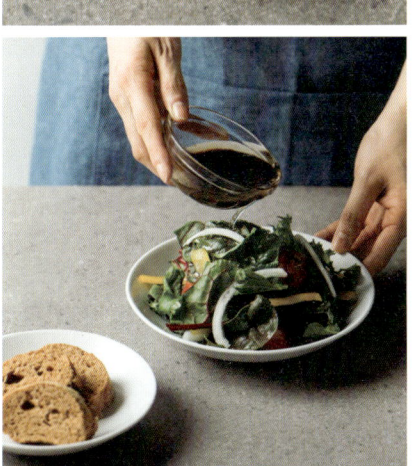

4
접시에 손질한 채소를 소복하게 담고 발사믹드레싱을 뿌린다. 통밀빵은 전자레인지에 넣어 따듯하게 데운 뒤 먹기 좋게 잘라 곁들인다.

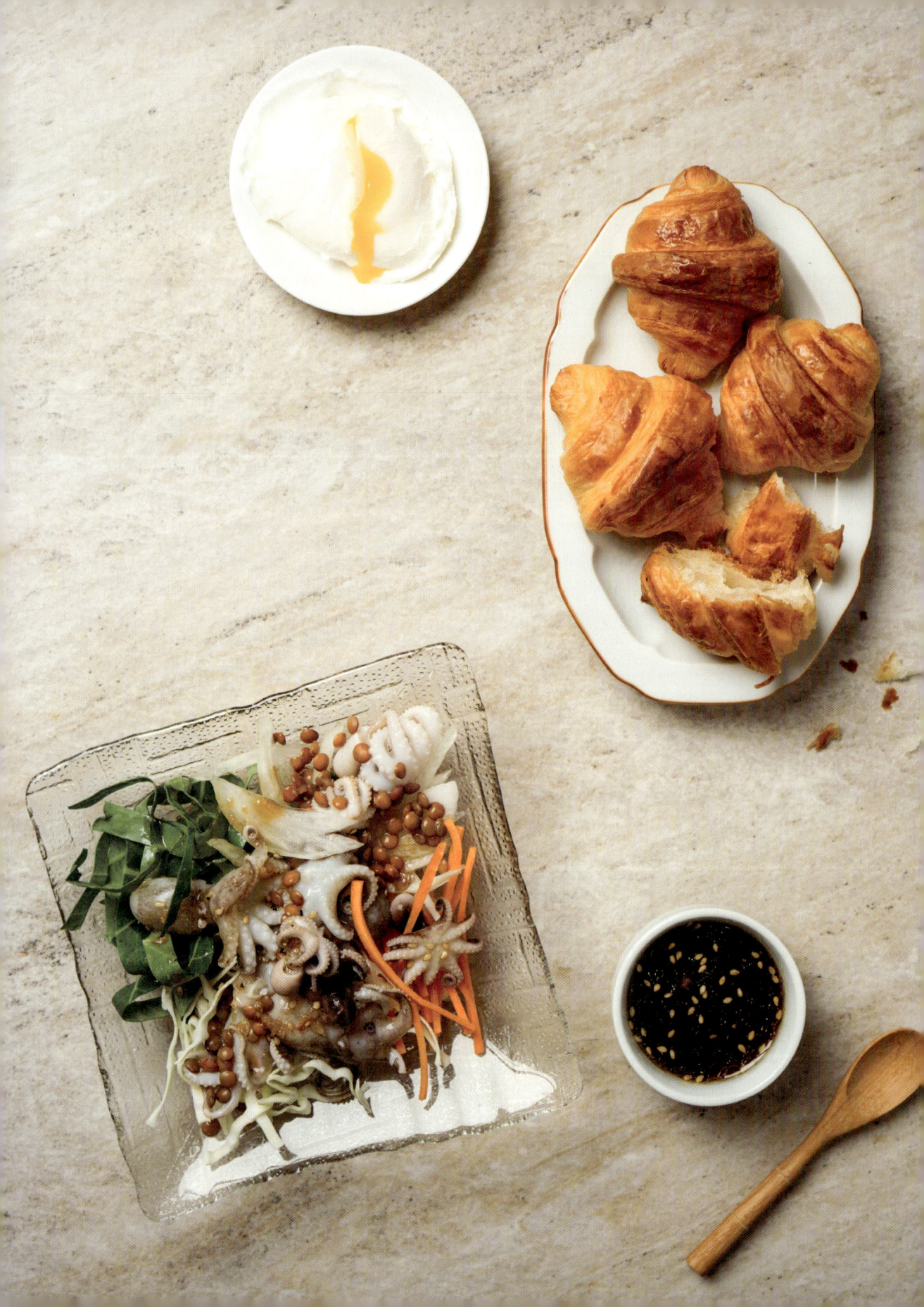

렌틸콩주꾸미샐러드
+ 수란과 미니 크루아상

봄날에 즐기면 더욱 좋은 아침 식사를 소개할게요. 렌틸콩, 주꾸미, 수란으로 단백질과 불포화지방을 가득 채우고, 미니 크루아상으로 부족한 탄수화물을 적절히 보충해 완벽한 균형을 이루었습니다. 특히 주꾸미는 콜레스테롤을 낮추는 타우린을 낙지, 문어, 오징어에 비해 2~5배 이상 함유하고 있어 혈관 건강에도 매우 유익하답니다.

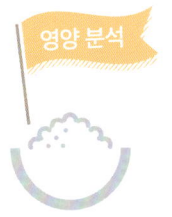

563 kcal

• 당질 -72% • 불포화지방 +323%

렌틸콩주꾸미 샐러드

361 kcal

당질 -85%
나트륨 -54%

1인분

주꾸미 5마리(130g)
양배추 2장(30g)
당근 1/8개(30g)
양파 1/8개(30g)
케일 2장(20g)
렌틸콩 1/8컵(15g)

드레싱

간장 1작은술
연겨자 1/2작은술
식초 1작은술
다진 마늘 1작은술
올리브유 1큰술
알룰로스 설탕 1작은술
소금 1꼬집(0.5g)
참깨 1/2작은술
후춧가루 1꼬집(0.1g)

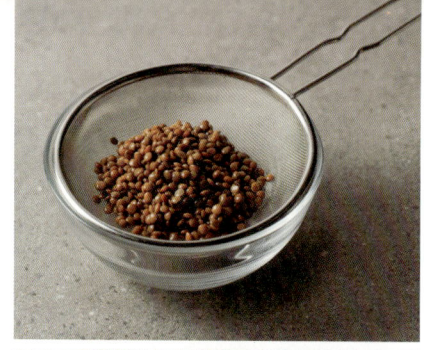

1
냄비에 물과 렌틸콩을 넣고 센 불에서 15분간 삶은 뒤 체에 밭쳐 물기를 뺀다.

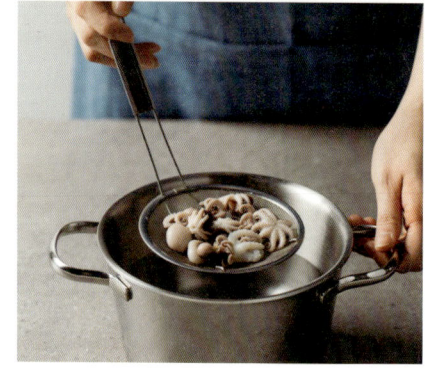

2
주꾸미는 깨끗이 씻은 뒤 끓는 물에 넣어 1분간 데친다.

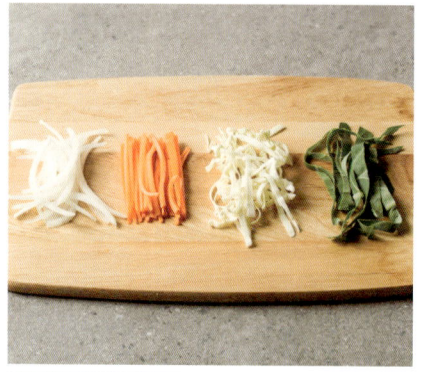

3
양배추, 당근, 양파, 케일은 얇게 채 썬 뒤 찬물에 10분간 담갔다가 체에 밭쳐 물기를 뺀다.

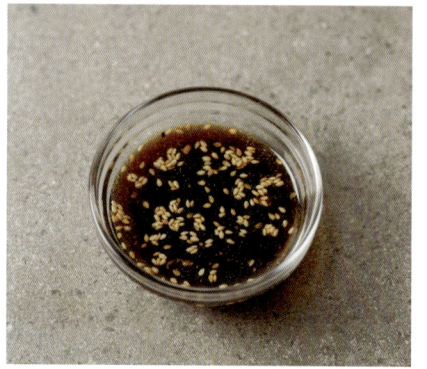

4
참깨는 팬에 넣어 약한 불에서 달달 볶은 뒤 나머지 분량의 재료와 골고루 섞어 드레싱을 만든다.

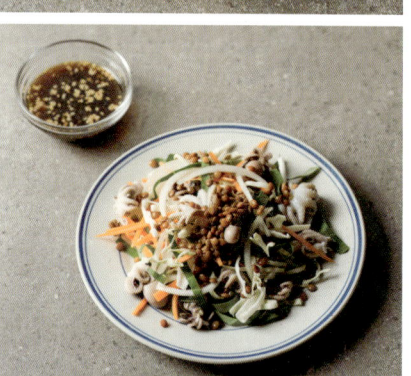

5
접시에 손질한 채소, 주꾸미, 렌틸콩을 담은 뒤 드레싱을 뿌린다.

수란과
미니 크루아상

202 kcal

1인분

달걀 1개
미니 크루아상 1개(30g)

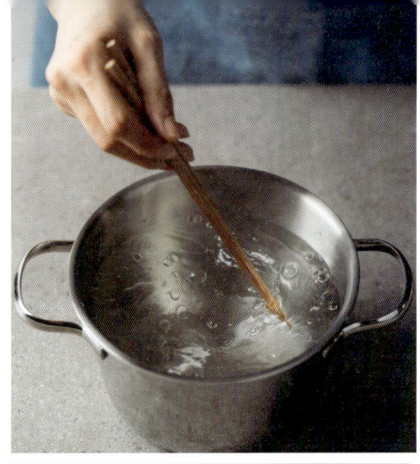

1
냄비에 물을 넉넉하게 담고
끓기 시작하면 불을 끈다.
젓가락을 이용해
한 방향으로 빠르게 돌려
회오리를 만든다.

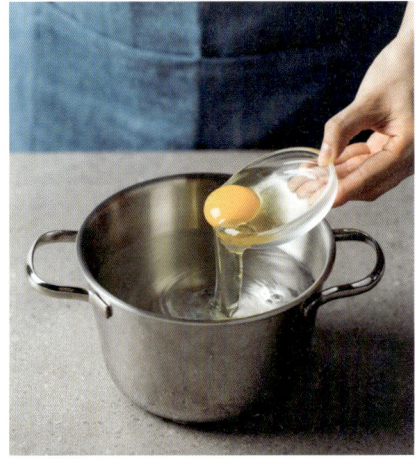

2
회오리 중간 지점에
달걀을 조심스럽게 깨 넣고
2~3분간 익힌다.

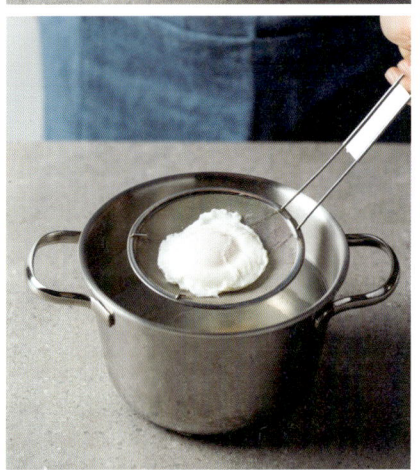

3
흰자가 불투명해지고
반숙이 되면
국자로 건져낸다.

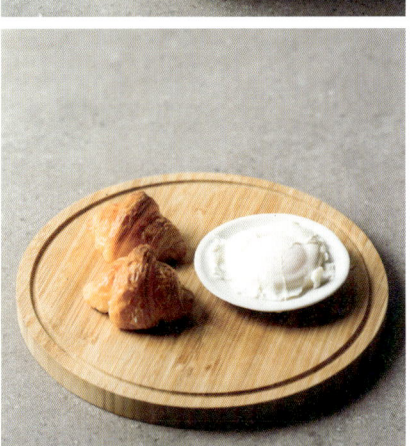

4
미니 크루아상은
전자레인지에 15초간 돌려
따듯하게 데운 뒤
수란에 곁들인다.

점심·저녁 밥상

식탁은 풍성하게, 영양은 완벽하게

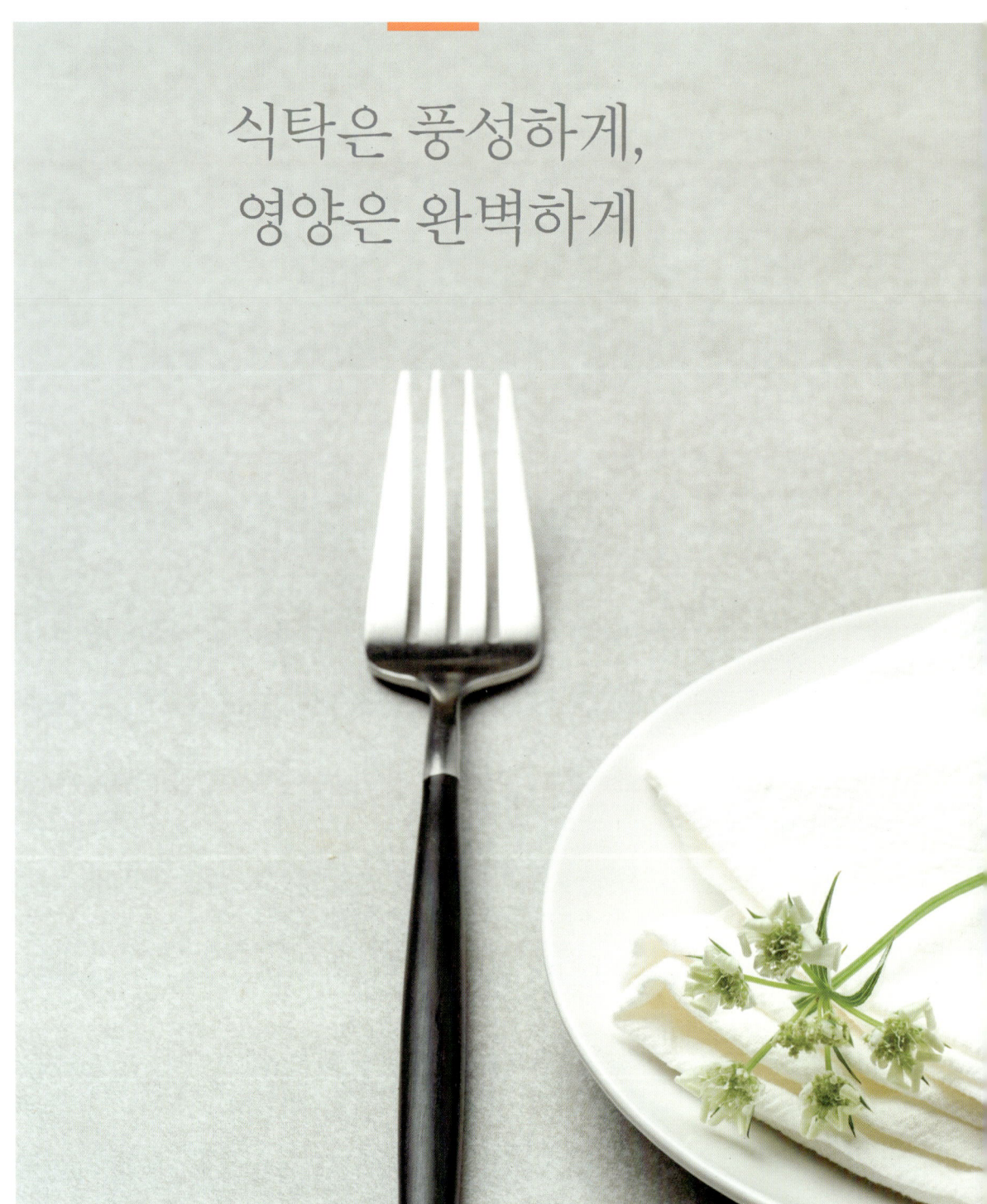

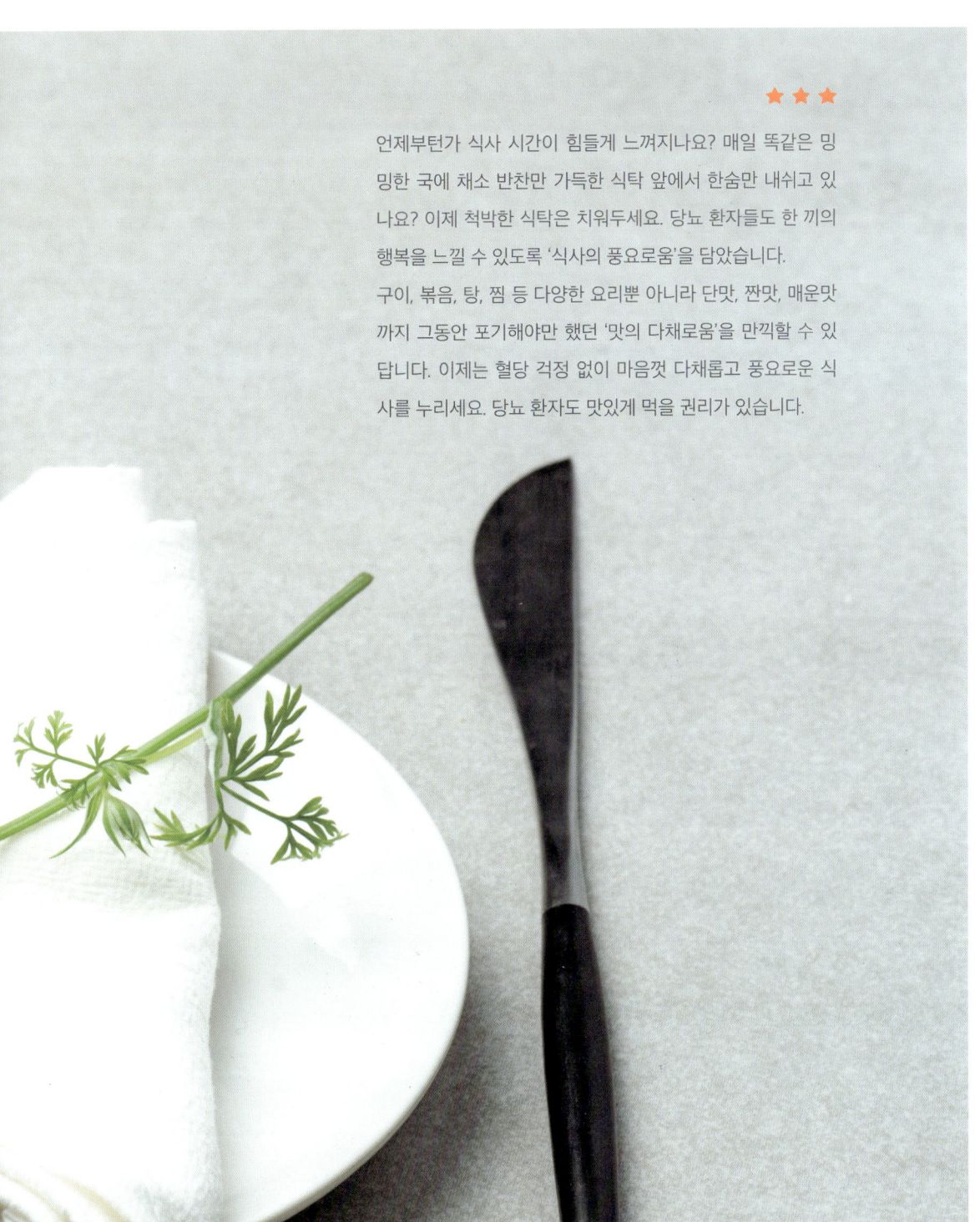

★★★

언제부턴가 식사 시간이 힘들게 느껴지나요? 매일 똑같은 밍밍한 국에 채소 반찬만 가득한 식탁 앞에서 한숨만 내쉬고 있나요? 이제 척박한 식탁은 치워두세요. 당뇨 환자들도 한 끼의 행복을 느낄 수 있도록 '식사의 풍요로움'을 담았습니다.

구이, 볶음, 탕, 찜 등 다양한 요리뿐 아니라 단맛, 짠맛, 매운맛까지 그동안 포기해야만 했던 '맛의 다채로움'을 만끽할 수 있답니다. 이제는 혈당 걱정 없이 마음껏 다채롭고 풍요로운 식사를 누리세요. 당뇨 환자도 맛있게 먹을 권리가 있습니다.

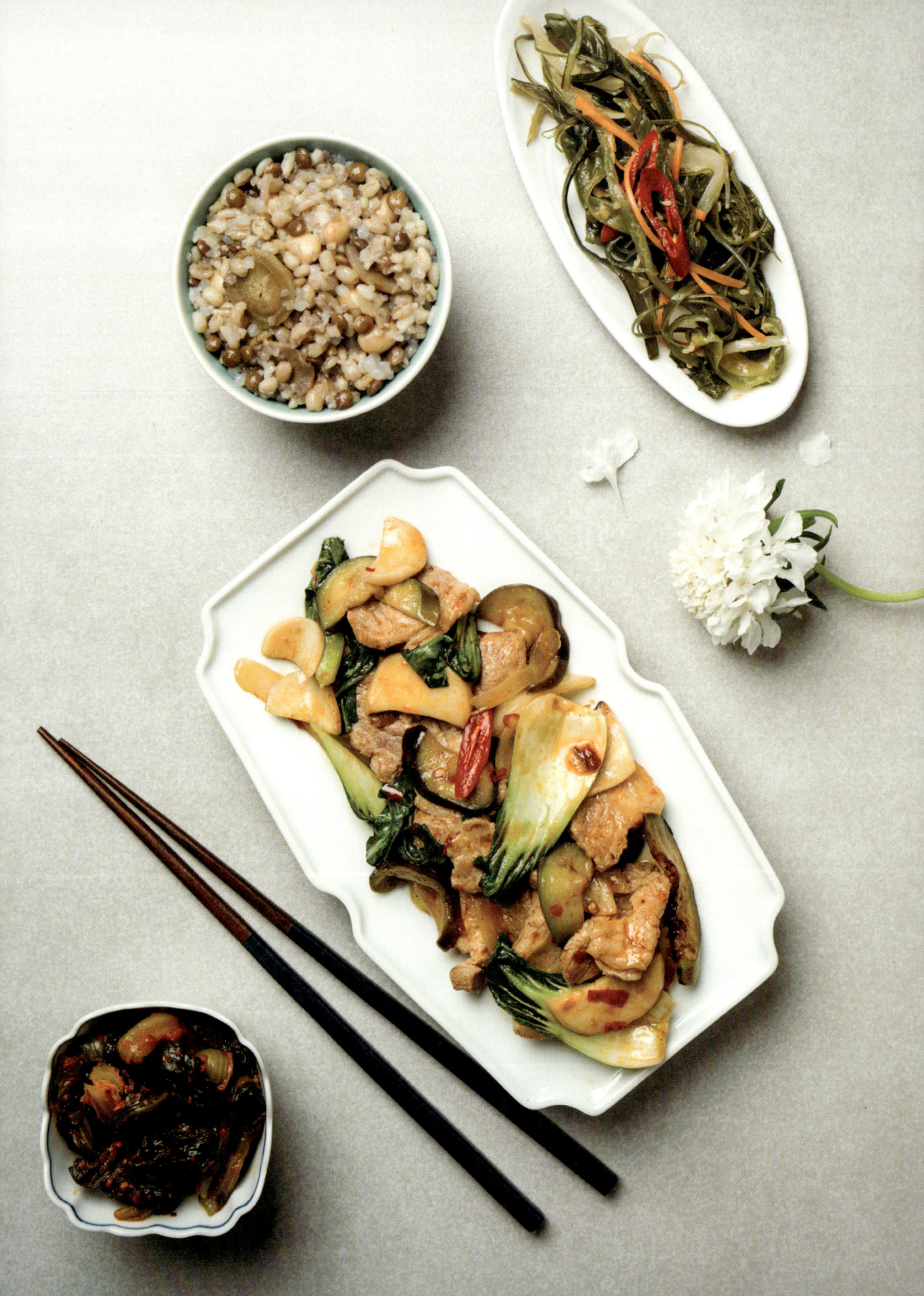

보리우엉밥p89 + 청경채돼지고기볶음 + 미역줄기볶음 + 갓김치p90

청경채는 비타민, 식이섬유, 칼슘 등 무기질 성분이 가득한 건강 식재료입니다. 특유의 아삭함과 향긋함이 지방기는 적고 단백질이 풍부한 목살과 만나 더욱 풍성해졌어요. 돼지고기 중에서도 목살은 포화지방이 적어 당뇨 환자에게 아주 훌륭한 요리 재료거든요. 부드럽게 술술 넘어가는 미역줄기볶음과 갓김치를 곁들이면 더욱 깔끔한 맛을 즐길 수 있답니다.

736 kcal

• 당질 -82%   • 식이섬유 +47%

청경채돼지고기 볶음

● **389 kcal**

당질 -90%
불포화지방 +365%

1인분

돼지고기(목살) 100g
청경채 2포기(60g)
가지 1/2개(50g)
새송이버섯 1/2개(35g)
양파 1/4개(60g)
물 1/2컵
올리브유 1큰술

양념장
굴소스 1큰술
두반장 1작은술
간장 1/2작은술
맛술 1작은술
고추기름 1/2작은술
에리스리톨 1작은술
참기름 1작은술

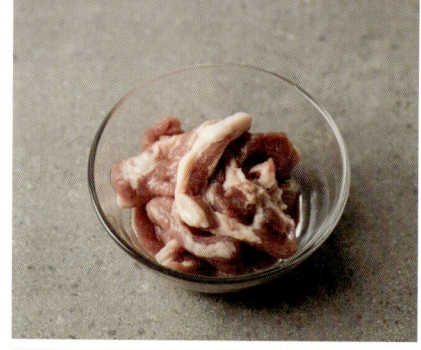

1
돼지고기는 두께 0.2cm, 사방 5cm 크기로 자른다.

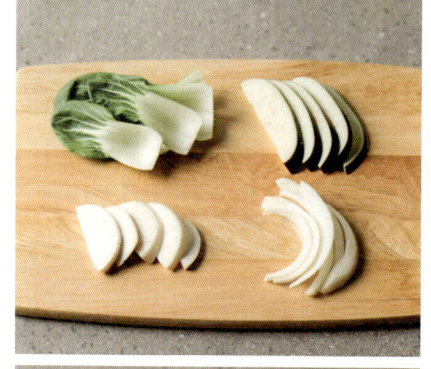

2
청경채는 밑동을 제거한 뒤 가닥가닥 뜯는다. 가지와 새송이버섯은 길게 반으로 갈라 반달 모양으로 썰고, 양파는 채 썬다.

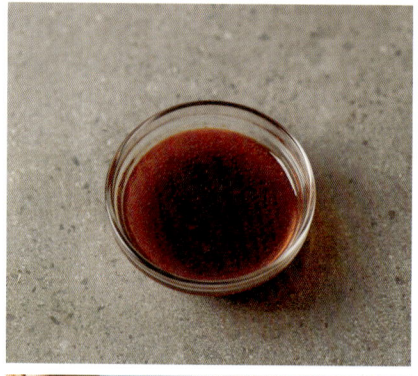

3
분량의 재료를 골고루 섞어 양념장을 만든다.

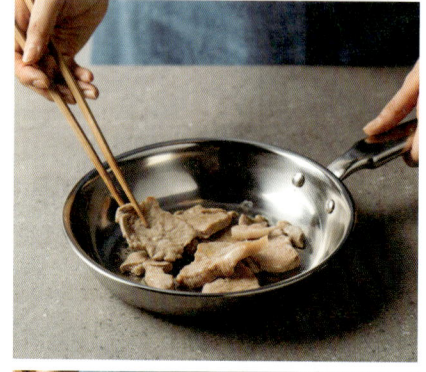

4
달군 팬에 올리브유를 두르고 돼지고기를 넣어 중간 불에서 2분간 굽는다.

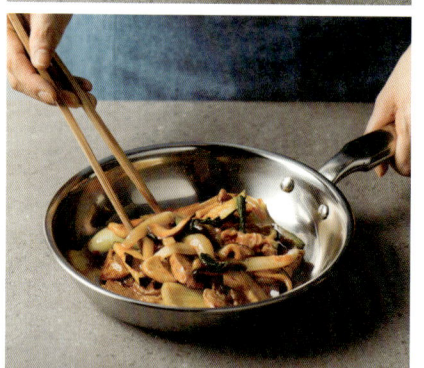

5
손질한 채소와 양념장을 넣고 센 불에서 2분간 볶다가 물을 넣고 센 불에서 1분간 졸이듯 볶는다.

미역줄기볶음

106 kcal

1인분

염장 미역줄기 1/2줌(50g)
당근 1/12개(20g)
양파 1/12개(20g)
홍고추 1개(16g)
올리브유 1큰술

양념
간장 1/2작은술
다진 마늘 1작은술
참기름 1작은술
참깨 1꼬집(1.5g)

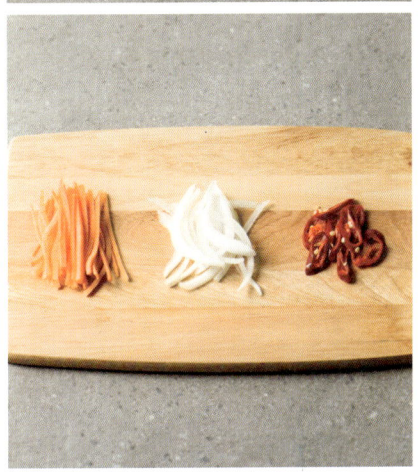

1
염장 미역줄기는 흐르는 물에 바락바락 씻은 뒤 끓는 물에 넣어 2분간 데친다. 체에 밭쳐 물기를 제거한 뒤 5cm 길이로 자른다.

2
당근과 양파는 얇게 채 썰고, 홍고추는 어슷 썬다.

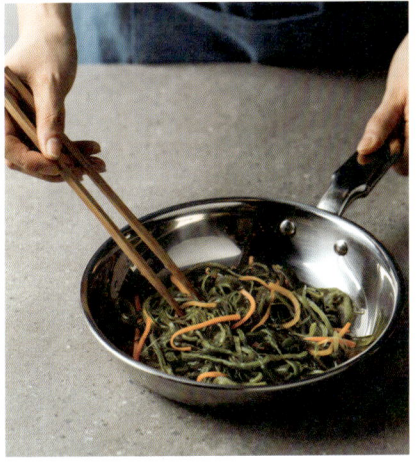

3
달군 팬에 올리브유를 두르고 다진 마늘을 볶다가 미역줄기와 당근을 넣고 중간 불에서 2분간 볶는다.

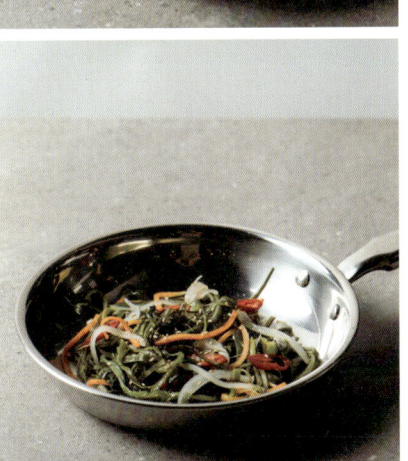

4
양파, 홍고추, 간장, 참기름, 참깨를 넣고 고루 섞으며 볶는다.

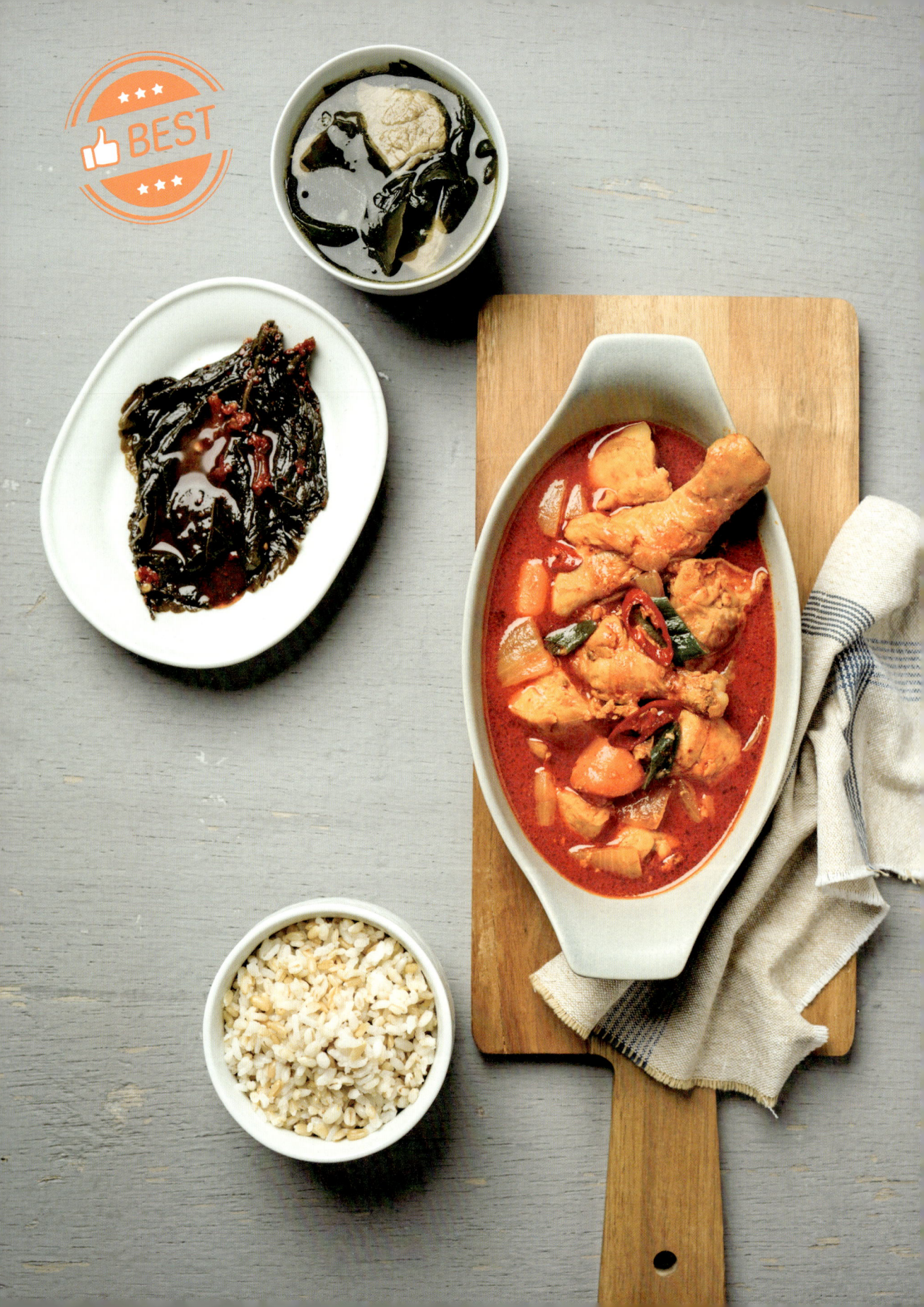

닥키영양밥 p88 + 닭볶음탕
+ 소고기미역국 + 생생양념깻잎

단짠단짠의 대명사 닭볶음탕을 마음껏 먹어볼까요? 매콤, 달콤, 짭짤한 양념이 진하게 밴 닭고기도 먹고, 남은 양념에 밥 한 그릇 통째로 넣어 싹싹 비벼 드세요. 설탕 하나 넣지 않아도 달달하고, 밥을 비벼 먹어도 탄수화물 걱정 없는 마법의 레시피를 준비했답니다. 진한 국물이 일품인 소고기미역국과 입맛을 돋워줄 양념깻잎도 놓치지 마세요.

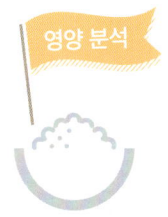

688 kcal

• 당질 -79%   • 식이섬유 +76%

닭볶음탕

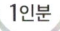

282 kcal

당질 -86%
포화지방 -66%

1인분

닭 1/4마리(250g)
당근 1/6개(40g)
양파 1/8개(30g)
홍고추 1/2개(8g)
대파 2cm(10g)
물 3컵
올리브유 1큰술

양념장

고춧가루 1작은술
닭키고추장 2큰술(p92)
간장 1작은술
올리고당 1작은술
다진 마늘 1작은술
참기름 1작은술
후춧가루 1꼬집(0.1g)

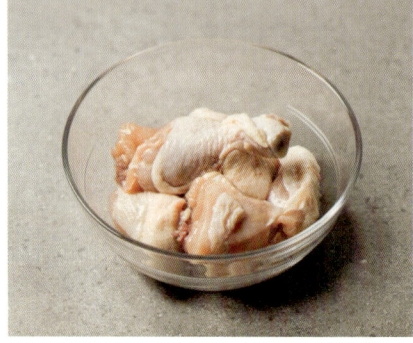

1 닭은 가볍게 씻어 물기를 제거한 뒤 먹기 좋은 크기로 자른다.

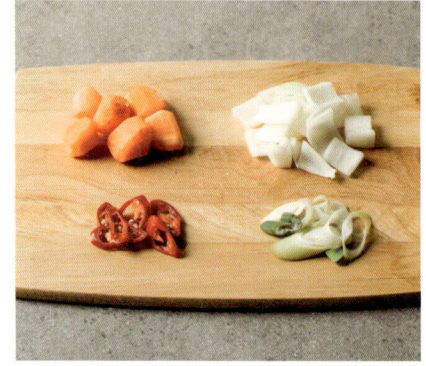

2 당근과 양파는 사방 2cm 크기로 깍둑 썰고, 홍고추와 대파는 어슷 썬다.
TIP_ 당근은 모서리를 둥글려야 뭉그러지지 않고 모양도 예뻐요.

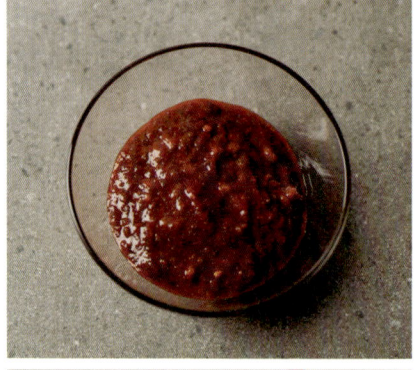

3 분량의 재료를 골고루 섞어 양념장을 만든다.

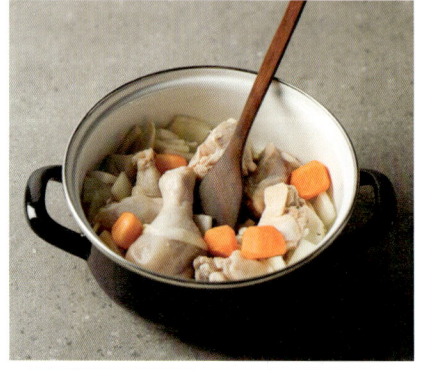

4 냄비에 올리브유를 두르고 닭을 넣어 약한 불에서 3분간 볶다가 당근, 양파, 홍고추, 대파를 넣고 중간 불에서 2분간 볶는다.

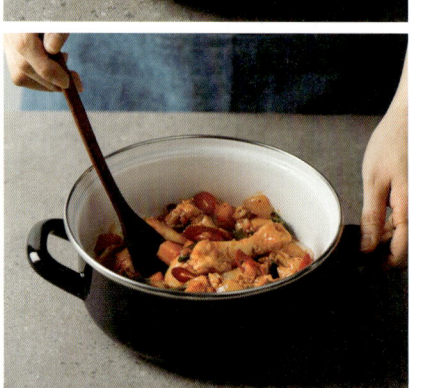

5 양념장과 물을 넣고 중간 불에서 10분간 졸인다.

소고기미역국

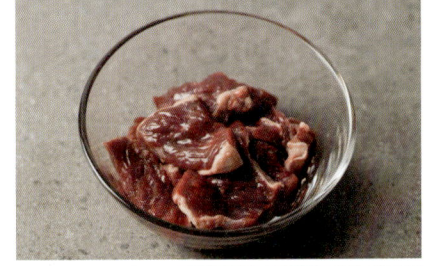

1 소고기는 사방 3cm 크기로 썬다.

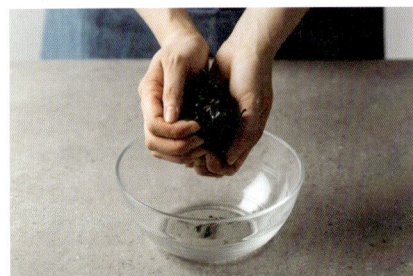

2 마른 미역은 미지근한 물에 20분간 불린 뒤 주물러 씻어 물기를 꼭 짠 다음 3cm 길이로 자른다.

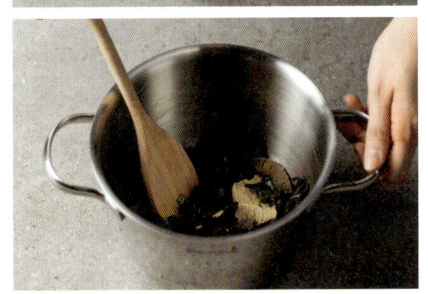

3 달군 냄비에 참기름을 두르고 불린 미역과 소고기를 넣어 약한 불에서 2분간 달달 볶는다.

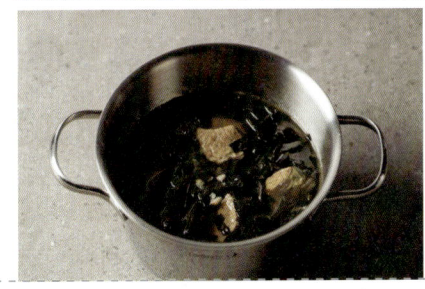

4 물과 양념 재료를 모두 넣고 간을 맞춘 뒤 약한 불에서 20분간 끓인다.

177 kcal

소고기(양지머리) 40g, 마른 미역 1/3줌(4g), 물 4컵, 참기름 2작은술

양념
국간장 1작은술, 참치액 1/2작은술, 다진 마늘 1작은술, 소금 1꼬집(0.5g)

생생양념깻잎

 깻잎 6장(20g)

양념장
고춧가루 1작은술, 간장 1작은술, 멸치액젓 1/2작은술, 다진 대파 1작은술, 다진 마늘 1/2작은술, 다진 생강 1/2작은술, 알룰로스 설탕 1작은술

36 kcal

1 깻잎은 흐르는 물에 깨끗이 씻은 뒤 물기를 가볍게 털어낸다.
2 분량의 재료를 골고루 섞어 양념장을 만든다.
3 깻잎 사이사이에 양념장을 고루 펴 바른다.

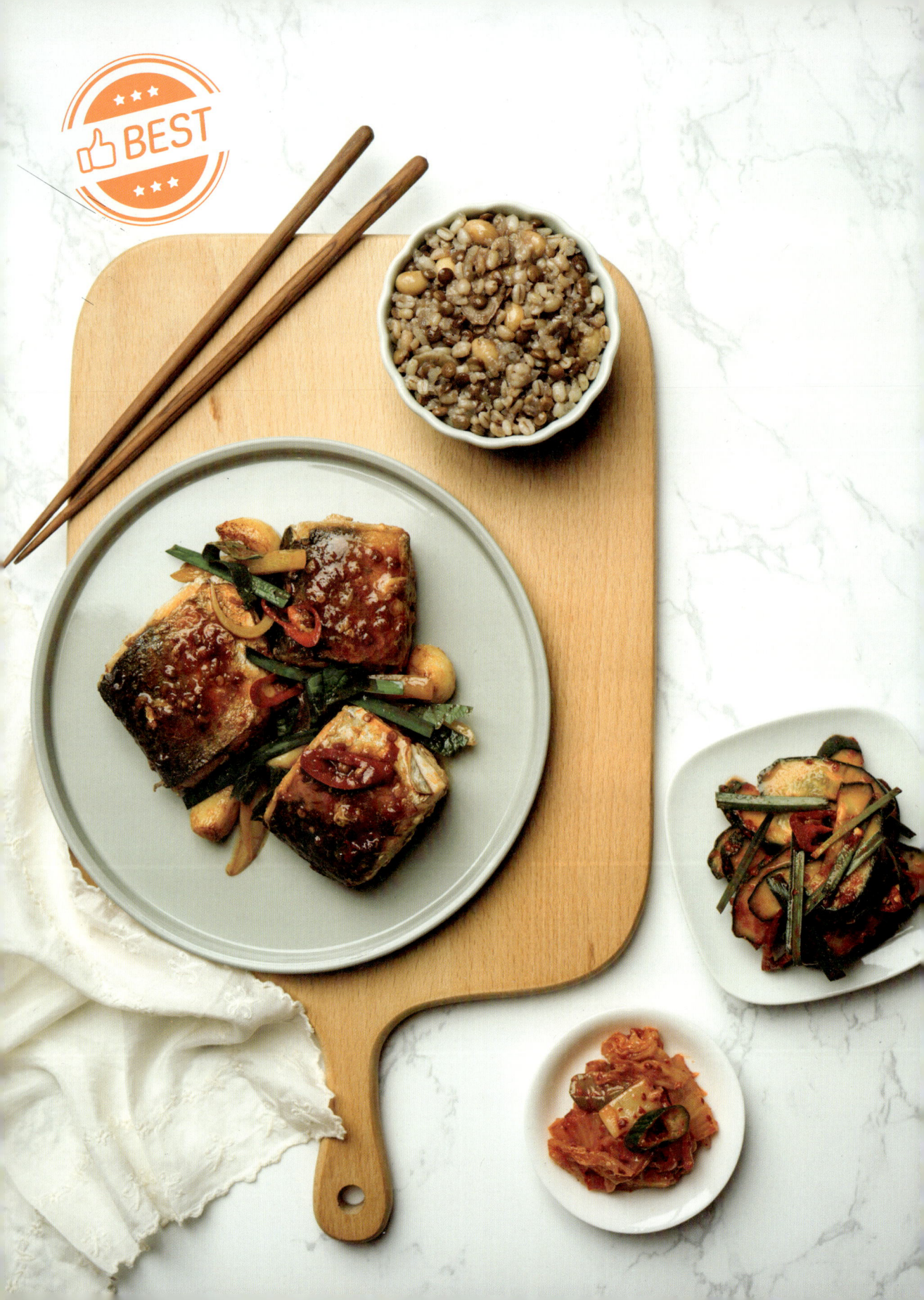

보리우엉밥 p89 + 삼치통마늘구이
+ 오이무침 + 볶음김치

삼치통마늘구이는 닥터키친에서 가장 사랑받는 최고의 메뉴예요. 단백질과 불포화지방이 풍부한 삼치는 당뇨 환자에게 부족한 영양소를 가득 보충해줄 뿐 아니라 혈관 건강에도 큰 도움을 주기 때문이지요. 여기에 깻잎과 통마늘을 넣어 은은한 마늘향과 상큼함을 더해 맛의 깊이까지 완벽하게 갖추었습니다. 효자 반찬인 아삭한 오이무침과 식어도 맛있는 볶음김치도 함께 구성했답니다.

영양 분석

611 kcal

- 당질 −74%
- 불포화지방 +306%

삼치통마늘구이

- **290 kcal**
  당질 -84%
  나트륨 -66%

1인분

삼치 1/2마리(150g)
노랑 파프리카 1/2개(60g)
양파 1/6개(40g)
깻잎 3장(10g)
부추 2줄(10g)
홍고추 1/2개(8g)
마늘 3쪽(24g)
올리브유 2큰술

양념장
물 3큰술
두반장 1작은술
간장 2작은술
맛술 2작은술
다진 생강 1/2작은술
에리스리톨 1작은술

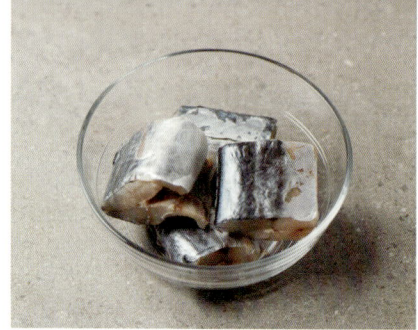

1 삼치는 내장을 제거하고 깨끗이 씻어 물기를 제거한 뒤 5~6cm 크기로 자른다.

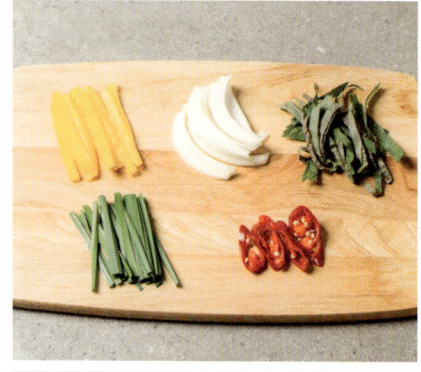

2 노랑 파프리카, 양파, 깻잎은 굵게 채 썬다. 부추는 5cm 길이로 자르고, 홍고추는 어슷 썬다.

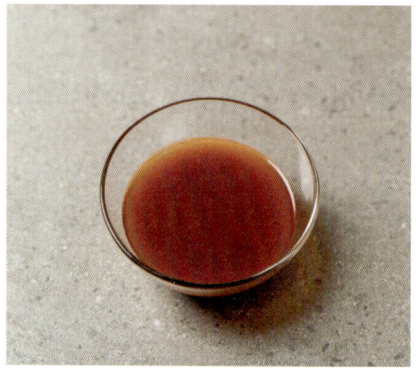

3 분량의 재료를 골고루 섞어 양념장을 만든다.

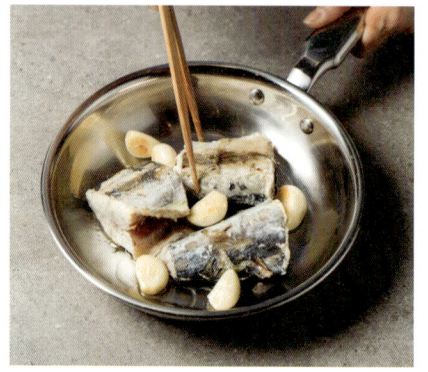

4 달군 팬에 올리브유를 두르고 삼치와 마늘을 넣어 약한 불에서 8분간 앞뒤로 노릇하게 굽는다.

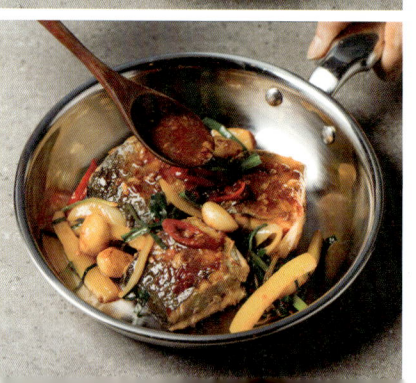

5 다른 팬에 올리브유를 두르고 손질한 채소를 모두 넣어 중간 불에서 2분간 볶는다. 양념장을 넣어 걸쭉해질 정도로 조린 뒤 삼치와 통마늘 위에 얹는다.

오이무침

1인분 오이 3/4개(80g), 부추 1/2줌(25g), 홍고추 1/2개(8g), 굵은소금 약간

양념장
고춧가루 1작은술, 닥키고추장 1작은술(p92), 간장 1/2작은술, 멸치액젓 1/2작은술(2g), 식초 1/2작은술, 다진 마늘 1작은술

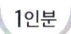

45 kcal

1 오이는 길게 반 갈라 어슷 썬 뒤 굵은소금에 10분 정도 절였다가 찬물에 씻은 다음 물기를 제거한다.
   TIP_ 오이는 절이면 식감이 더욱 아삭하고 양념에 잘 버무려져요.
2 부추는 5cm 길이로 자르고, 홍고추는 어슷 썬다.
3 볼에 오이, 부추, 홍고추, 분량의 재료로 만든 양념장을 넣고 가볍게 무친다.

볶음김치

1인분 김치 3장(135g), 대파 5cm(25g), 올리브유 1큰술

양념
알룰로스 설탕 1작은술, 참기름 1작은술, 참깨 1꼬집(0.5g)

77 kcal

1 김치는 5cm 길이로 썰고, 대파는 어슷 썬다.
2 달군 팬에 올리브유를 두르고 김치를 넣어 중간 불에서 달달 볶는다.
3 김치가 부드러워지면 대파와 양념 재료를 넣고 4분간 볶는다.

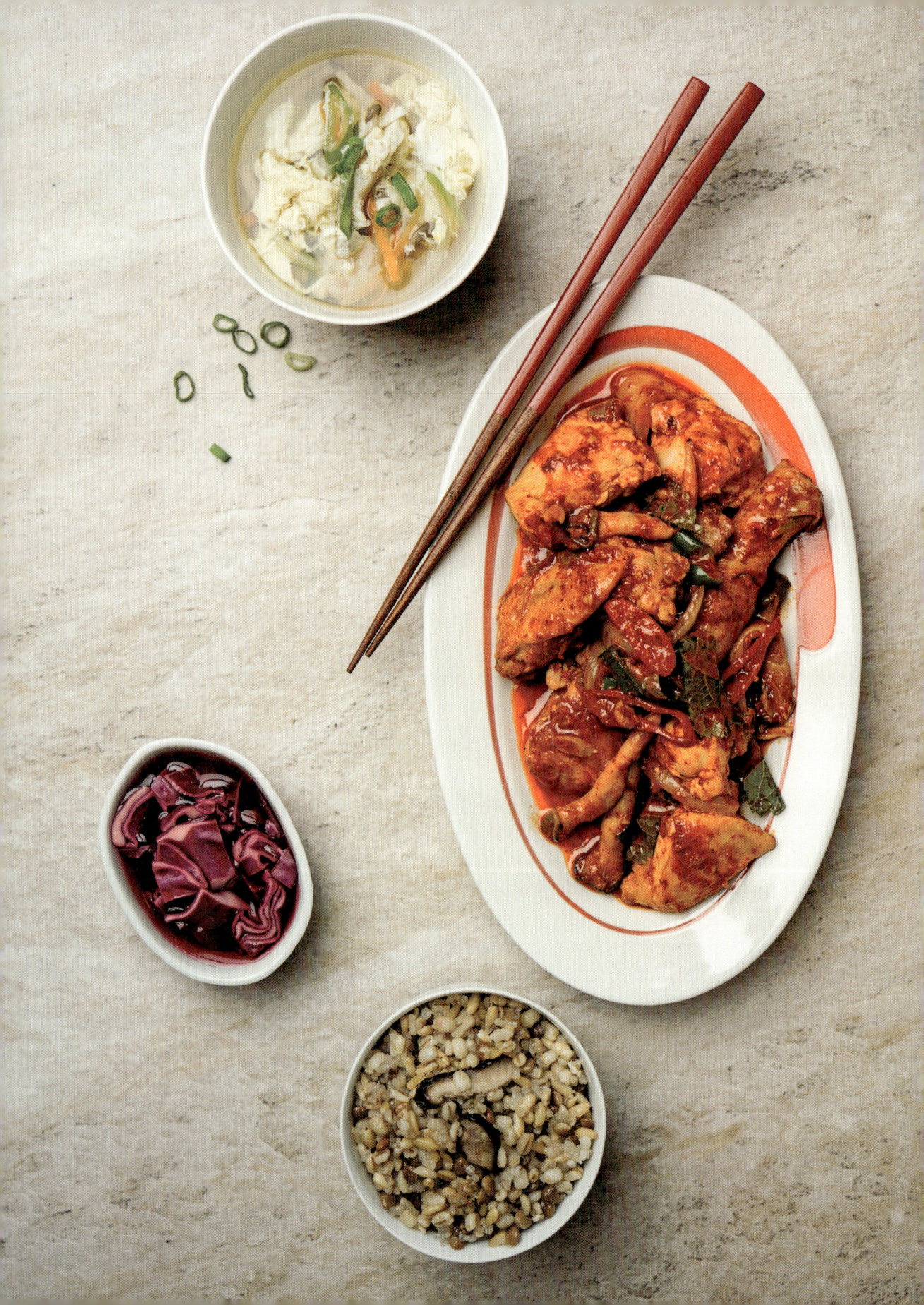

귀리표고밥 p89 + 매콤닭갈비
+ 느타리버섯달걀국 + 양배추적채피클

매콤한 닭갈비와 담백한 느타리버섯달걀국은 맛과 영양 면에서 박수받을 만한 조화예요. 닭고기는 단백질 함유량이 높고 지방은 적어 포감만을 주면서도 체중 관리를 하는 데 도움이 된답니다. 닭갈비를 다 먹고 난 후 마무리로 귀리표고밥을 넣어 비벼 먹으면 첫맛부터 끝 맛까지 아주 만족스러울 거예요. 양배추적채피클까지 세트로 구성해 느끼함은 쏙 뺀 밥상이랍니다.

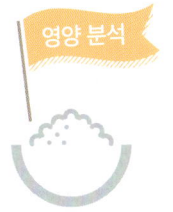

592 kcal

• 당질 -75% • 불포화지방 +266%

매콤닭갈비

284 kcal
당질 -87%
나트륨 -64%

1인분

닭 1/4마리(250g)
느타리버섯 1/2개(30g)
깻잎 5장(15g)
양파 1/8개(30g)
홍고추 1개(16g)
대파 5cm(25g)
올리브유 1큰술

양념장
닥키매콤소스 2큰술(p92)
물 1컵
간장 1작은술
맛술 1작은술
다진 마늘 1작은술
에리스리톨 1작은술
참기름 1작은술

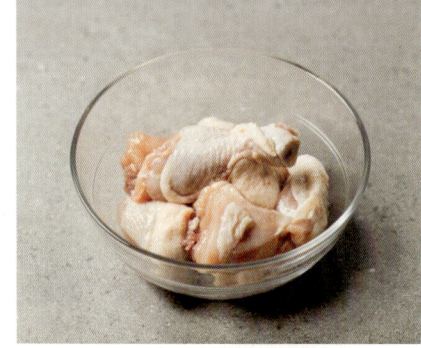

1 닭은 가볍게 씻어 물기를 제거한 뒤 먹기 좋은 크기로 자른다.

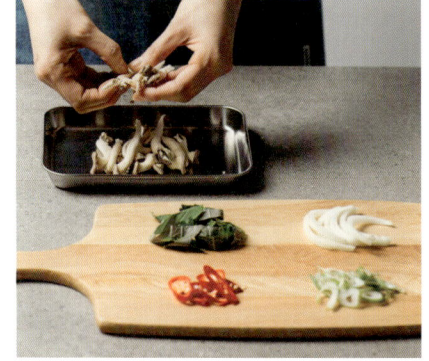

2 느타리버섯은 손으로 가닥가닥 찢고, 깻잎과 양파는 1cm 두께로 채 썬다. 홍고추와 대파는 어슷 썬다.

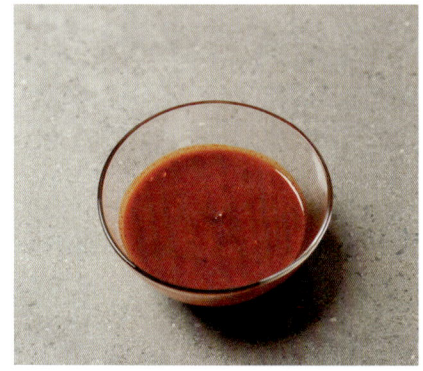

3 분량의 재료를 골고루 섞어 양념장을 만든다.

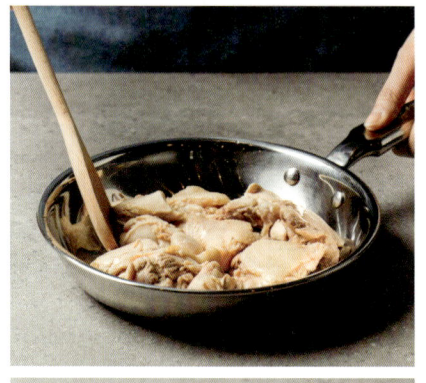

4 달군 팬에 올리브유를 두르고 닭을 넣어 중간 불에서 1분간 익힌다.

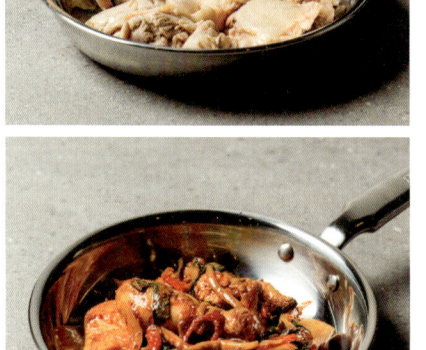

5 손질한 채소와 양념장을 넣고 센 불에서 5분간 졸이며 볶는다.

느타리버섯 달걀국

● **88 kcal**

1인분

달걀 1/2개, 느타리버섯 1/2개(30g),
당근 1/8개(30g), 양파 1/8개(30g),
대파 5cm(25g)

육수
국물용 멸치 3마리(7g),
다시마 1장(3×3cm), 물 5컵

양념
소금 1꼬집(0.5g), 후춧가루 1꼬집(0.1g)

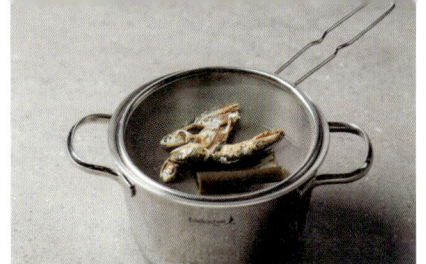

1 냄비에 육수 재료를 넣고 중간 불에서 15분 정도 끓인 뒤 체로 육수를 거른다.
TIP_ 국물용 멸치는 팬에 살짝 볶아서 사용하면 비린내를 잡을 수 있어요.

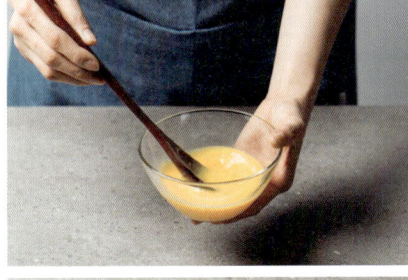

2 볼에 달걀, 소금, 후춧가루를 넣고 곱게 풀어 달걀물을 만든다.

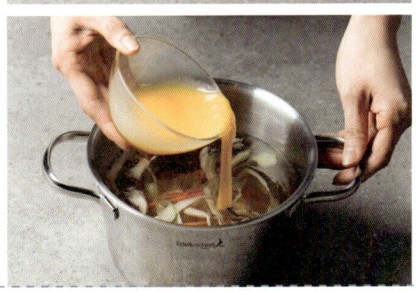

3 느타리버섯은 손으로 가닥가닥 찢고 당근과 양파는 굵게 채 썬다. 대파는 어슷 썬다.

4 육수에 손질한 채소를 모두 넣고 센 불에서 3분간 끓이다가 약한 불로 줄인 뒤 달걀물을 넣고 30초간 끓인다.

양배추적채피클

● **32 kcal**

10인분 양배추 1/2개(400g), 적채 1/8개(100g)

피클물
월계수 잎 1장, 통후추 10알, 물 1¼컵, 식초 1¾컵, 다진 마늘 1작은술,
알룰로스 설탕 3/4컵

1 양배추와 적채는 심을 제거한 뒤 사방 2cm 크기로 썬다.
2 분량의 재료로 피클물을 만들어 냄비에 넣고 센 불에서 팔팔 끓인 뒤 체로 거른다.
  TIP_ 물이 끓기 시작하면 바로 불을 꺼요.
3 밀폐용기에 양배추, 적채, 피클물을 담은 뒤 냉장고에 넣어 하루 정도 숙성시킨다.

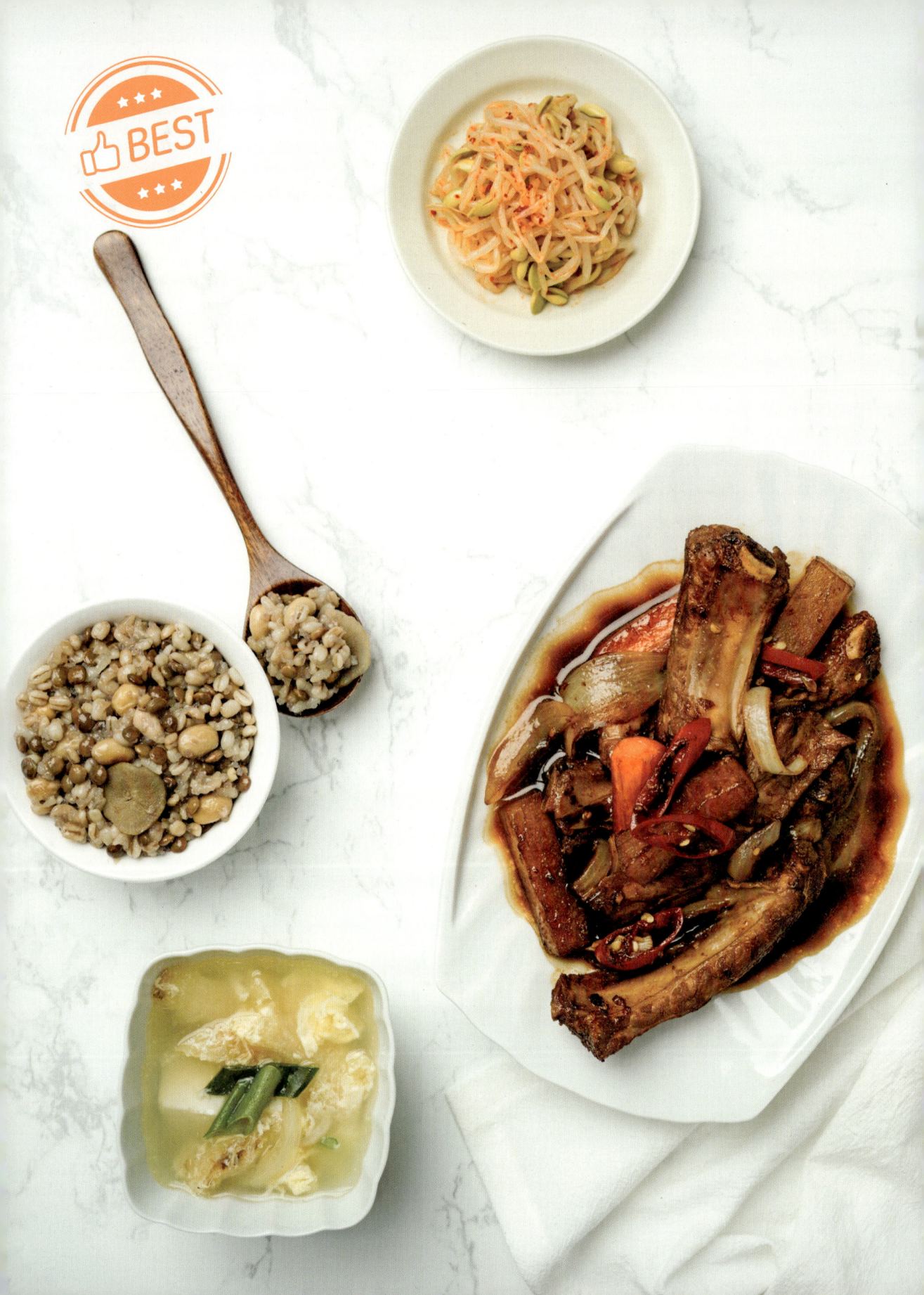

보리우엉밥 p89 + 간장등갈비찜 + 북어국 + 매콤콩나물무침

설탕 한 톨도 넣지 않은 달짝지근한 갈비 소스로 등갈비찜을 만들어보세요. 나트륨 함량도 일반 갈비찜보다 반으로 확 줄였답니다. 맛도 훌륭해 가족과 함께 하는 저녁 식사 메뉴로도 제격이지요. 달고 짭조름한 맛을 순화시켜줄 북어국의 개운함과 아삭한 콩나물의 식감이 식사 시간을 더욱 즐겁게 만들어줄 거예요.

848 kcal

- 당질 -76%
- 식이섬유 +37%

간장등갈비찜

●
498 kcal
당질 -81%
나트륨 -33%

1인분

돼지 등갈비 3대(170g)
무 1토막(60g)
당근 1/6개(40g)
양파 1/8개(30g)
홍고추 1개(16g)
대파 3cm(15g)
물 3컵
올리브유 1큰술

양념장
간장 1큰술
배즙 1큰술
노두유 1작은술
맛술 2작은술
올리고당 2작은술
다진 마늘 2작은술
참기름 1작은술
참깨 1꼬집(0.2g)

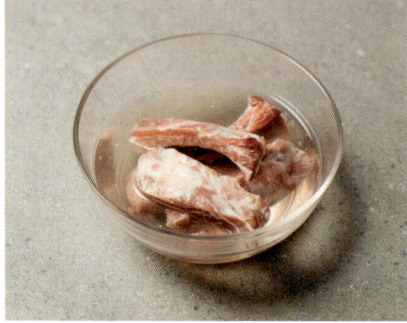

1
등갈비는 찬물에 3시간 정도 담가 핏물을 뺀다.

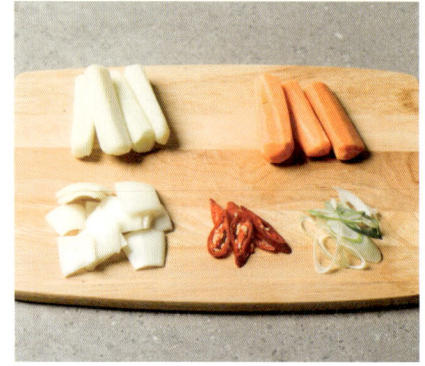

2
무와 당근은 5×2cm 크기로 썰고, 양파는 사방 2cm 크기로 자른다. 홍고추와 대파는 어슷 썬다.

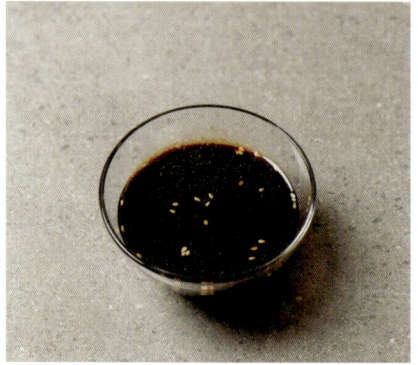

3
분량의 재료를 골고루 섞어 양념장을 만든다.

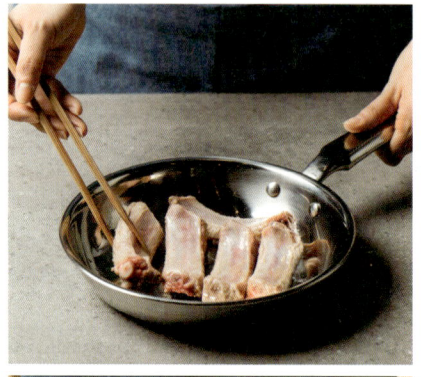

4
달군 팬에 올리브유를 두르고 등갈비를 넣어 2분간 앞뒤로 돌려가며 골고루 익힌다.

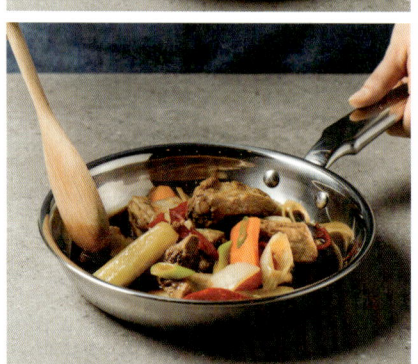

5
손질한 채소, 양념장, 물을 넣고 고루 섞은 뒤 중간 불에서 20분간 졸인다.

북어국

108 kcal

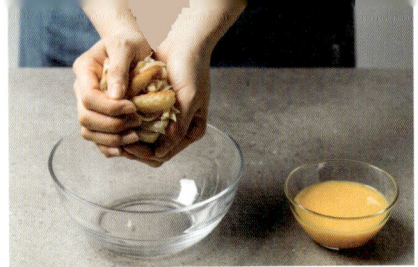

1 황태채는 찬물에 담가 15분간 불린 뒤 물기를 꼭 짠다. 달걀을 곱게 풀어 달걀물을 만든다.

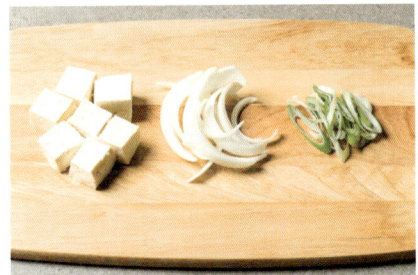

2 두부는 사방 2cm 크기로 깍둑 썬다. 양파는 1cm 두께로 채 썰고, 대파는 어슷 썬다.

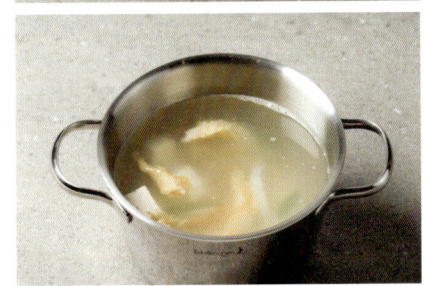

3 달군 냄비에 들기름을 두르고 황태채를 넣어 약한 불에서 1분간 볶다가 물을 붓고 센 불에서 20분간 푹 끓인다.

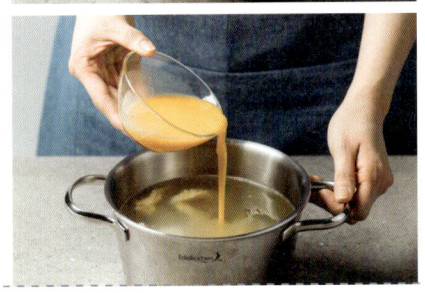

4 두부, 양파, 대파를 넣고 중간 불에서 3분간 끓인다. 약한 불로 줄인 뒤 달걀물을 넣고 30초간 끓이다가 소금으로 간을 맞춘다.

1인분
황태채 1/2줌(30g), 두부 1/2모(60g), 양파 1/8개(30g), 대파 3cm(15g), 달걀 1개, 물 4컵

양념
들기름 1작은술, 소금 1꼬집(0.5g)

매콤콩나물무침

43 kcal

1인분 콩나물 1줌(80g), 쪽파 2대(20g)

양념장
고춧가루 1작은술, 멸치액젓 1/2작은술, 다진 마늘 1작은술, 참기름 1작은술, 소금 1꼬집(0.5g)

1 콩나물은 깨끗이 씻고, 쪽파는 송송 썬다.

2 끓는 물에 콩나물을 넣고 30초간 데친 뒤 체에 받쳐 물기를 제거한다.

3 볼에 콩나물, 쪽파, 분량의 재료로 만든 양념장을 모두 넣고 털어가며 가볍게 무친다.

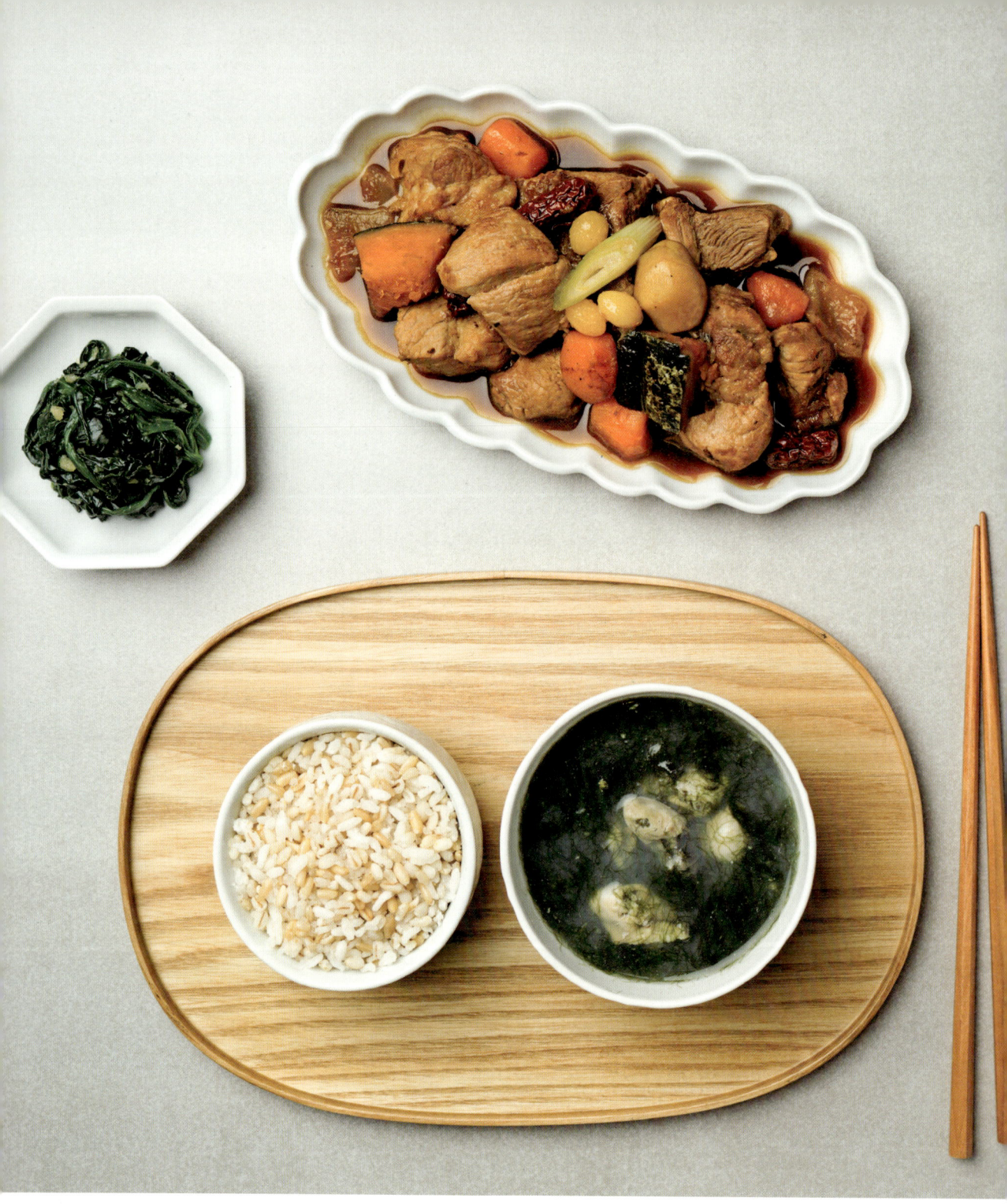

닥키영양밥 p88 + 단호박갈비찜 + 매생이굴국 + 시금치나물

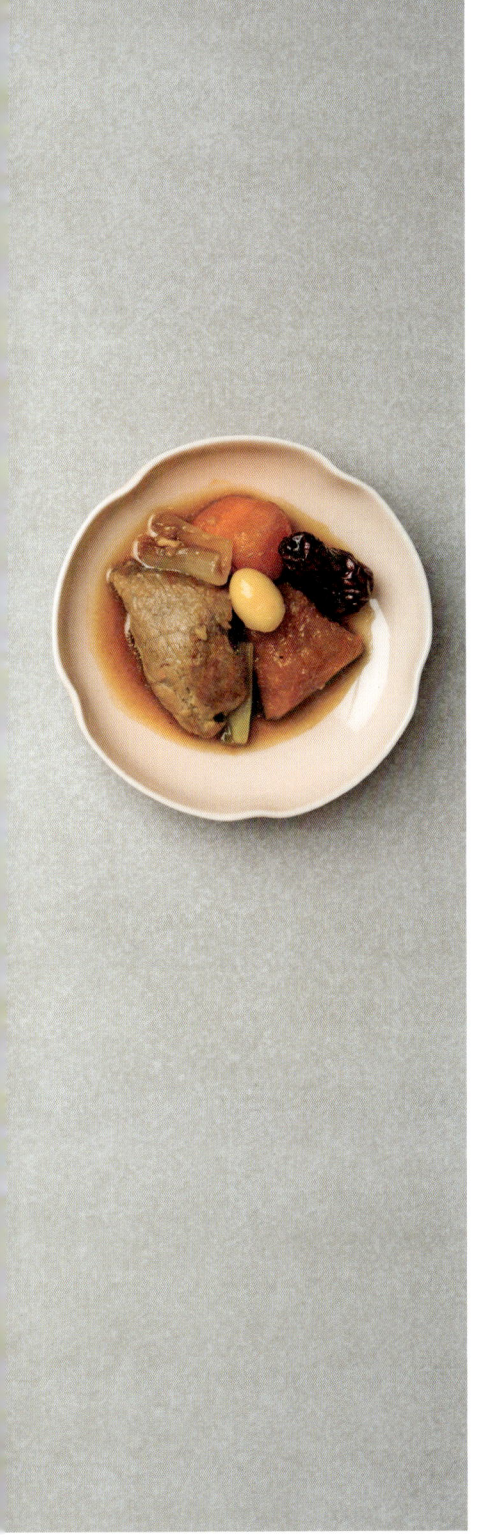

단호박은 비타민과 미네랄이 아주 풍부해요. 특히 단호박에 많이 들어 있는 베타카로틴은 항산화 작용뿐 아니라 지방산화물의 축적을 막아주는 효과가 뛰어나지요. 손도 많이 가는데 심지어 높은 열량에 설탕 가득한 양념까지 당뇨 환자에겐 불량식품 같은 갈비찜. 이제는 설탕도 열량도 줄인 갈비찜에 단호박으로 영양까지 더해보세요. 종합 미네랄 보충제, 천연 소화제 등의 효능을 지닌 최고의 바다 식재료 매생이로 만든 국도 놓치지 마세요.

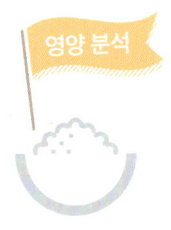

영양 분석

838 kcal

- 당질 -71%
- 식이섬유 +41%

단호박갈비찜

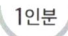

511 kcal
당질 -79%
나트륨 -46%

1인분

돼지갈비 180g
단호박 1/10개(40g)
당근 1/6개(40g)
양파 1/8개(30g)
밤 2개(8g)
은행 3개(6g)
대추 1개(4g)
물 3컵
올리브유 1큰술

양념장
간장 1큰술
노두유 1큰술
맛술 1작은술
올리고당 1작은술
다진 마늘 2작은술
다진 생강 1작은술
다진 청양고추 1/2작은술
에리스리톨 1작은술
후춧가루 1꼬집(0.2g)

1
돼지갈비는 찬물에 3시간 정도 담가 핏물을 뺀다.

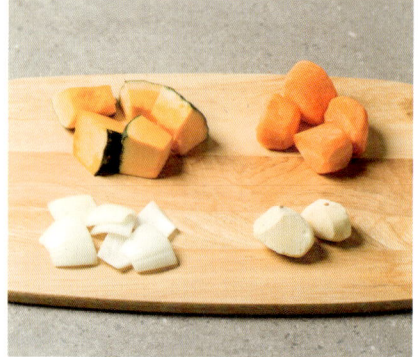

2
단호박, 당근, 양파는 사방 3cm 크기로 썬다. 밤은 껍질을 깐다.

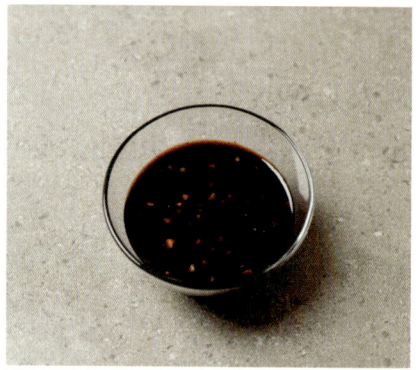

3
분량의 재료를 골고루 섞어 양념장을 만든다.

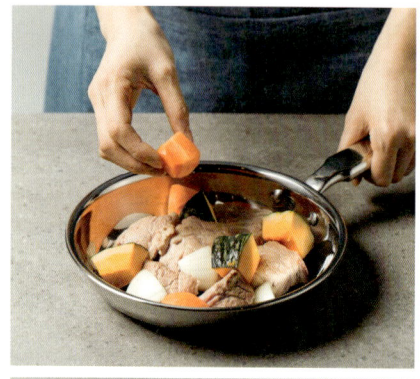

4
달군 팬에 올리브유를 두르고 돼지갈비를 넣어 중간 불에서 반 정도 익힌 뒤 단호박, 당근, 양파를 넣고 2분간 볶는다.

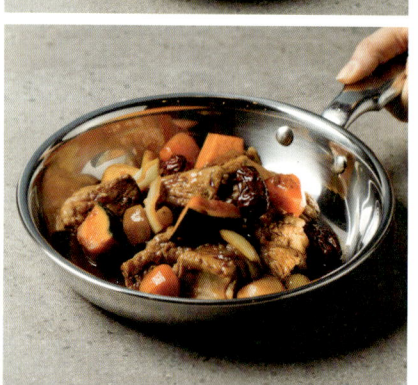

5
물과 양념장을 넣고 센 불에서 끓어오르면 밤, 은행, 대추를 넣고 15분간 졸인다.

매생이굴국

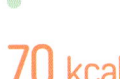

70 kcal

매생이 1줌(50g), 굴 1/3컵(25g),
굵은소금 1작은술

육수
국물용 멸치 3마리(7g), 물 3컵

양념
국간장 1작은술,
다진 마늘 1작은술

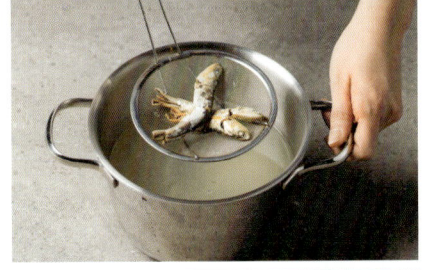

1 냄비에 육수 재료를 넣고 중간 불에서 15분 정도 끓인 뒤 체로 육수를 거른다.

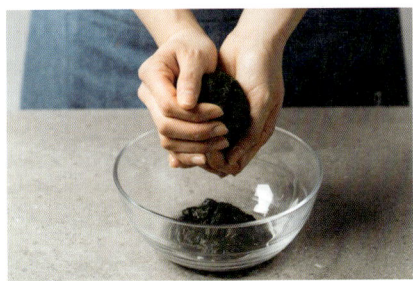

2 매생이는 찬물에 깨끗이 헹군 뒤 물기를 꼭 짠다.

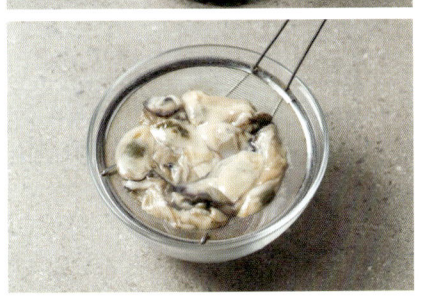

3 굴은 굵은소금을 넣은 물에 흔들어 씻은 뒤 체에 밭쳐 물기를 뺀다.

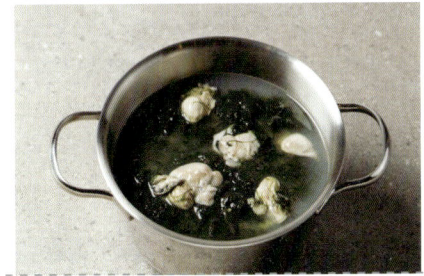

4 냄비에 육수, 매생이, 굴을 넣고 센 불에서 끓이다가 굴이 탱글탱글해지면 국간장과 다진 마늘을 넣고 3분간 끓인다.

시금치나물

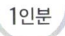

시금치 1줌(40g)

양념장
다진 대파 1작은술, 다진 마늘 1작은술, 들기름 1작은술, 소금 1꼬집(0.5g)

64 kcal

1 시금치는 밑동을 제거하고 끓는 물에 넣어 10초간 데친 뒤 찬물에 헹궈 물기를 꼭 짠다.

2 데친 시금치는 5cm 길이로 자른다.

3 볼에 시금치와 분량의 재료로 만든 양념장을 모두 넣고 가볍게 무친다.

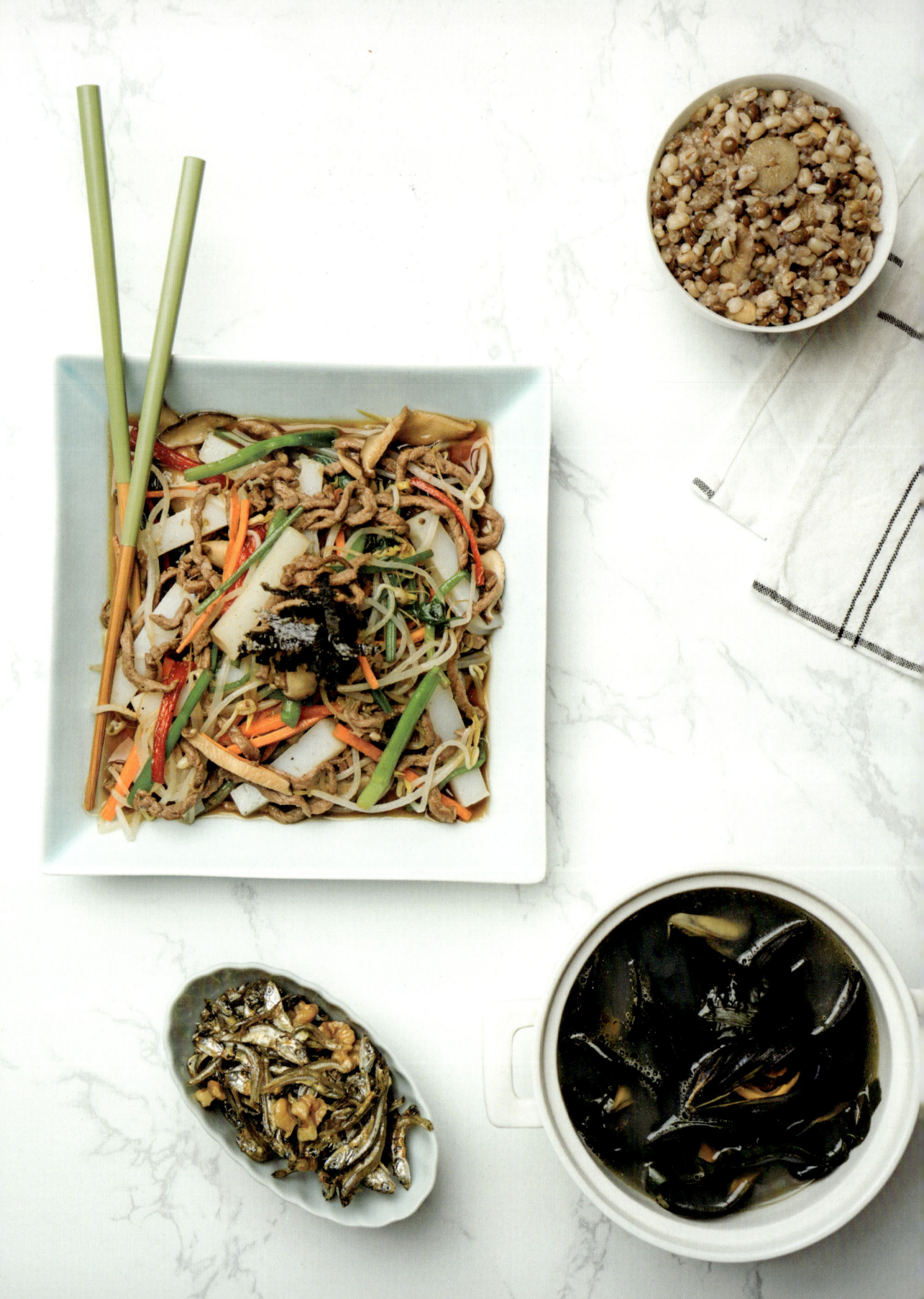

보리우엉밥 p89 + 탕평채
+ 홍합미역국 + 호두멸치볶음

보기만 해도 건강해지는 식단을 소개할게요. 최고의 영양 조합을 자랑하는 탕평채입니다. 대표적인 저탄수화물 식재료인 청포묵에 다양한 채소를 넣어 식이섬유, 비타민, 무기질 등이 한가득 들어 있어요. 혈중 콜레스테롤 수치를 낮추는 타우린이 가득한 홍합으로 국을 만들고, 불포화지방이 풍부한 호두로 멸치볶음을 완성해보세요. 당뇨 환자에게 이보다 더 좋은 밥상은 없답니다.

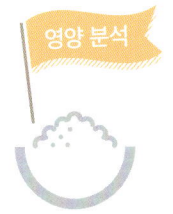

영양 분석

712 kcal

• 당질 -67%   • 식이섬유 +56%

탕평채

- **293 kcal**
- 당질 -80%
- 나트륨 -54%

1인분

소고기(우둔살) 50g
청포묵 1개(150g)
숙주 1줌(40g)
표고버섯 2개(20g)
당근 1/12개(20g)
미나리 2줄(15g)
쪽파 1대(10g)
홍고추 1/2개(8g)
김 1/2장(2g)

밑간
간장 1/2작은술
다진 대파 1작은술
다진 마늘 1/2작은술
참기름 1작은술
알룰로스 설탕 1/2작은술
후춧가루 1꼬집(0.1g)

양념장
간장 3/4큰술
식초 1/2작은술
올리고당 2작은술
참기름 1작은술
후춧가루 1꼬집(0.1g)

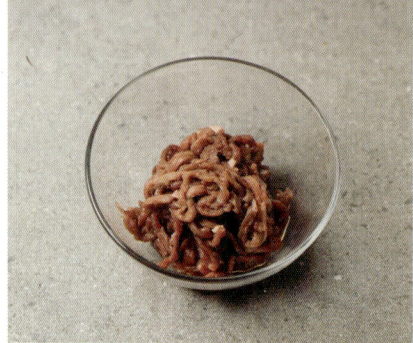

1 소고기는 0.5cm 두께로 채 썬 뒤 분량의 밑간 재료로 조물조물 무친다.

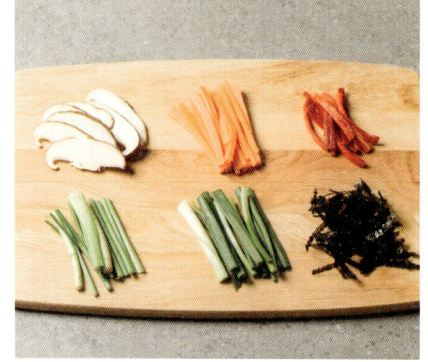

2 표고버섯은 얇게 편으로 썰고, 당근과 홍고추는 0.5cm 두께로 채 썬다. 미나리는 잎을 떼고 줄기만 5cm 길이로 자른다. 쪽파도 5cm 길이로 썰고, 김은 구워서 잘게 부순다.

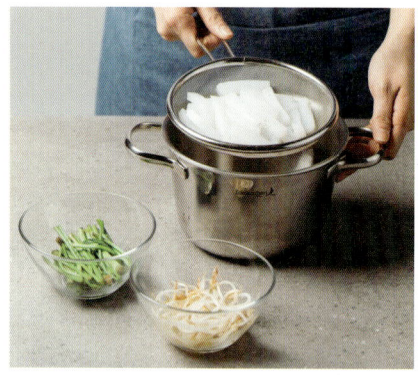

3 청포묵은 1.5×5cm 크기로 자르고, 숙주는 깨끗이 씻는다. 끓는 물에 청포묵, 숙주, 미나리, 쪽파를 각각 넣어 살짝 데친다.

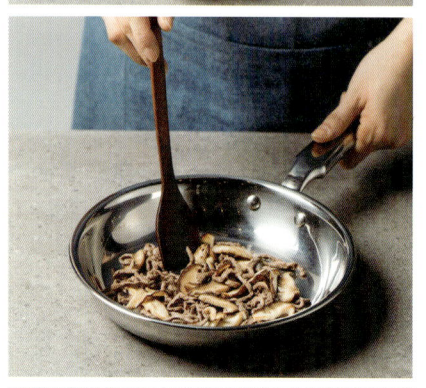

4 달군 팬에 밑간한 소고기와 표고버섯을 넣고 중간 불에서 1분간 볶는다.

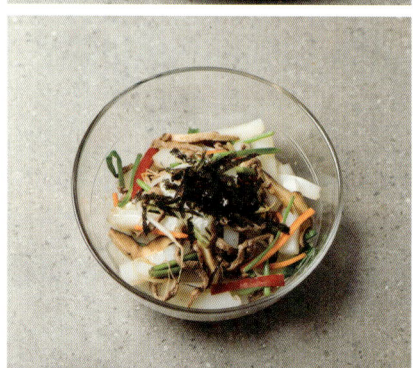

5 볼에 볶은 소고기와 표고버섯, 청포묵, 숙주, 손질한 채소, 분량의 재료로 만든 양념장을 넣어 고루 버무린 뒤 김을 올린다.

홍합미역국

108 kcal

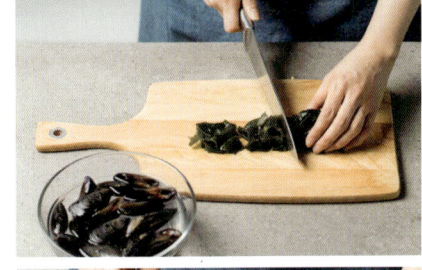

1
마른 미역은 미지근한 물에 20분간 불린 뒤 물기를 짠 다음 3cm 길이로 자른다. 피홍합은 수염을 제거한 뒤 바락바락 비벼가며 씻는다.

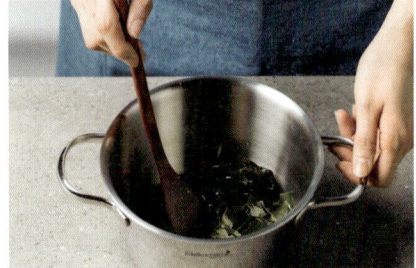

2
달군 냄비에 물 2큰술과 불린 미역을 넣고 약한 불에서 3분간 볶는다.

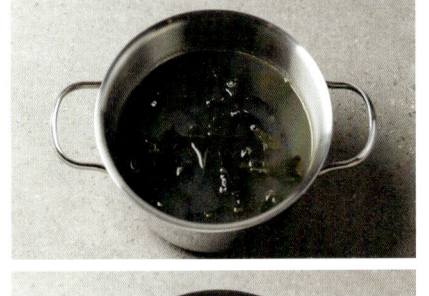

3
나머지 물과 다진 마늘을 넣고 약한 불에서 15분간 팔팔 끓인다.

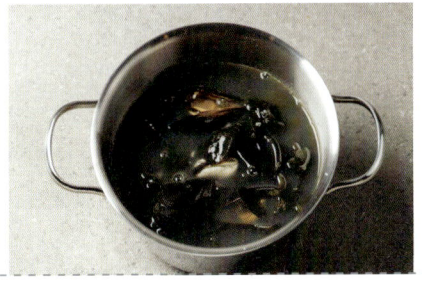

4
피홍합, 국간장, 참기름을 넣고 중간 불에서 3분간 끓인다.

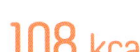

마른 미역 1/3줌(4g),
피홍합 6개(60g), 물 4컵

양념
국간장 1작은술, 다진 마늘 1작은술,
참기름 1작은술

호두멸치볶음

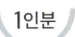

중멸치 1/2줌(15g), 호두 4개(10g)

양념장
올리고당 1큰술, 다진 대파 1작은술, 다진 마늘 1작은술,
에리스리톨 1작은술, 참기름 1작은술

112 kcal

1 분량의 재료를 골고루 섞어 양념장을 만든다.
2 달군 팬에 중멸치를 넣고 중간 불에서 1분간 볶다가 호두를 넣고 30초간 볶는다.
3 양념장을 넣고 약한 불에서 고루 섞으며 3분간 조린다.

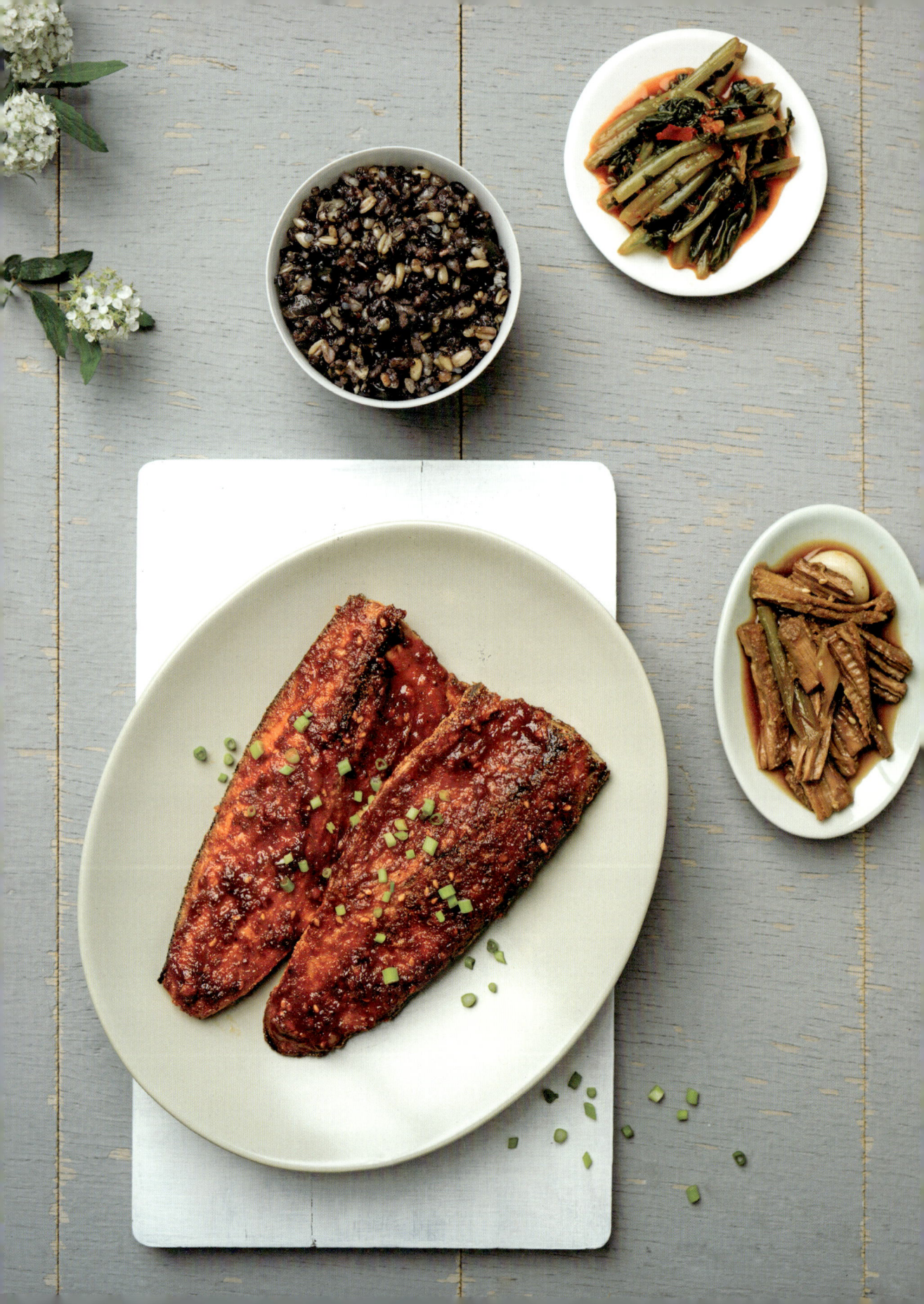

닥키흑미밥 p88 + 고등어갈비 + 소고기장조림 + 열무김치 p91

고등어는 당뇨 환자에게 가장 훌륭한 생선 중 하나입니다. 특히 근육의 손실이 많은 고령의 당뇨 환자들은 꼭 챙겨 먹어야 하는 식재료이지요. 단백질과 불포화지방은 매우 풍부하고, 당뇨에 해로운 탄수화물과 포화지방은 적어 걱정 없이 즐길 수 있답니다. 찹쌀, 물엿, 설탕이 들어가지 않은 '특제 고추장'으로 매콤달콤한 맛까지 더해 맛과 영양의 균형을 확실하게 맞췄습니다. 짭조름한 소고기장조림까지 더하면 그야말로 밥도둑이 따로 없지요.

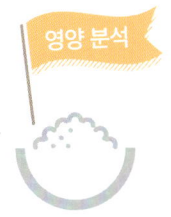

676 kcal

- 당질 -80%
- 나트륨 -54%

고등어갈비

331 kcal
당질 -88%
나트륨 -72%

1인분

고등어 1마리(100g)
찹쌀가루 1작은술
올리브유 1큰술

양념장
고춧가루 1작은술
닥키고추장 1작은술(p92)
간장 1작은술
맛술 1작은술
올리고당 1작은술
다진 대파 2작은술
다진 마늘 2작은술
참기름 1작은술
참깨 1꼬집(1g)
후춧가루 1꼬집(0.1g)

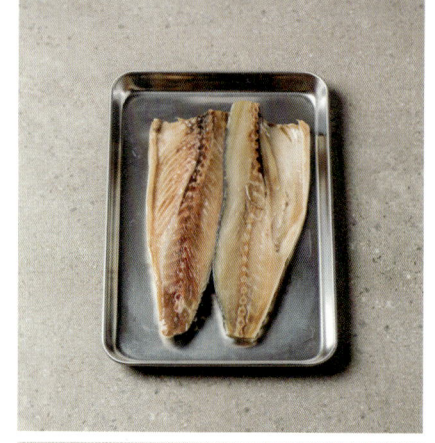

1
고등어는 지느러미, 내장, 가시를 제거한 뒤 깨끗이 씻어 물기를 뺀다.

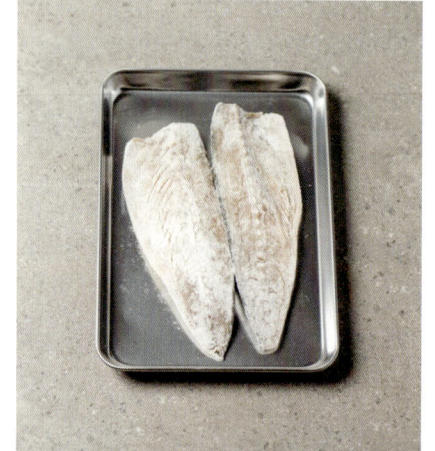

2
고등어에 찹쌀가루를 골고루 뿌린다.

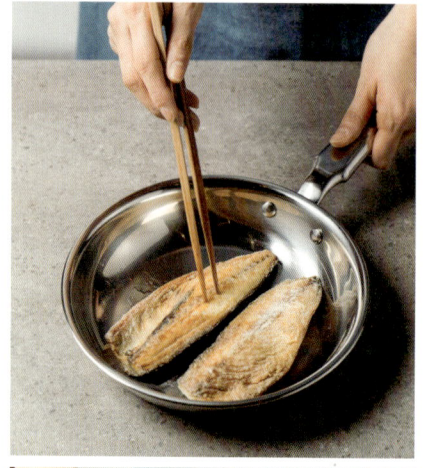

3
달군 팬에 올리브유를 두르고 고등어를 올려 약한 불에서 4분간 앞뒤로 노릇하게 굽는다.

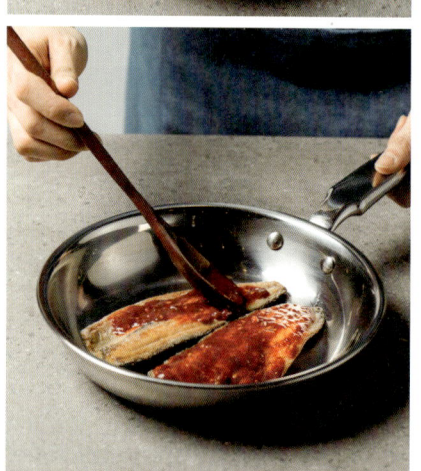

4
고등어에 분량의 재료로 만든 양념장을 골고루 바른 뒤 약한 불에서 2분간 굽는다.
TIP_ 프라이팬 대신 석쇠를 이용하면 더욱 맛있어요.

소고기장조림

99 kcal

1인분

소고기(우둔살) 60g
마늘 1쪽(8g)
대파 3cm(15g)
통후추 1알
물 4컵

양념장
간장 1큰술
청주 1작은술
올리고당 1작은술
알룰로스 설탕 1작은술
참기름 1작은술
참깨 1꼬집(1g)

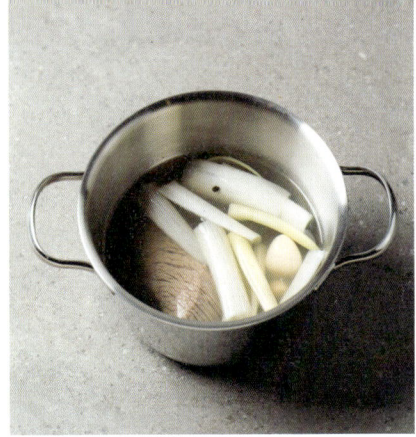

1
냄비에 소고기, 마늘, 대파, 통후추, 물을 넣고 약한 불에서 40분 정도 삶는다.
TIP_ 소고기는 찬물에 담가 3시간 정도 핏물을 뺀 뒤 삶아요.

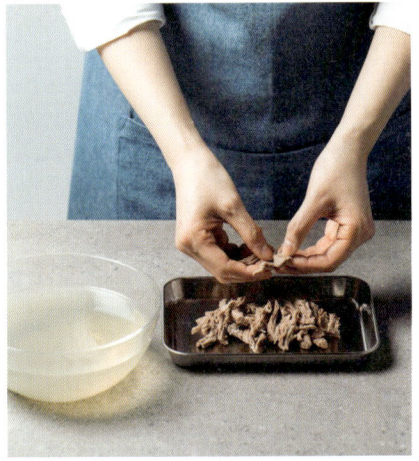

2
소고기는 건져 식힌 뒤 결대로 찢는다. 소고기 삶은 물(1컵)은 체에 걸러 따로 남겨둔다.

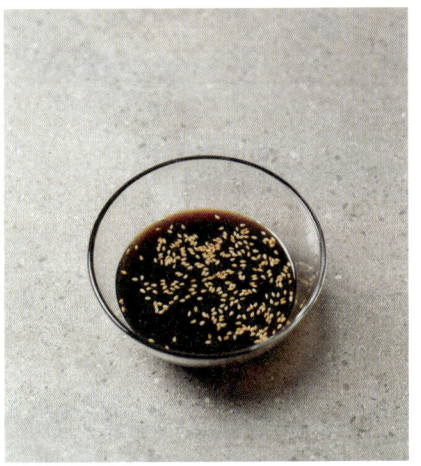

3
분량의 재료를 골고루 섞어 양념장을 만든다.

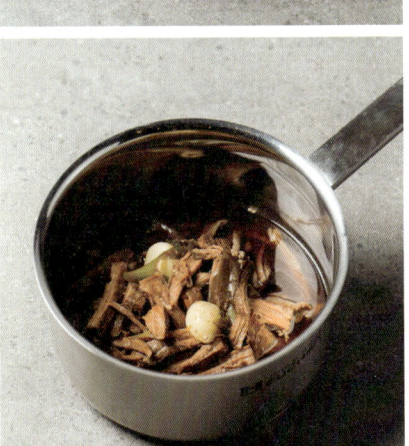

4
냄비에 소고기, 양념장, 소고기 삶은 물을 넣고 골고루 섞은 뒤 중간 불에서 국물이 자작해질 때까지 조린다.

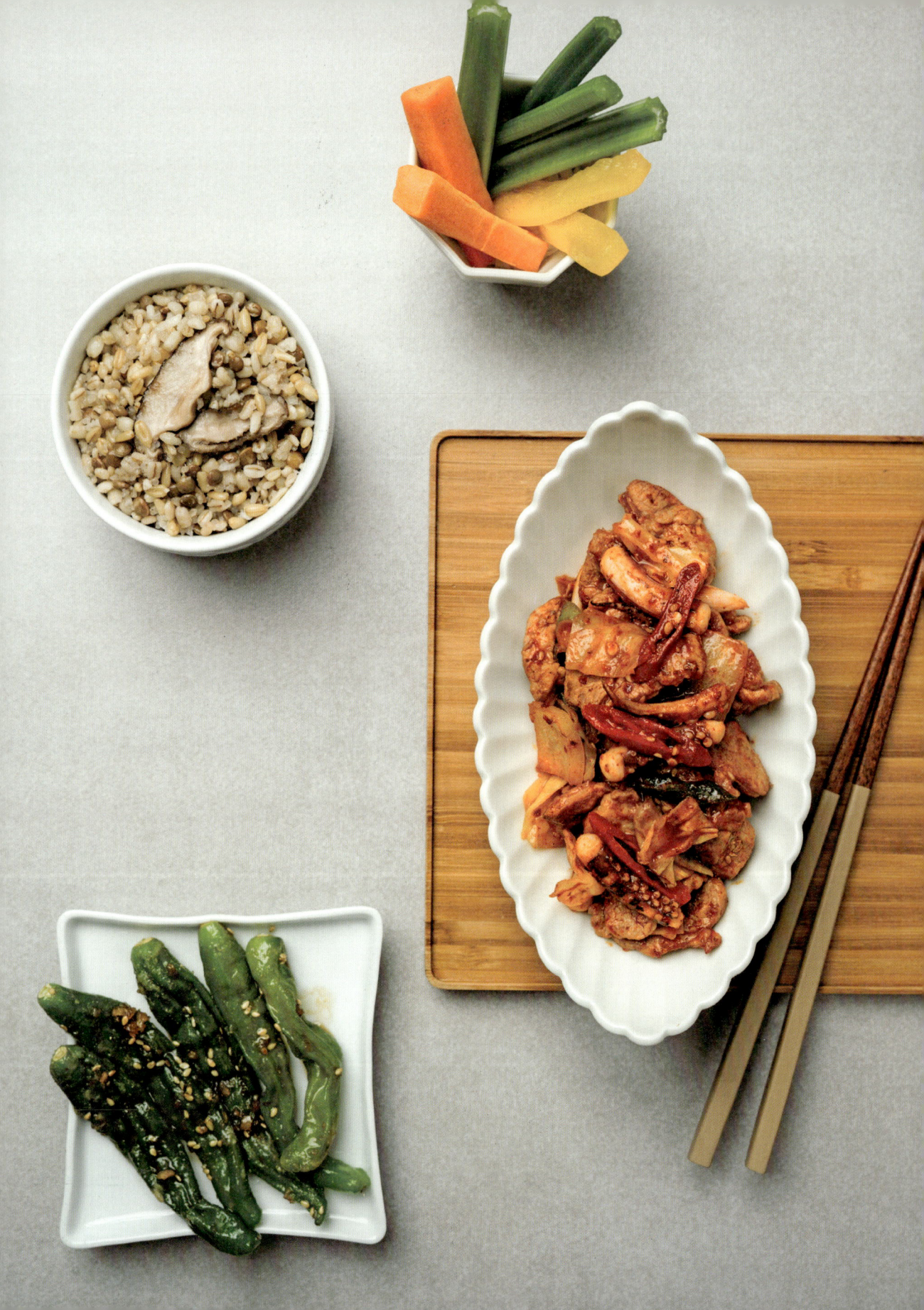

귀리표고밥p89 + 오삼불고기
+ 꽈리고추찜 + 채소스틱

쫄깃한 오징어와 부드러운 삼겹살의 조합은 그야말로 환상이죠. 하지만 삼겹살은 살짝 걱정된다고요? 그래서 삼겹살 대신 포화지방이 매우 적은 목살 부위를 사용했어요. 몸에 좋은 타우린이 가득한 오징어와 단백질이 풍부한 목살이 만나 맛에 영양까지 더한 요리 끝판왕으로 다시 태어났답니다. 나트륨과 포화지방은 꽉 잡았으니 안심하고 드세요. 꽈리고추, 셀러리, 당근, 파프리카 등 채소도 함께 듬뿍 섭취해보세요.

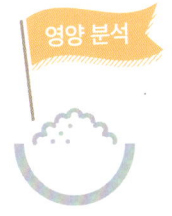

723 kcal

• 당질 -74% • 나트륨 -30%

오삼불고기

351 kcal

당질 -90%
불포화지방 +359%

1인분

돼지고기(목살) 100g
오징어 1/5마리(70g)
양배추 2장(30g)
양파 1/8개(30g)
홍고추 1/2개(8g)
대파 5cm(25g)
올리브유 1큰술

양념장
고춧가루 1작은술
닥키고추장 2작은술(p92)
간장 1작은술
멸치액젓 1/2작은술
맛술 1작은술
다진 마늘 1작은술
에리스리톨 1작은술
참기름 1작은술
참깨 1꼬집(0.5g)

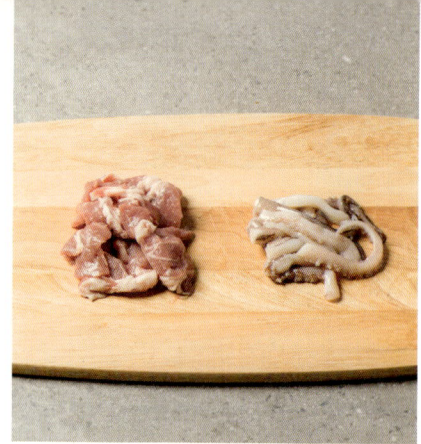

1
돼지고기는 한입 크기로 썬다. 오징어는 깨끗이 씻은 뒤 5cm 길이로 썬다.
TIP_ 오징어는 껍질을 벗겨서 요리하면 더욱 부드러워요.

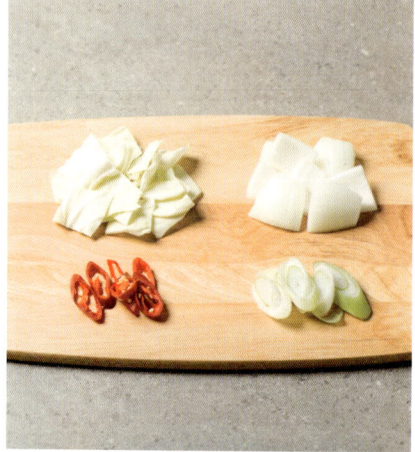

2
양배추와 양파는 사방 3cm 크기로 깍둑 썰고, 홍고추와 대파는 어슷 썬다.

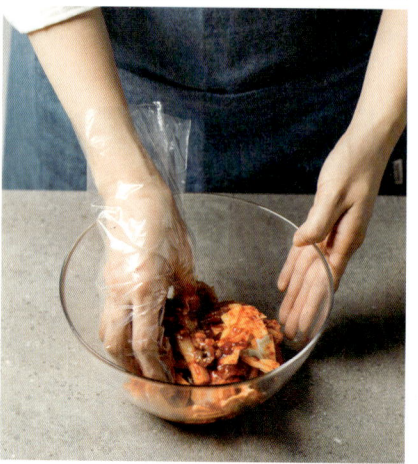

3
볼에 돼지고기, 오징어, 손질한 채소, 분량의 재료로 만든 양념장을 넣어 고루 버무린 뒤 10분간 재운다.

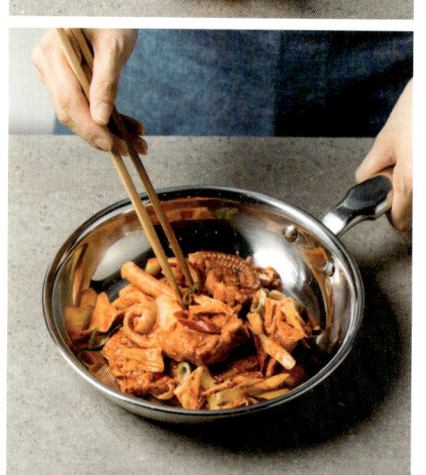

4
달군 팬에 올리브유를 두르고 재운 돼지고기와 오징어, 채소를 넣어 중간 불에서 5분간 볶는다.
TIP_ 재료가 탈 것 같으면 물을 조금 넣어요.

꽈리고추찜

157 kcal

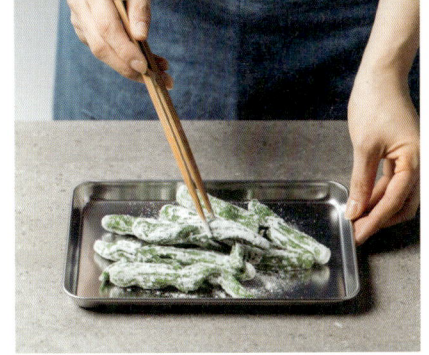

1
꽈리고추는 꼭지를 떼고 깨끗이 씻는다. 포크를 이용해 앞뒤로 구멍을 낸 뒤 찹쌀가루를 골고루 묻힌다.

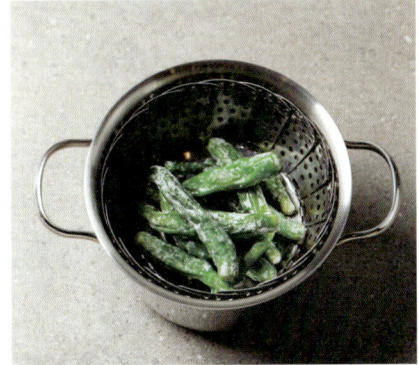

2
김 오른 찜기에 꽈리고추를 넣고 10분간 찐다.

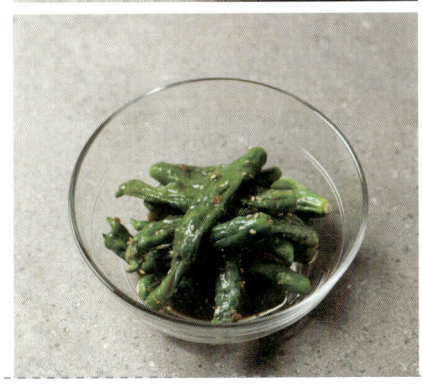

3
찐 꽈리고추를 꺼내 한 김 식힌 뒤 볼에 담고 분량의 재료로 만든 양념장을 넣어 고루 버무린다.

1인분

꽈리고추 1줌(80g), 찹쌀가루 1작은술

양념장
간장 1작은술, 올리고당 1작은술,
다진 대파 2작은술, 다진 마늘 1작은술,
들기름 1작은술, 올리브유 1작은술,
참깨 1꼬집(0.5g)

채소스틱

 1인분 셀러리 1/2개(50g), 당근 1/8개(30g),
노랑 파프리카 1/3개(40g)

27 kcal

1 셀러리는 잎과 심을 제거하고 흐르는 물에 씻은 뒤 6cm 길이로 자른다.
2 당근과 노랑 파프리카는 깨끗이 씻은 뒤 6cm 길이의 스틱 모양으로 썬다.

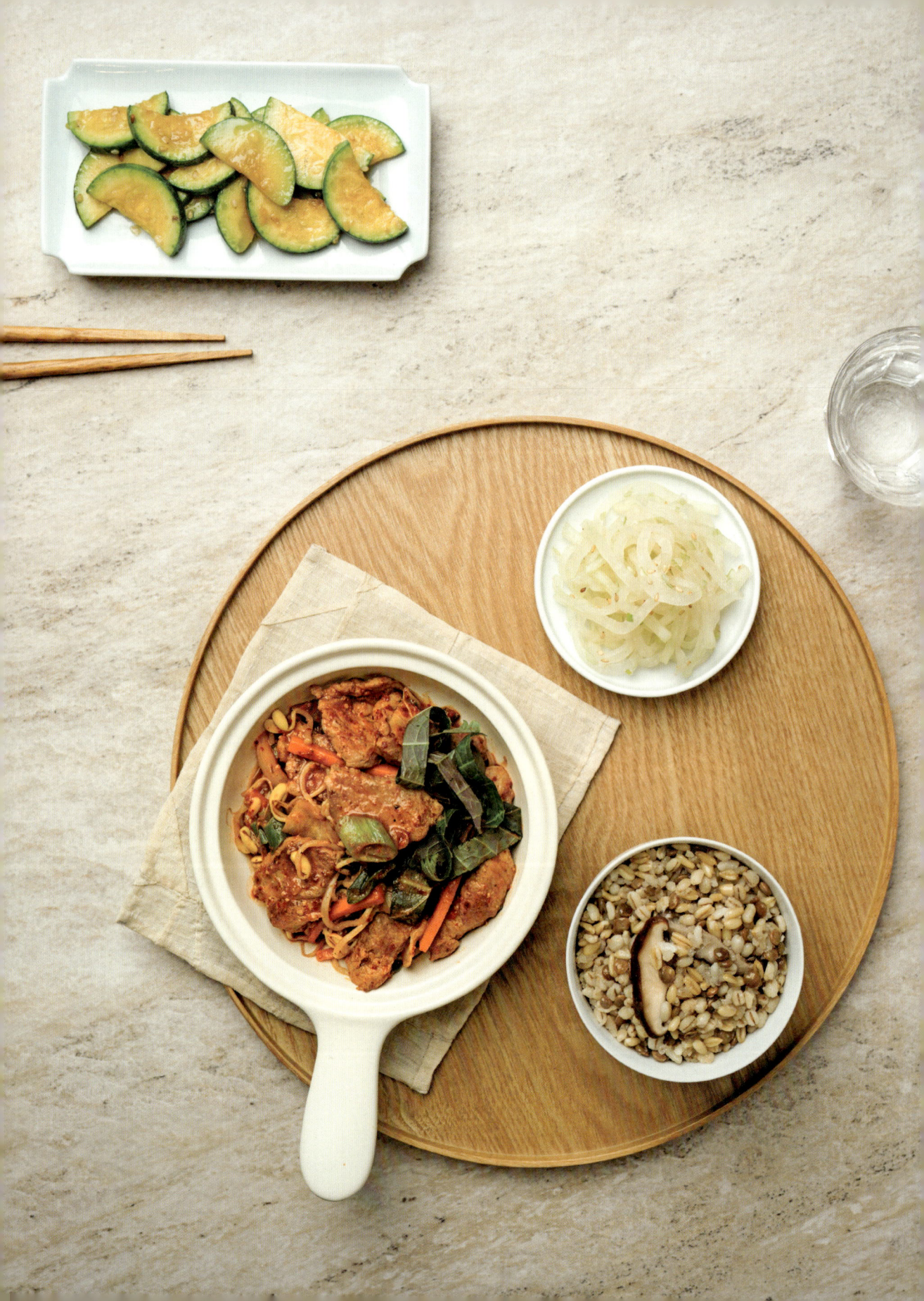

귀리표고밥 p89 + 제육콩나물볶음 + 애호박볶음 + 하얀무생채

제육볶음은 당뇨 환자가 조심해야 하는 메뉴입니다. 기름기 가득한 돼지고기에 달고 짠 매운 양념을 넣어 포화지방과 나트륨 함량이 매우 높기 때문이죠. 하지만 이제는 매일 먹어도 문제없는 특별한 레시피를 소개할게요. 나트륨과 설탕 걱정 없는 매콤한 소스에 포화지방이 적은 목살과 식이섬유가 풍부한 콩나물을 넣어 영양을 알차게 구성했답니다. 양념을 아주 살짝 했지만, 맛은 기가 막힌 애호박볶음과 하얀무생채를 곁들이면 밥상이 한결 가벼워질 거예요.

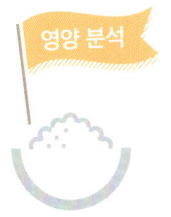

727 kcal

· 당질 -78% · 식이섬유 +54%

제육콩나물볶음

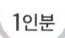

377 kcal

당질 -87%
불포화지방 +389%

1인분

돼지고기(목살) 140g
콩나물 1줌(35g)
양배추 1장(15g)
당근 1/12개(20g)
양파 1/8개(30g)
깻잎 1장(3g)
대파 3cm(15g)
올리브유 1큰술
소금 1꼬집

양념장
고춧가루 2작은술
된장 2작은술
간장 2작은술
올리고당 1작은술
다진 마늘 2작은술
에리스리톨 2작은술
참기름 1작은술
후춧가루 1꼬집(0.1g)

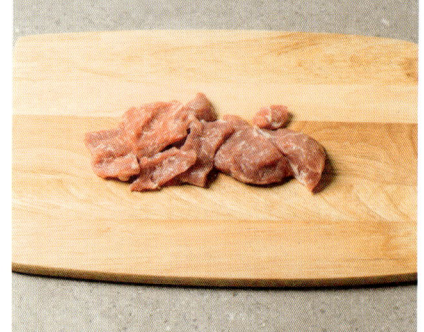

1
돼지고기는 1cm 두께로 슬라이스한 것으로 준비해 한입 크기로 자른다.

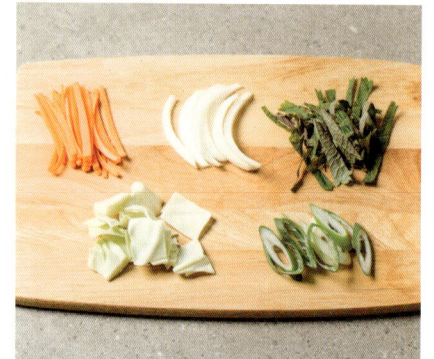

2
당근, 양파, 깻잎은 0.5cm 두께로 채 썬다. 양배추는 사방 2cm 크기로 자르고, 대파는 어슷 썬다.

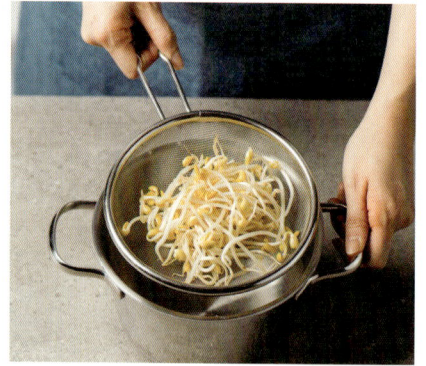

3
콩나물은 깨끗이 씻은 뒤 끓는 물에 소금과 함께 넣고 살짝 데쳤다가 건져낸다.

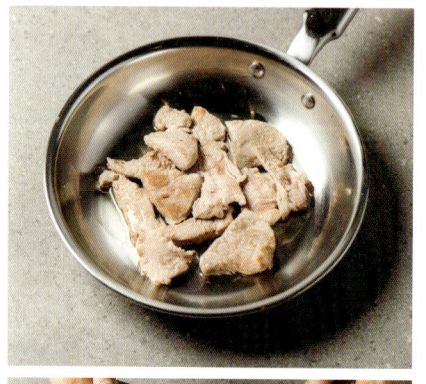

4
달군 팬에 올리브유를 두르고 돼지고기를 넣어 센 불에서 1분간 굽는다.

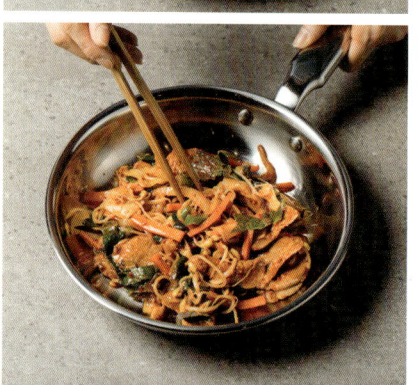

5
손질한 채소와 분량의 재료로 만든 양념장을 넣고 중간 불에서 2분간 볶다가 센 불로 바꾼 뒤 콩나물을 넣고 1분간 볶는다.
TIP_ 콩나물은 숨이 죽지 않도록 마지막에 넣어요.

애호박볶음

1인분 애호박 1/4개(80g), 들기름 2큰술

양념
국간장 1작은술, 다진 대파 1작은술, 다진 마늘 1작은술, 참깨 1작은술

90 kcal

1. 애호박은 길게 반 갈라 1cm 두께의 반달 모양으로 썬다.
2. 달군 팬에 들기름을 두르고 애호박, 다진 대파, 다진 마늘을 넣고 약한 불에서 3분간 볶는다.
   TIP_ 들기름은 센 불로 볶으면 탈 수 있어요.
3. 애호박의 숨이 살짝 죽으면 국간장과 참깨를 넣고 볶는다.

하얀무생채

1인분 무 1토막(100g), 소금 1작은술

양념장
식초 1작은술, 멸치액젓 1/2작은술, 다진 대파 1작은술,
다진 마늘 1작은술, 알룰로스 설탕 1작은술, 참기름 1작은술,
참깨 1꼬집(0.5g)

72 kcal

1. 무는 굵게 채 썬 뒤 소금에 버무려 5분간 절인다.
2. 무가 숨이 죽고 물기가 생기면 면포로 가볍게 물기를 닦는다.
3. 볼에 무와 분량의 재료로 만든 양념장을 넣고 조물조물 무친다.

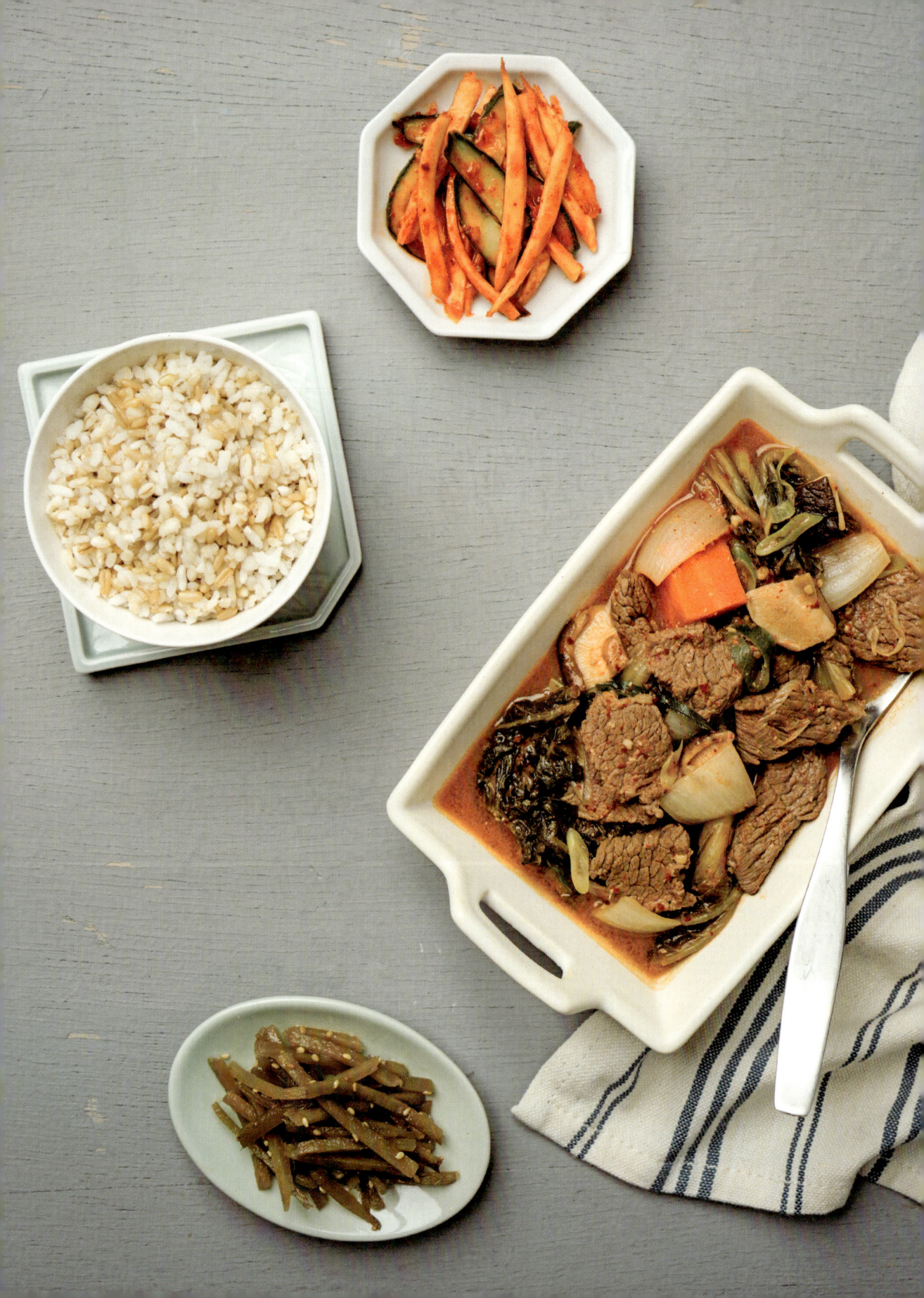

닥키영양밥 p88 + 우거지사태찜 + 우엉조림 + 도라지초무침

식이섬유와 비타민이 가득한 우거지와 포화지방이 적은 사태로 담백하고 촉촉한 찜을 완성했어요. 깊은 맛이 나도록 오래 끓였더니 입에서 녹을 듯한 부드러운 식감이 잃어버린 식욕도 되찾아준답니다. 탱탱하고 쫄깃한 우엉조림과 입안 가득 퍼지는 도라지초무침의 새콤한 향이 우거지사태찜과도 아주 잘 어울린답니다.

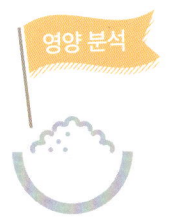

724 kcal

• 당질 -69%   • 식이섬유 +121%

우거지사태찜

341 kcal

당질 -92%
불포화지방 +233%

1인분

소고기(사태) 150g
삶은 우거지 1/3줌(30g)
표고버섯 1개(10g)
당근 1/8개(30g)
양파 1/10개(24g)
대파 5cm(25g)
물 3컵
올리브유 1큰술

양념장
고춧가루 1작은술
된장 2큰술
다진 대파 1작은술
다진 마늘 1작은술
알룰로스 설탕 1작은술
참기름 1/2작은술
들기름 1/2작은술
통들깨 1꼬집(1g)
후춧가루 1꼬집(0.1g)

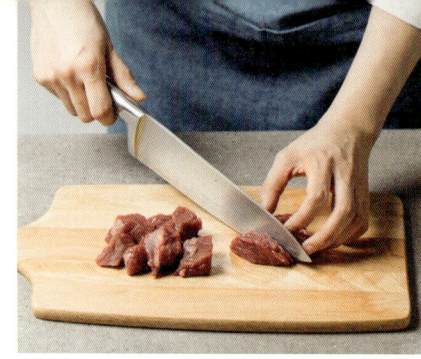

1 소고기는 찬물에 3시간 정도 담가 핏물을 뺀 뒤 깨끗이 씻은 다음 한입 크기로 썬다.

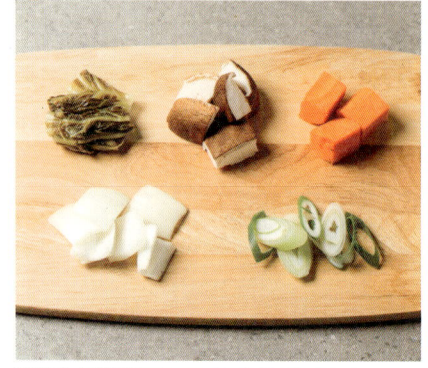

2 삶은 우거지는 찬물에 여러 번 헹궈 물기를 꼭 짠 뒤 3cm 길이로 자른다. 표고버섯, 당근, 양파는 사방 3cm 크기로 자르고, 대파는 어슷 썬다.

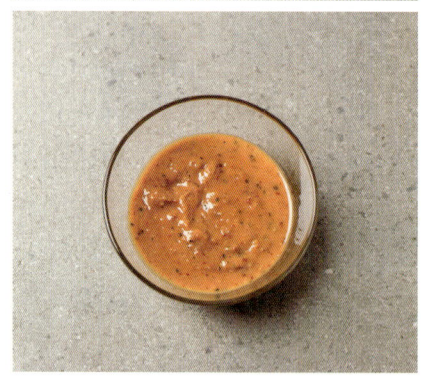

3 분량의 재료를 골고루 섞어 양념장을 만든다.

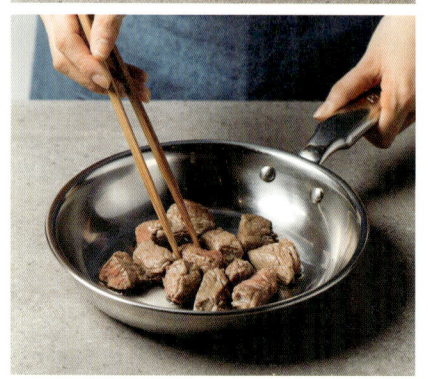

4 달군 팬에 올리브유를 두르고 소고기를 넣어 약한 불에서 2분간 굽는다.

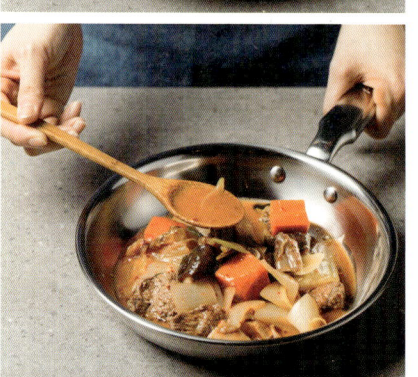

5 손질한 채소, 양념장, 물을 넣고 고루 섞은 뒤 중간 불에서 20분간 졸인다.

TIP_ 사태찜은 오래 익힐수록 부드러워져요.

우엉조림

107 kcal

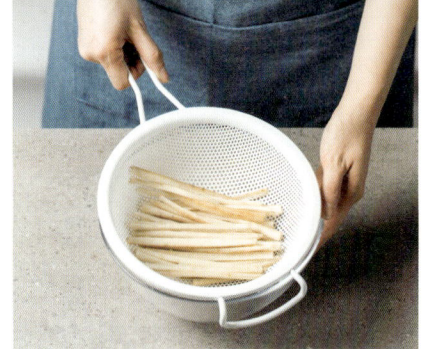

1 우엉은 껍질을 벗겨 가늘게 썬 뒤 분량의 재료로 만든 식초물에 5분간 담갔다가 체에 밭쳐 물기를 뺀다. 먹기 좋게 5cm 길이로 자른다.

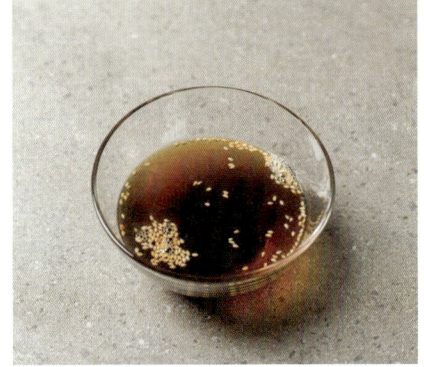

2 분량의 재료를 골고루 섞어 양념장을 만든다.

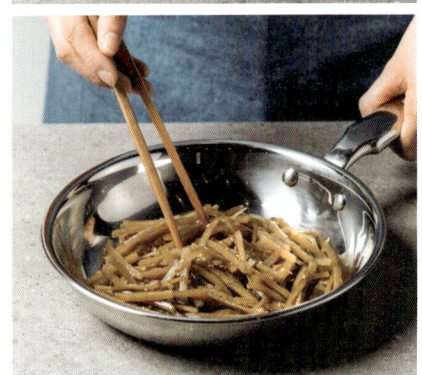

3 달군 팬에 우엉과 양념장을 넣고 약한 불에서 15분간 조린다.

1인분

우엉 10cm(50g)

양념장
물 1컵, 간장 1큰술, 맛술 1작은술, 올리고당 1큰술, 참기름 1작은술, 알룰로스 설탕 1큰술, 참깨 1작은술

식초물
물 1컵, 식초 1큰술

도라지초무침

83 kcal

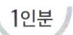 **1인분**

도라지 2개(50g), 오이 1/6개(30g), 소금 2꼬집(2g)

양념장
고춧가루 1작은술, 닥키고추장 1작은술(p92), 식초 2작은술, 올리고당 1작은술, 다진 대파 1/2작은술, 다진 마늘 1/2작은술, 알룰로스 설탕 1작은술, 참기름 1작은술

1 도라지는 얇게 채 썰어 볼에 담는다. 소금(1꼬집)을 넣고 바락바락 주무른 다음 10분간 절였다가 찬물로 깨끗이 헹군 뒤 물기를 뺀다.

2 오이는 길게 반 갈라 어슷 썬 뒤 소금(1꼬집)에 버무려 살짝 숨이 죽으면 찬물로 씻은 다음 물기를 제거한다.

3 볼에 도라지, 오이, 분량의 재료로 만든 양념장을 넣고 조물조물 버무린다.

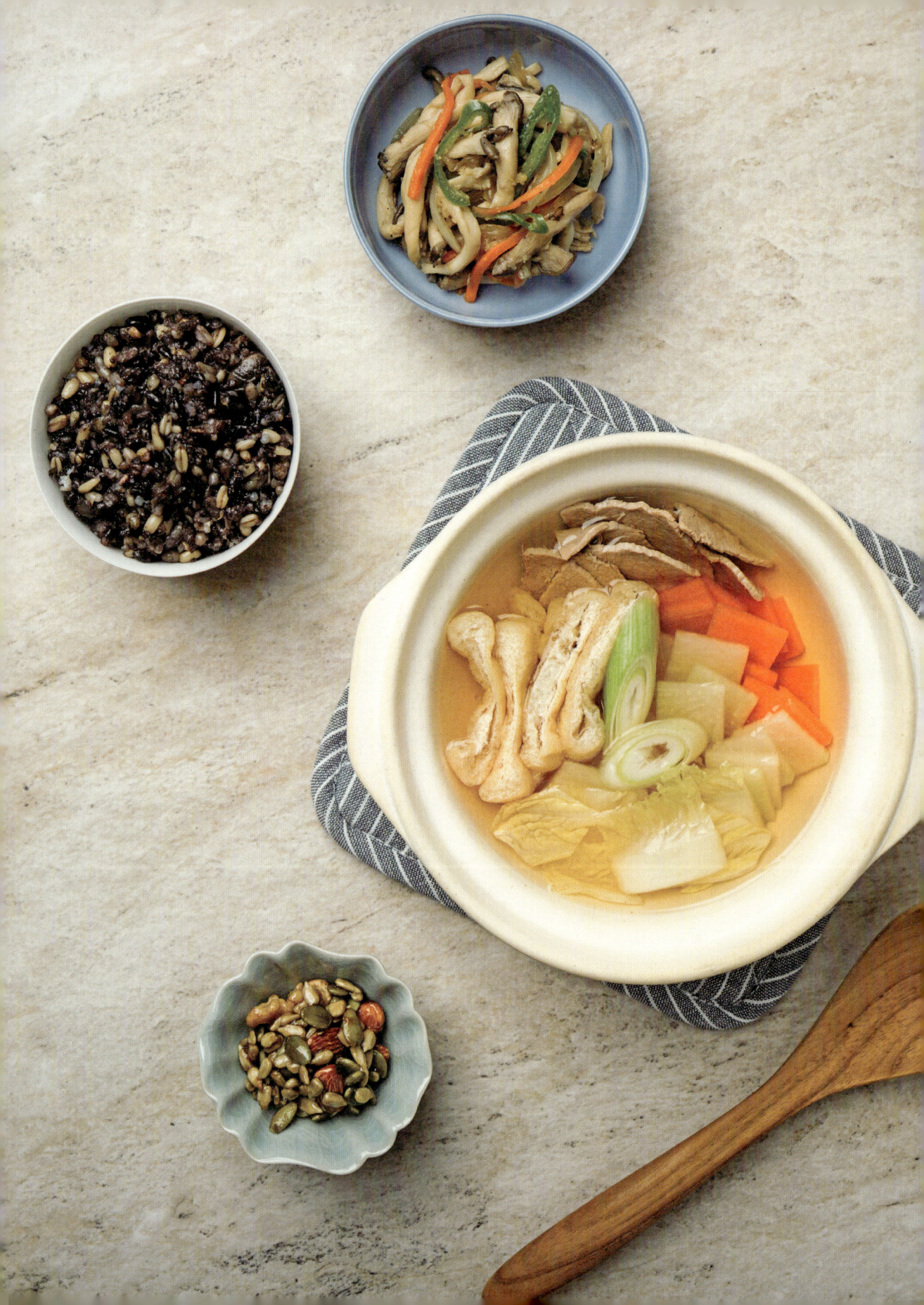

닥키흑미밥 p88 + 유부전골
+ 느타리버섯볶음 + 모듬견과류조림

유부는 두부를 살짝 튀겨 만들어 단백질이 매우 풍부해요. 전골이나 국물 요리를 할 때 고기나 생선 대신 사용하면 영양의 균형을 맞춰주는 효자 식재료랍니다. 이런 유부와 5가지 이상의 채소, 얇게 저민 고기를 듬뿍 넣어 단백질과 식이섬유가 가득한 유부전골을 만들었어요. 다채로운 맛과 영양을 한번 만끽해보세요. 느타리버섯볶음은 버섯 특유의 쫄깃한 식감으로 매일 먹어도 질리지 않는답니다. 비타민, 미네랄, 오메가-3 지방산 등 다양한 성분이 풍부한 견과류조림도 꼭 챙겨드세요.

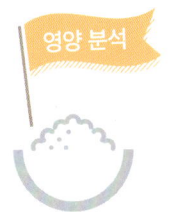

737 kcal

• 당질 -76% • 식이섬유 +57%

유부전골

168 kcal

당질 -90%
나트륨 -46%

1인분

소고기(홍두깨살) 60g
유부 3개(10g)
무 2/3토막(30g)
당근 1/6개(40g)
알배기 배추 1장(30g)
팽이버섯 1개(15g)
대파 3cm(15g)

육수

다시마 1장(3×3cm)
물 4컵
기꼬만간장 2작은술
맛술 1작은술
다진 마늘 1작은술
소금 1꼬집(0.5g)
후춧가루 1꼬집(0.1g)

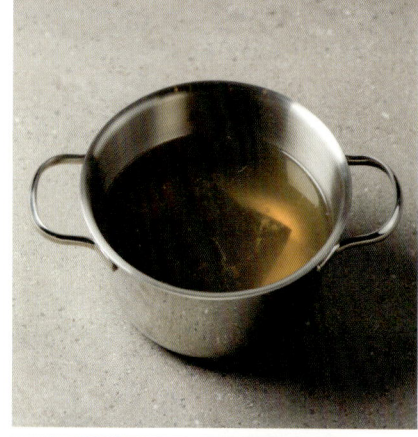

1
냄비에 육수 재료를 넣고 중간 불에서 10분 정도 끓인다. 육수가 끓어오르면 다시마를 건져낸다.

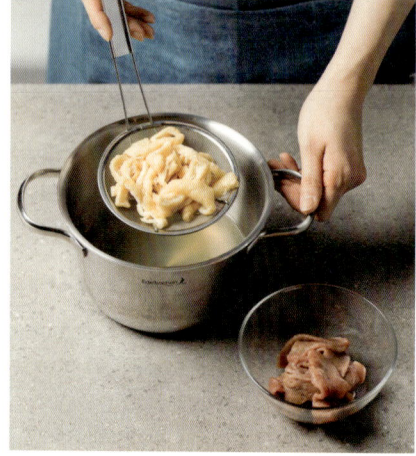

2
소고기는 최대한 얇게 편으로 썬다. 유부는 1cm 두께로 채 썬 뒤 끓는 물에 살짝 데친다.
TIP_ 유부를 살짝 데치면 더욱 깔끔한 맛의 전골을 만들 수 있어요.

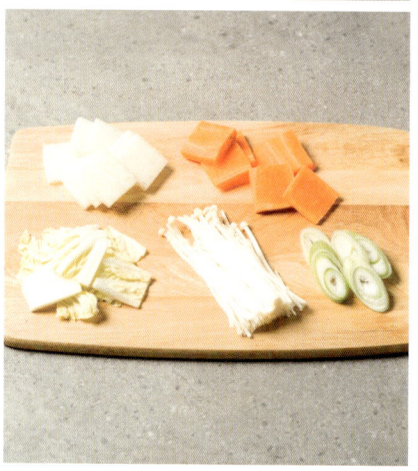

3
무, 당근, 알배기 배추는 사방 3cm 크기로 나박하게 썰고, 팽이버섯은 밑동을 잘라낸다.
대파는 어슷 썬다.

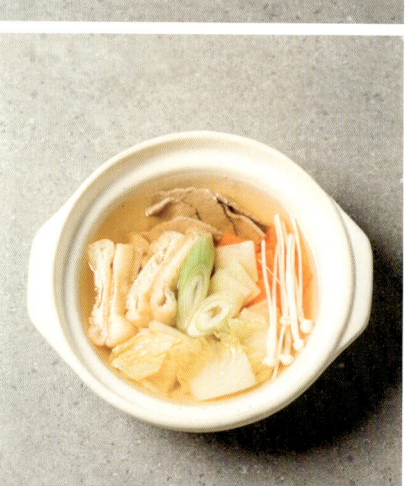

4
전골냄비에 모든 재료를 보기 좋게 둘러 담고 육수를 넣은 뒤 중간 불에서 10분간 끓인다.

느타리버섯볶음

221 kcal

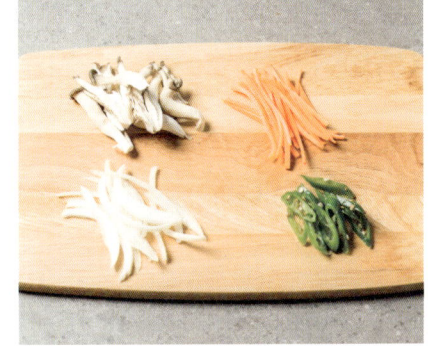

1
느타리버섯은 밑동을
제거한 뒤 손으로 가닥가닥
찢는다. 당근과 양파는
얇게 채 썰고,
풋고추는 어슷 썬다.

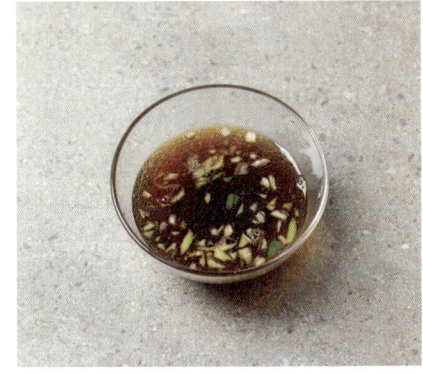

2
분량의 재료를 골고루 섞어
양념장을 만든다.

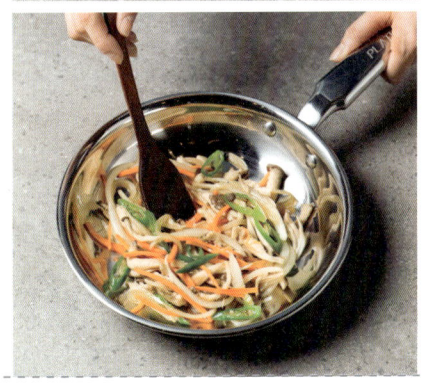

3
달군 팬에 올리브유를
두르고 손질한 채소를
모두 넣어 센 불에서
2분간 볶다가 중간 불로
줄인 뒤 양념장을 넣고
1분간 볶는다.

1인분

느타리버섯 1개(60g), 당근 1/12개(20g),
양파 1/8개(30g), 풋고추 1개(16g),
올리브유 1큰술

양념장
간장 1작은술, 다진 대파 2작은술,
다진 마늘 1작은술, 참기름 1작은술,
소금 1꼬집(0.5g), 후춧가루 1꼬집(0.1g)

모듬견과류 조림

137 kcal

 1인분

호두 8개(20g), 아몬드 1/3줌(15g), 호박씨 1/4줌(10g),
해바라기씨 1/6줌(5g)

양념장
간장 1작은술, 올리고당 1작은술, 에리스리톨 1작은술, 참깨 1꼬집(1g)

1 분량의 재료를 골고루 섞어 양념장을 만든다.
2 달군 팬에 호두, 아몬드, 호박씨, 해바라기씨를 모두 센 불에서 3분간 노릇하게 볶는다.
3 양념장을 넣고 1분간 조린다.

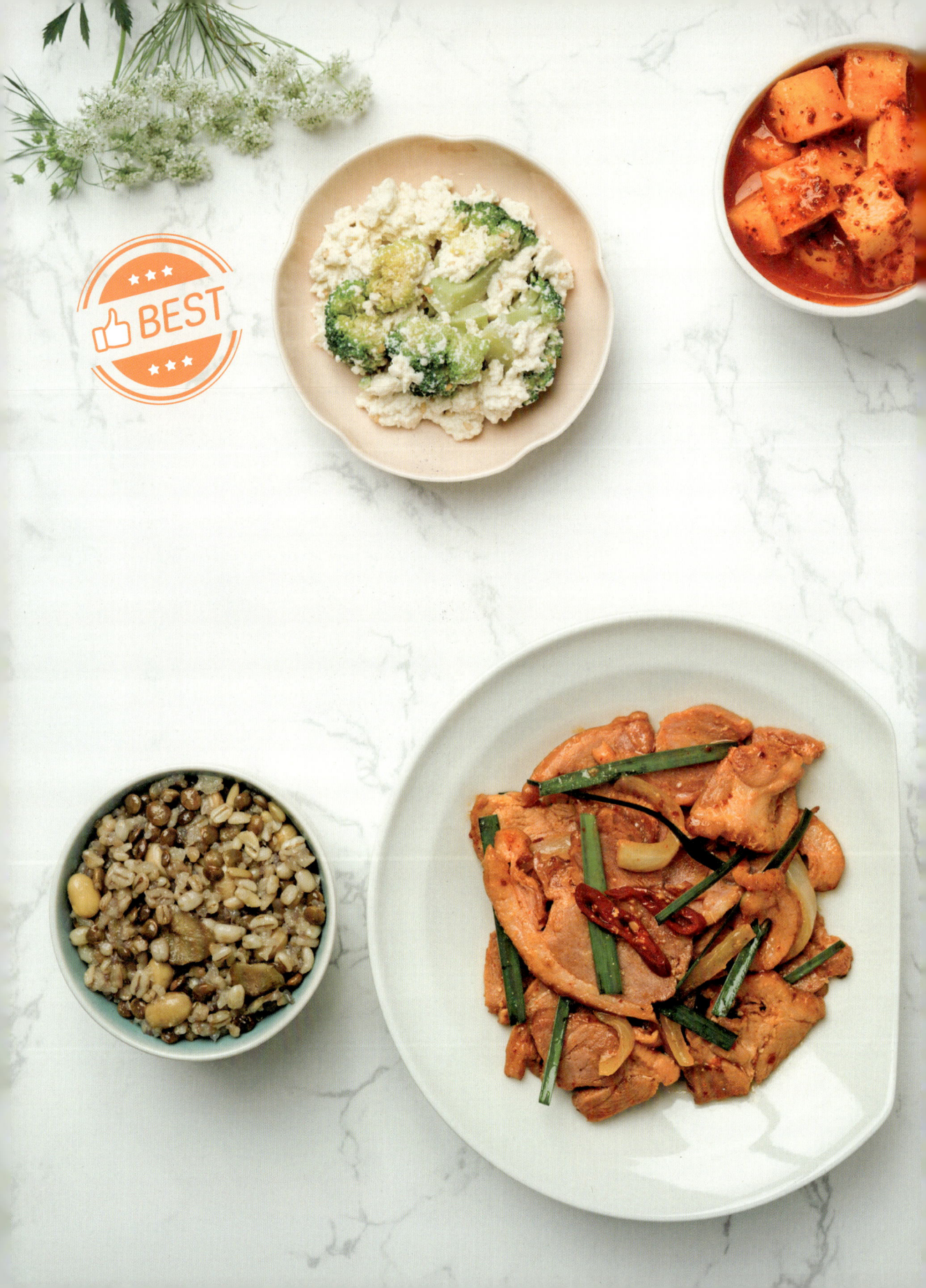

보리우엉밥 p89 + 부추훈제오리구이 + 브로콜리두부무침 + 깍두기 p91

오리고기는 불포화지방이 풍부하고 포화지방은 적어 체중을 관리하는 데 아주 좋아요. 부추는 기름기가 많은 오리고기에 개운함과 향긋함을 더해주는 최고의 도우미로, 식이섬유와 비타민을 보충해 영양의 완성도를 한층 더 높여줍니다. 건강 다이어트식으로도 손꼽히는 브로콜리두부무침은 씹을수록 고소하고 담백해 오리구이와 환상 궁합이랍니다.

669 kcal

• 당질 -84% • 불포화지방 +33%

부추훈제오리 구이

366 kcal

당질 -90%
나트륨 -62%

1인분

훈제오리 슬라이스 120g
부추 1/2줌(25g)
양파 1/6개(40g)
깻잎 3장(10g)
홍고추 1/3개(5g)
대파 5cm(25g)

양념장
고춧가루 1작은술
닥키매콤소스 1큰술(p92)
물 1/3컵
간장 1작은술
다진 청양고추 1/2작은술
다진 마늘 1작은술
알룰로스 설탕 2작은술
참기름 1작은술
후춧가루 1꼬집(0.1g)

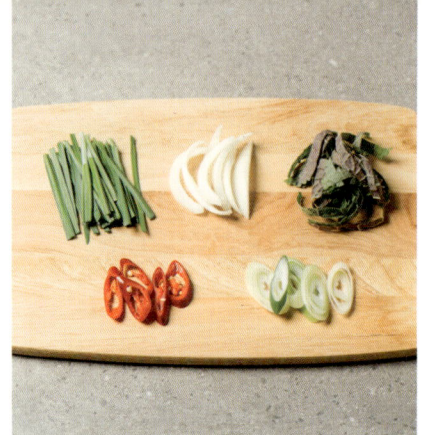

1 부추는 5cm 길이로 자르고, 양파와 깻잎은 1cm 두께로 채 썬다. 홍고추와 대파는 어슷 썬다.

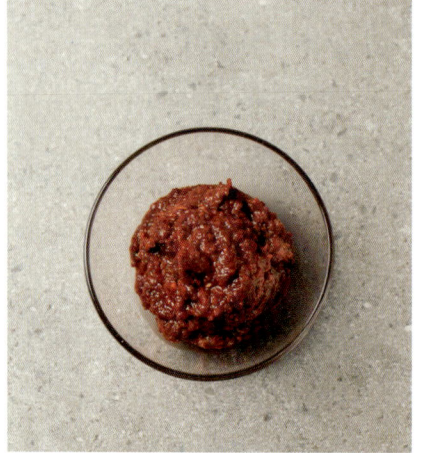

2 분량의 재료를 골고루 섞어 양념장을 만든다.

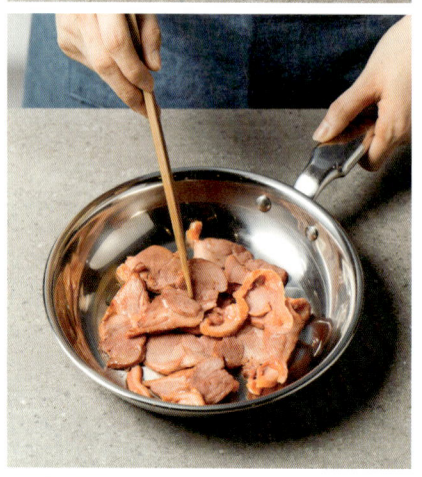

3 달군 팬에 훈제오리를 넣고 약한 불에서 1분간 굽는다.

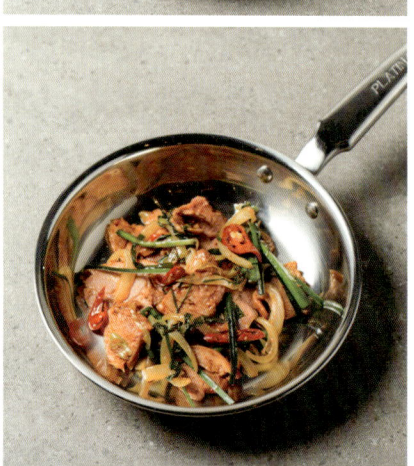

4 손질한 채소와 양념장을 넣고 중간 불에서 3분간 볶는다.

브로콜리두부 무침

83 kcal

1인분

두부 1/4모(30g)
브로콜리 1/2개(90g)

양념
참깻가루 1꼬집(0.2g)
간장 1작은술
참기름 1작은술
소금 1꼬집(0.5g)

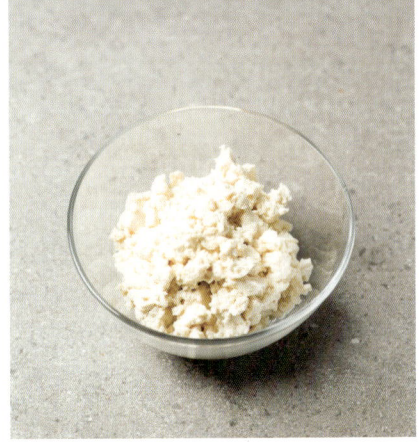

1
두부는 끓는 물에 1분간 데친 뒤 곱게 으깬다.

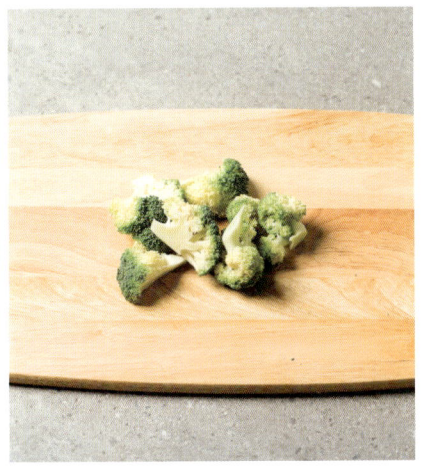

2
브로콜리는 먹기 좋은 크기로 썬다.

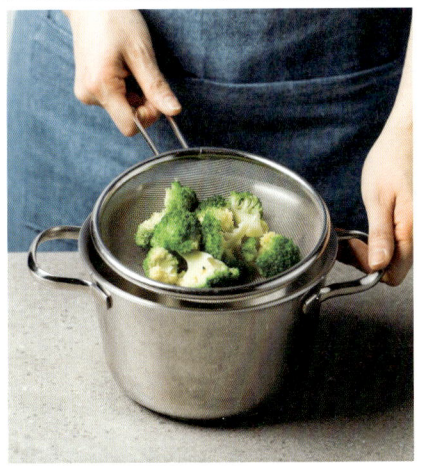

3
끓는 물에 브로콜리를 넣어 1분간 데친 다음 찬물에 담가 한 김 식힌 뒤 체에 밭쳐 물기를 뺀다.
TIP_ 두부를 데친 물에 브로콜리를 데치면 편리해요.

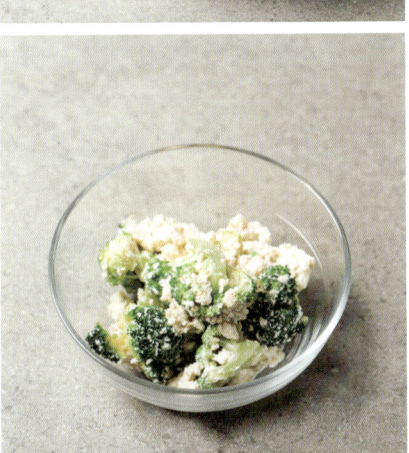

4
볼에 두부, 브로콜리, 양념 재료를 모두 넣어 고루 버무린다.
TIP_ 브로콜리는 물기를 완벽히 제거한 뒤 버무려요.

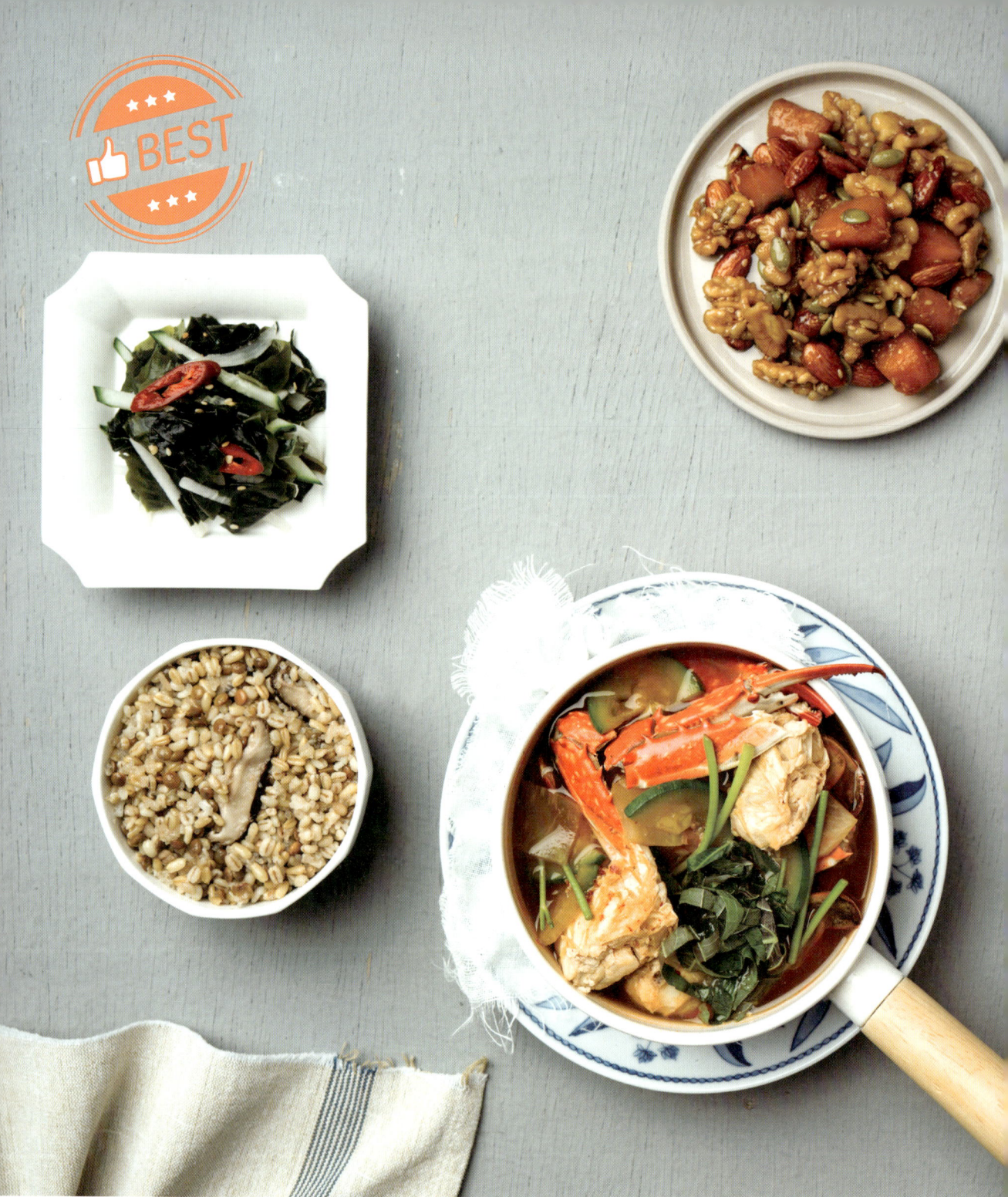

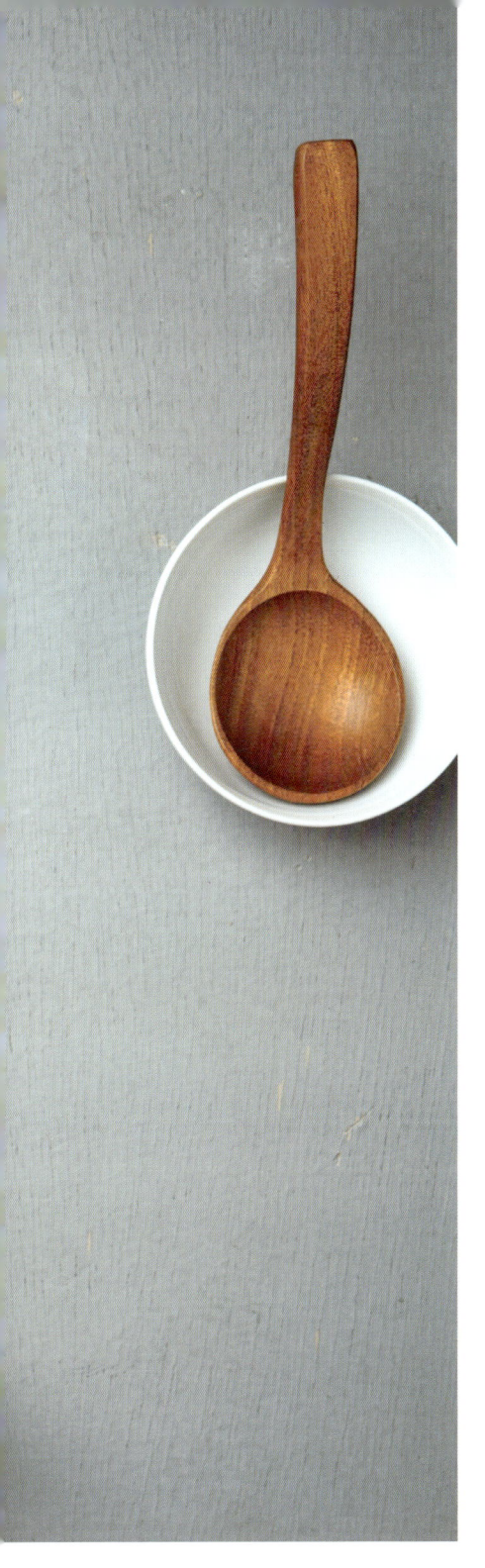

귀리표고밥 p89 + 된장꽃게탕 + 미역초무침 + 단호박견과류조림

꽃게는 영양소를 가득 담고 있는 선물 같은 식재료예요. 타우린과 오메가-3 지방산이 풍부해 혈관 건강에 매우 유익하지요. 단백질과 칼슘도 많이 함유하고 있어 고령의 당뇨 환자에게 뼈와 근육 건강도 챙겨주는 효녀 같은 존재입니다. 된장으로 맛의 깊이가 남다른 꽃게탕을 만들어보세요. 구수함이 절정에 달한답니다. 새콤달콤한 미역초무침과 오독오독 씹히는 단호박견과류조림까지 더하면 어느 일품요리 부럽지 않은 푸짐한 비주얼을 만날 수 있을 거에요.

영양 분석

649 kcal

- 당질 -76%
- 불포화지방 +172%

된장꽃게탕

246 kcal
당질 -88%
나트륨 -11%

1인분

꽃게 1마리(200g)
애호박 1/8개(40g)
무 1토막(40g)
양파 1/4개(60g)
깻잎 2장(6g)
미나리 2줄(15g)
풋고추 1/2개(8g)
대파 5cm(25g)
다시마 1장(3×3cm)
물 3컵

양념
고춧가루 1작은술
된장 1½큰술
다진 마늘 1작은술

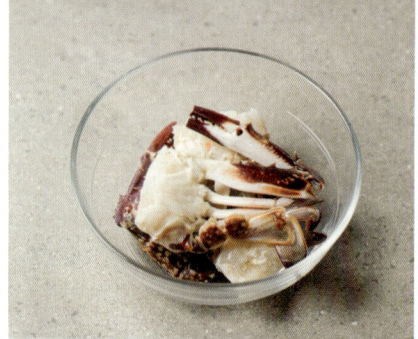

1
꽃게는 솔로 구석구석 깨끗이 씻는다. 게딱지를 떼어내 물로 씻은 다음 4등분한다.

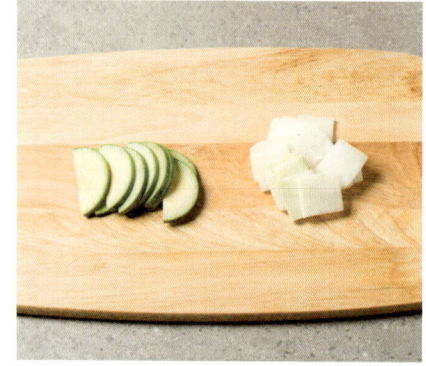

2
애호박은 길게 반 갈라 반달 모양으로 자르고, 무는 0.5cm 두께로 나박하게 썬다.

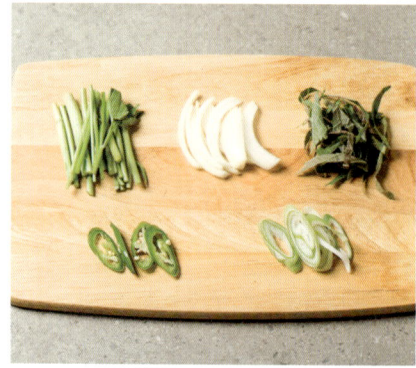

3
미나리는 5cm 길이로 자르고, 양파와 깻잎은 굵게 채 썬다. 풋고추와 대파는 어슷 썬다.

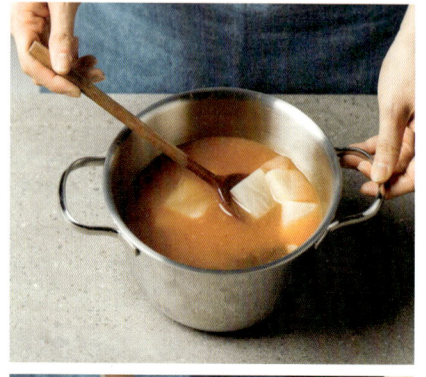

4
냄비에 무, 다시마, 물을 넣고 센 불에서 끓이다가 무가 반쯤 익으면 고춧가루와 된장을 넣어 고루 푼 다음 5분간 끓인다.

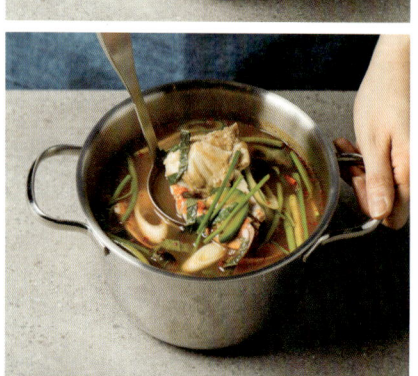

5
꽃게를 넣고 국물맛이 우러나면 손질한 채소와 다진 마늘을 넣고 중간 불에서 5분간 끓인다.

미역초무침

30 kcal

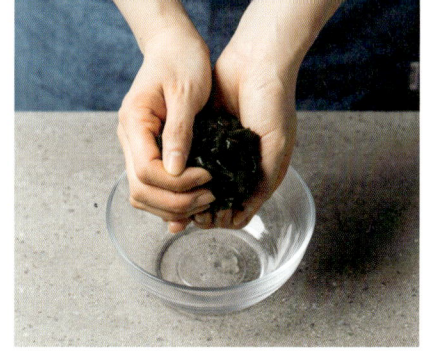

1 마른 미역은 미지근한 물에 20분간 불린 뒤 주물러 씻어 물기를 꼭 짠 다음 3cm 길이로 자른다.

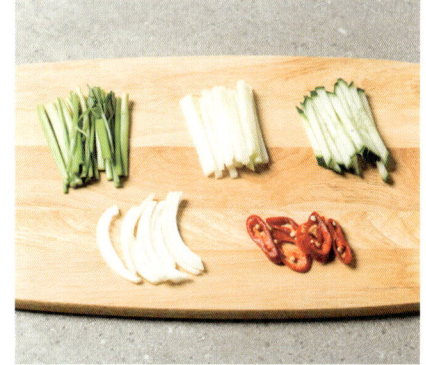

2 미나리는 5cm 길이로 자른다. 무, 오이, 양파는 얇게 채 썰고 홍고추는 어슷 썬다.

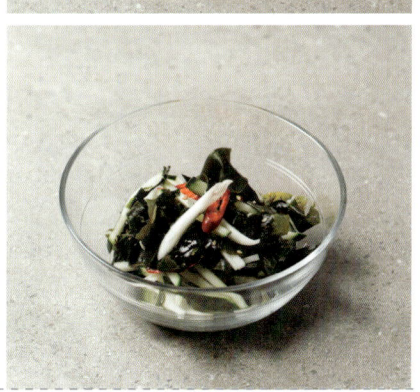

3 볼에 불린 미역, 손질한 채소, 분량의 재료로 만든 양념장을 넣고 고루 버무린다.

1인분

마른 미역 1/3줌(4g), 무 1토막(40g), 오이 1/9개(20g), 양파 1/12개(20g), 미나리 1줄(8g), 홍고추 1/4개(4g)

양념장
간장 1작은술, 식초 2작은술, 레몬즙 1/2작은술, 알룰로스 설탕 1작은술, 참깨 1꼬집(1g)

단호박견과류조림

185 kcal

1인분

단호박 1/10개(40g), 아몬드 1/3줌(15g), 해바라기씨 1/6줌(5g), 호두 2개(5g)

양념장
간장 1작은술, 올리고당 1작은술, 에리스리톨 1작은술, 참깨 1꼬집(1g)

1 단호박은 껍질째 깨끗이 씻어 씨를 파낸 뒤 한입 크기로 썬다.
2 볼에 단호박, 견과류, 분량의 재료로 만든 양념장을 넣고 고루 버무린다.
3 달군 팬에 버무린 재료를 넣고 약한 불에서 8분간 저어가며 조린다.
    TIP_ 견과류가 바닥에 눌어붙지 않게 계속 저으며 조려요.

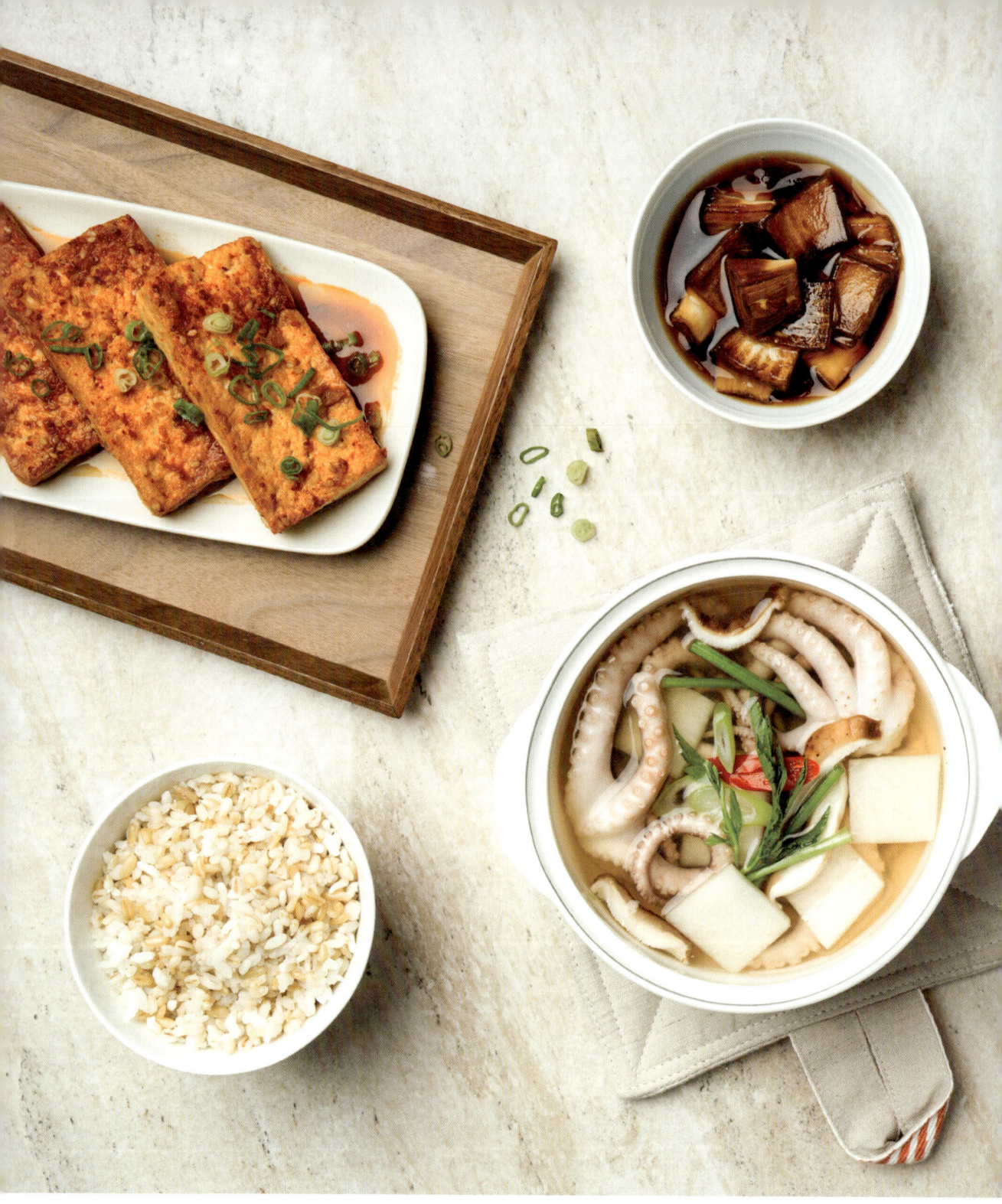

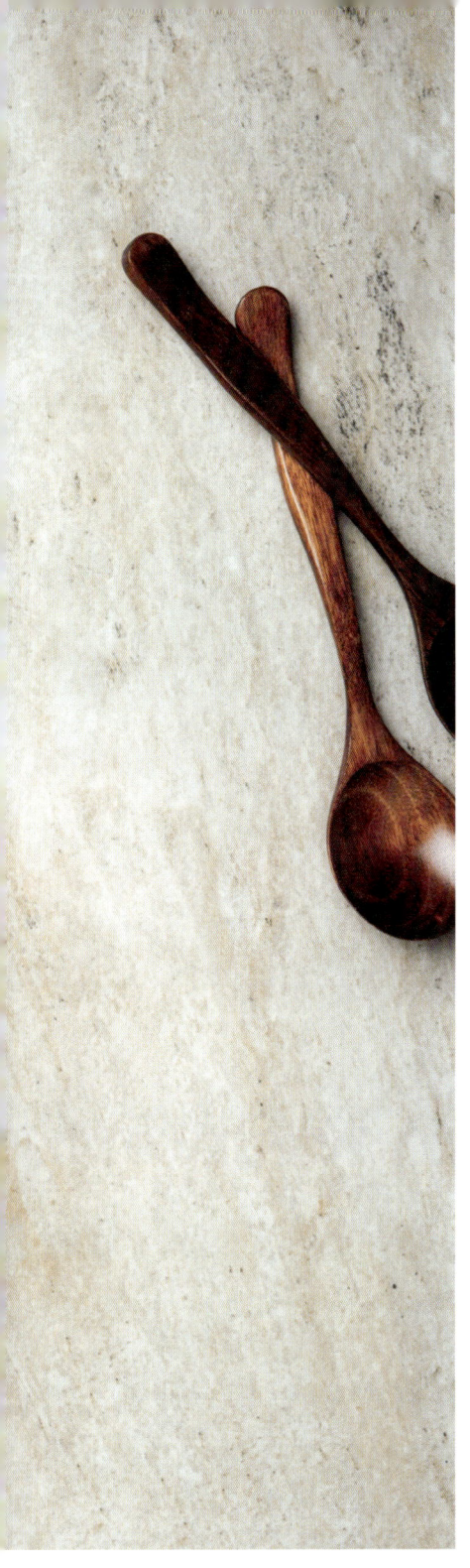

닥키영양밥 p88 + 낙지연포탕
+ 양파장아찌 + 두부조림

바다의 피로회복제, 낙지로 연포탕을 끓여보세요. 낙지는 문어와 오징어보다 2배 이상 많은 타우린을 함유하고 있어 콜레스테롤 관리에 큰 도움이 된답니다. 엄청난 단백질 함량을 자랑하면서 지방과 칼로리는 적어 체중 관리가 필수인 당뇨 환자에게 그야말로 최고의 해산물이지요. 반찬으로 두부조림과 양파장아찌를 곁들여보세요. 두고두고 깔끔한 밥상으로 손꼽을 거예요.

영양 분석

658 kcal

- 당질 −78%
- 불포화지방 +179%

낙지연포탕

153 kcal

당질 -94%
포화지방 -97%

1인분

낙지 2마리(200g)
무 1토막(50g)
배추 2장(40g)
미나리 2줄(15g)
표고버섯 2개(20g)
홍고추 1/2개(8g)
청양고추 1/5개(3g)
대파 10cm(50g)
국물용 멸치 3개(7g)
다시마 1장(3×3cm)
물 3컵
굵은소금 1큰술

양념

국간장 1/2작은술
멸치액젓 1/2작은술
다진 마늘 1작은술
소금 1/2작은술
후춧가루 1꼬집(0.1g)

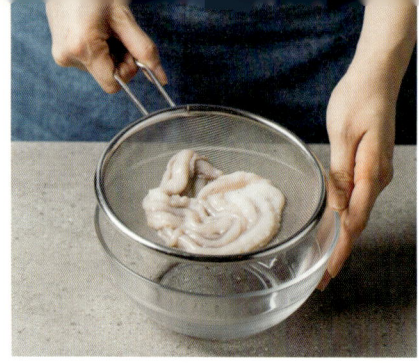

1
낙지는 내장과 입을 제거한 뒤 굵은소금으로 문질러 씻은 다음 깨끗이 헹군다.

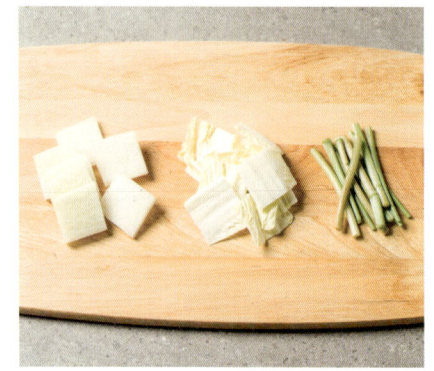

2
무는 사방 2cm 크기로 나박하게 썰고, 배추는 먹기 좋게 자른다. 미나리는 5cm 길이로 자른다.

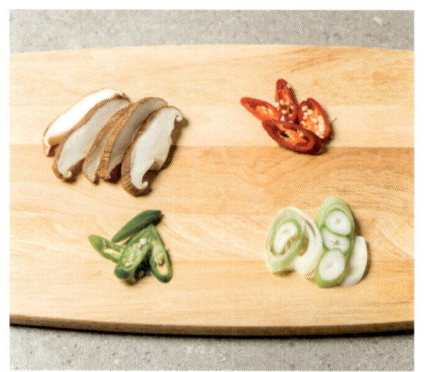

3
표고버섯은 얇게 편으로 썰고 홍고추, 청양고추, 대파는 어슷 썬다.

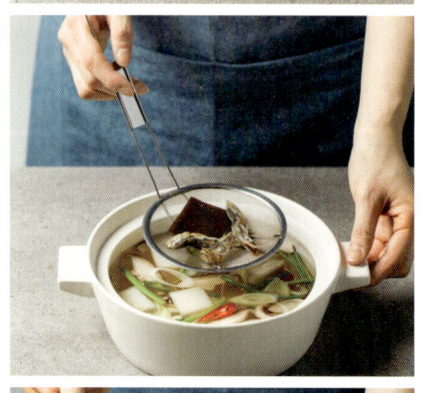

4
전골냄비에 다시마, 국물용 멸치, 물, 손질한 채소, 양념 재료를 모두 넣고 중간 불에서 10분간 끓인다. 물이 끓어오르면 다시마와 국물용 멸치를 건져낸다.

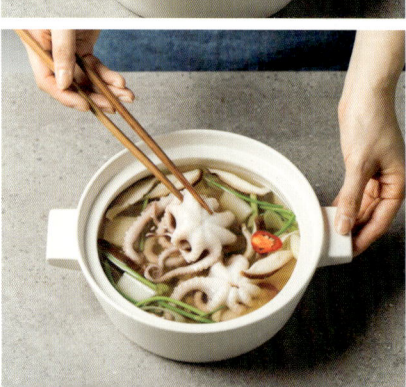

5
낙지를 넣고 2분간 끓인다.
TIP_ 낙지는 오래 익히면 질겨지기 때문에 나중에 넣어요.

양파장아찌

55 kcal

10인분

양파 3개(720g)

절임물
물 2컵, 간장 1컵, 식초 1컵,
알룰로스 설탕 1컵

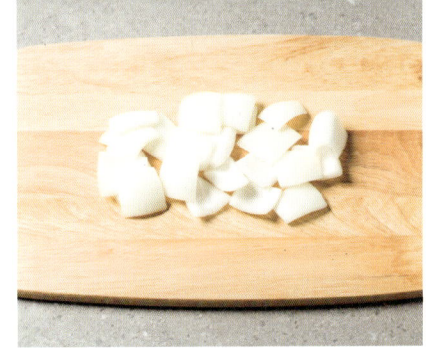

1 양파는 깨끗이 씻은 뒤 사방 3cm 크기로 깍둑 썬다.

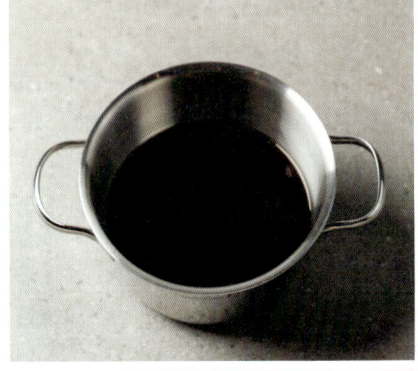

2 분량의 재료로 절임물을 만들어 냄비에 넣고 센 불에서 팔팔 끓인 뒤 한 김 식힌다.

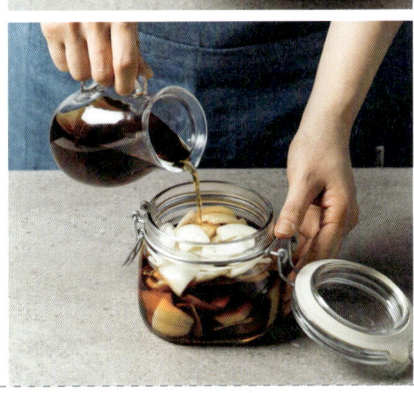

3 밀폐용기에 양파와 절임물을 담은 뒤 실온에서 하루 정도 숙성시킨다.

두부조림

1인분
두부 1모(120g), 쪽파 1/2대(5g), 올리브유 1큰술

양념장
고춧가루 1작은술, 물 2/3컵, 간장 1작은술, 맛술 1작은술,
다진 마늘 1작은술, 알룰로스 설탕 1큰술, 참깨 1꼬집(0.1g)

257 kcal

1 두부는 반 갈라 2cm 두께로 큼직하게 자른 뒤 키친타월에 올려 물기를 제거한다. 쪽파는 송송 썬다.
2 달군 팬에 올리브유를 두르고 두부를 올려 앞뒤로 노릇하게 굽는다.
3 분량의 재료로 양념장을 만들어 두부 위에 고루 끼얹고 쪽파를 올린 뒤 중간 불에서 10분간 조린다.

Part 05

한 그릇 요리

열량은 낮추고, 포만감에 활력까지 더한
요리를 소개합니다.
오롯이 한 그릇 요리로 즐겨보세요.

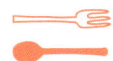

• 새싹채소비빔밥 •
• 콩나물소고기밥 •
• 떡갈비덮밥 •
• 규동 •
• 닭고기카레라이스 •
• 마파두부덮밥 •
• 쌈장볶음밥 •
• 새우볶음밥 •
• 구운새우비타민샐러드 •
• 연어샐러드 •

비빔밥은 정말 주의해야 하는 음식이에요.
자칫 잘못 먹으면 높아진 혈당에 깜짝 놀랄 수 있거든요.
각설탕 약 30개 분량의 당질을 함유한 흰쌀밥 한 그릇에
찹쌀, 설탕, 물엿으로 만든 고추장까지
당뇨에 안 좋은 식재료가 가득하답니다.
하지만 걱정하지 마세요. 당질 함량이 적은
보리우엉밥에 특제 비법으로 만든 닥키고추장만 있으면
매콤한 비빔밥도 마음껏 먹을 수 있답니다.
지금 바로 비벼보세요.

새싹채소비빔밥

711 kcal

식이섬유 +98%
불포화지방 +191%

1인분

보리우엉밥 1공기(p89)
다진 소고기 50g
새싹채소 1줌(30g)
빨강 파프리카 1/4개(30g)
양파 1/6개(40g)
달걀 1개
해바라기씨 2작은술
호박씨 2작은술
올리브유 1큰술

양념장
닥키고추장 2큰술(p92)
물 1작은술
식초 1작은술
올리고당 1작은술
알룰로스 설탕 2작은술
참깨 1작은술

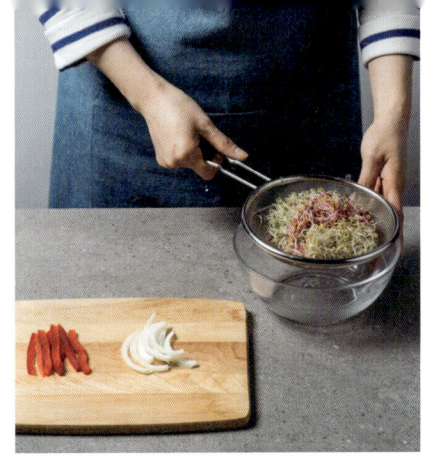

1
빨강 파프리카와 양파는 1cm 두께로 채 썬다. 새싹채소는 찬물에 담갔다가 체에 밭쳐 물기를 뺀다.
TIP_ 새싹채소를 물에 담가 놓으면 이물질이 아래로 가라앉아요.

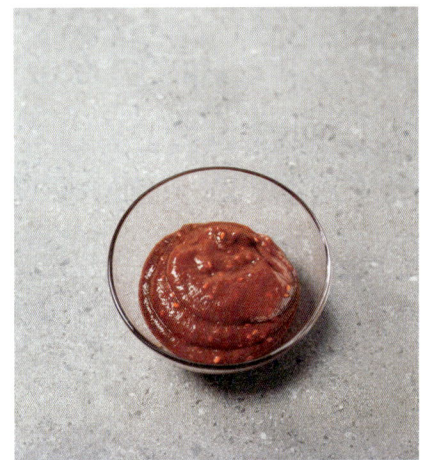

2
분량의 재료를 골고루 섞어 양념장을 만든다.

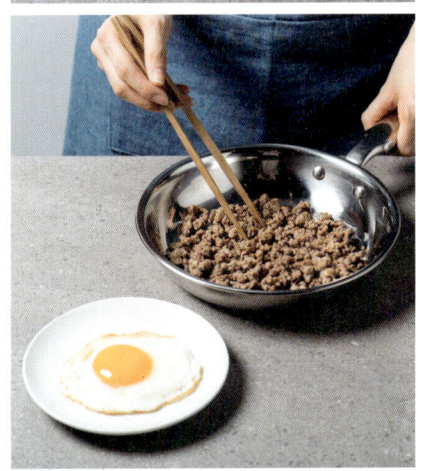

3
달군 팬에 올리브유를 두르고 다진 소고기를 넣어 달달 볶는다. 다른 팬에서 달걀 프라이를 만든다.

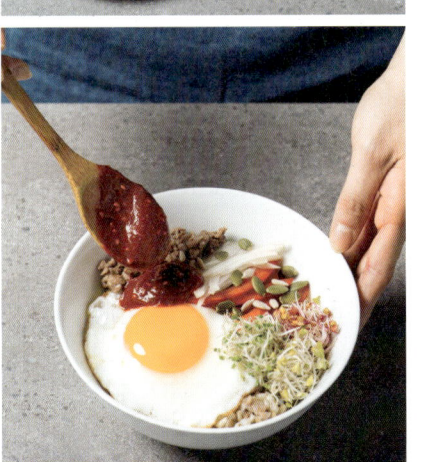

4
그릇에 보리우엉밥을 담고 그 위에 볶은 소고기, 손질한 채소, 새싹채소, 해바라기씨, 호박씨를 가지런히 담은 뒤 양념장을 얹는다.
TIP_ 해바라기씨와 호박씨는 먹기 전에 한 번 볶으면 더욱 고소해요.

따끈한 밥에 불고기를 넣어 쓱쓱 비벼 먹으면
아주 꿀맛이죠. 하지만 불고기는 혈당 관리에는
굉장히 위험한 메뉴입니다. 그래도 포기할 순 없죠?
저탄수화물 밥에 식이섬유가 풍부한 채소를 듬뿍 얹고,
달달한 맛은 살렸지만 당질은 확 낮춘
불고기소스를 넣었답니다.
걱정은 제로 영양은 완벽한 덮밥, 바로 만들어볼까요?

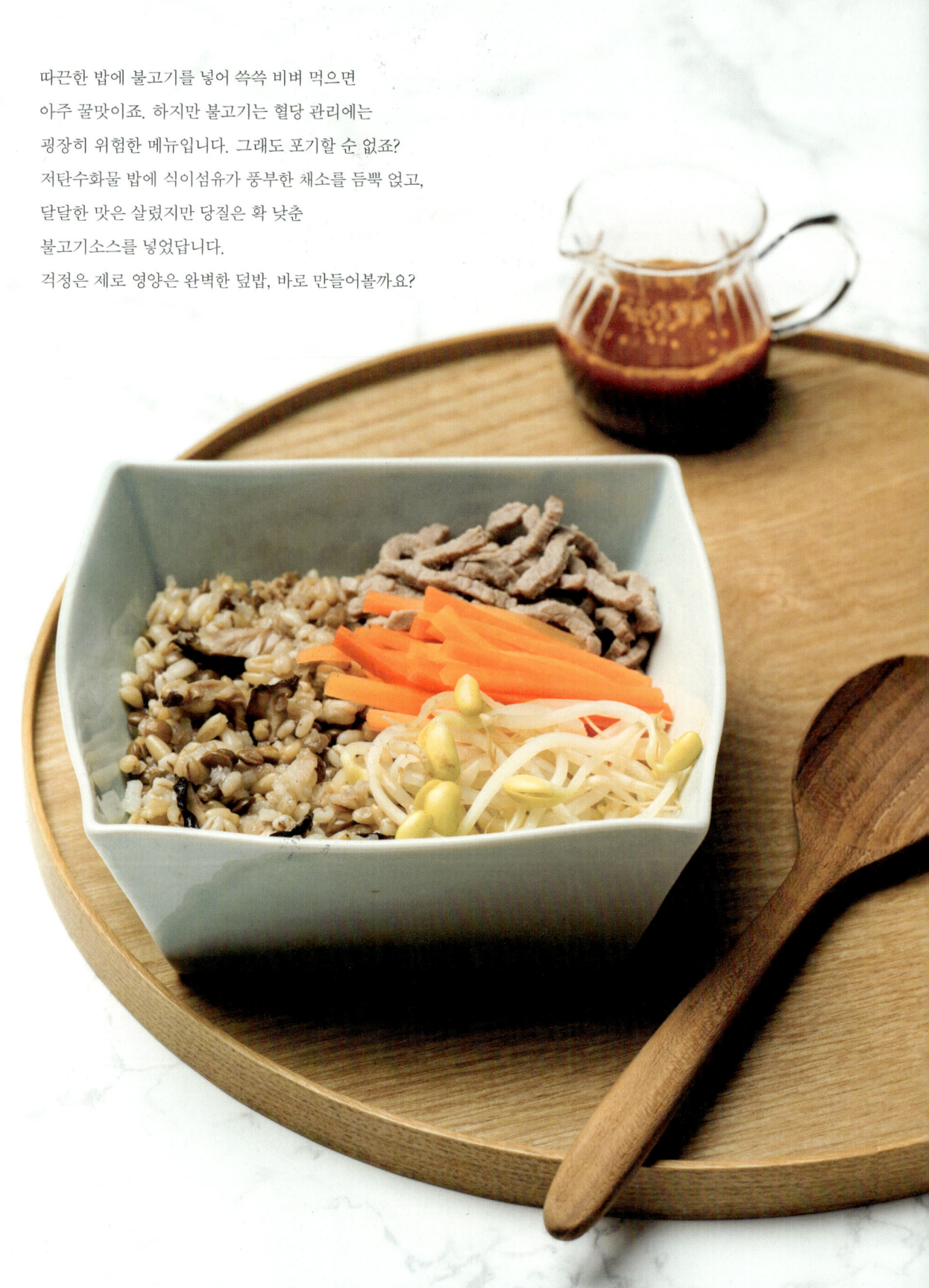

콩나물소고기밥

362 kcal
당질 -73%
나트륨 -67%

1인분

귀리표고밥 1공기(p89)
소고기(홍두깨) 50g
콩나물 1줌(35g)
당근 1/8개(30g)
쪽파 1/2대(5g)

양념장
고춧가루 1작은술(5g)
물 1작은술
간장 2작은술
올리고당 1작은술
다진 마늘 1작은술
참기름 1작은술
참깨 1꼬집(0.2g)
후춧가루 1꼬집(0.1g)

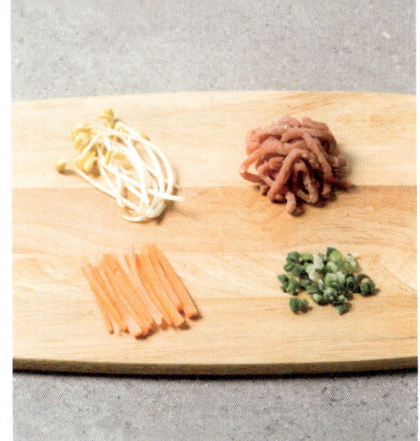

1
콩나물은 지저분한 부분만 제거한 뒤 깨끗이 씻어 물기를 제거한다. 소고기와 당근은 얇게 채 썰고, 쪽파는 송송 썬다.

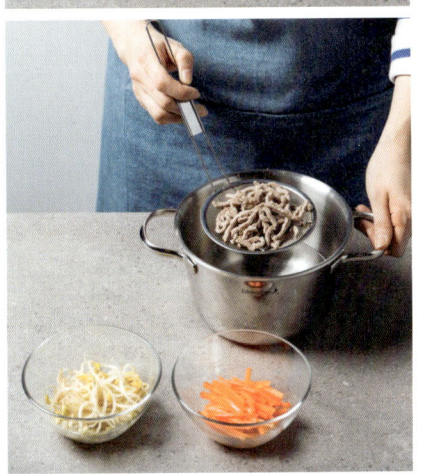

2
끓는 물에 콩나물 → 당근 → 소고기 순서로 데친 뒤 건져낸다.
TIP. 채소는 숨이 죽거나 살짝 익을 정도로만 데쳐요.

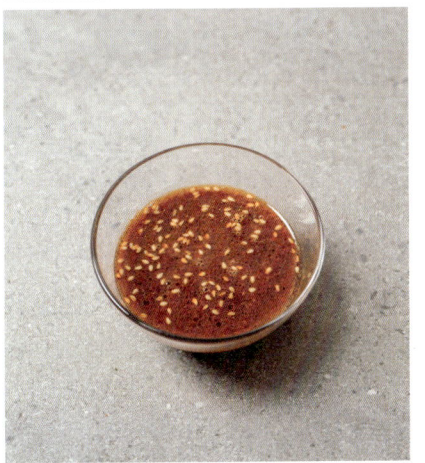

3
분량의 재료를 골고루 섞어 양념장을 만든다.

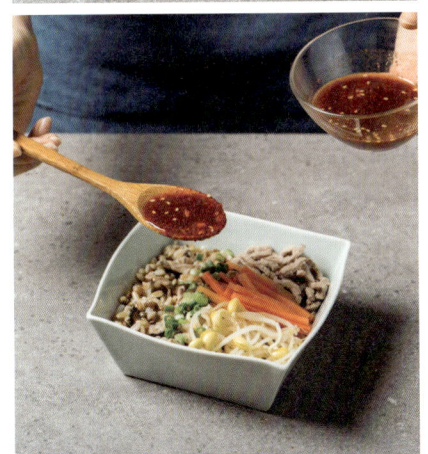

4
그릇에 귀리표고밥을 담고 소고기, 콩나물, 당근, 쪽파를 보기 좋게 담은 뒤 양념장을 얹는다.

촉촉한 육즙에 감동받을 준비됐나요?
설탕과 소금 한 톨 넣지 않아도 고소하고 담백한 떡갈비를
만들 수 있어요. 슈퍼곡물로 만든 밥에 향긋한 버섯을 한가득 담고
쫄깃하게 식감이 살아 있는 떡갈비를 척 얹어보세요.
단백질을 보강해주는 최고의 건강 덮밥이랍니다.

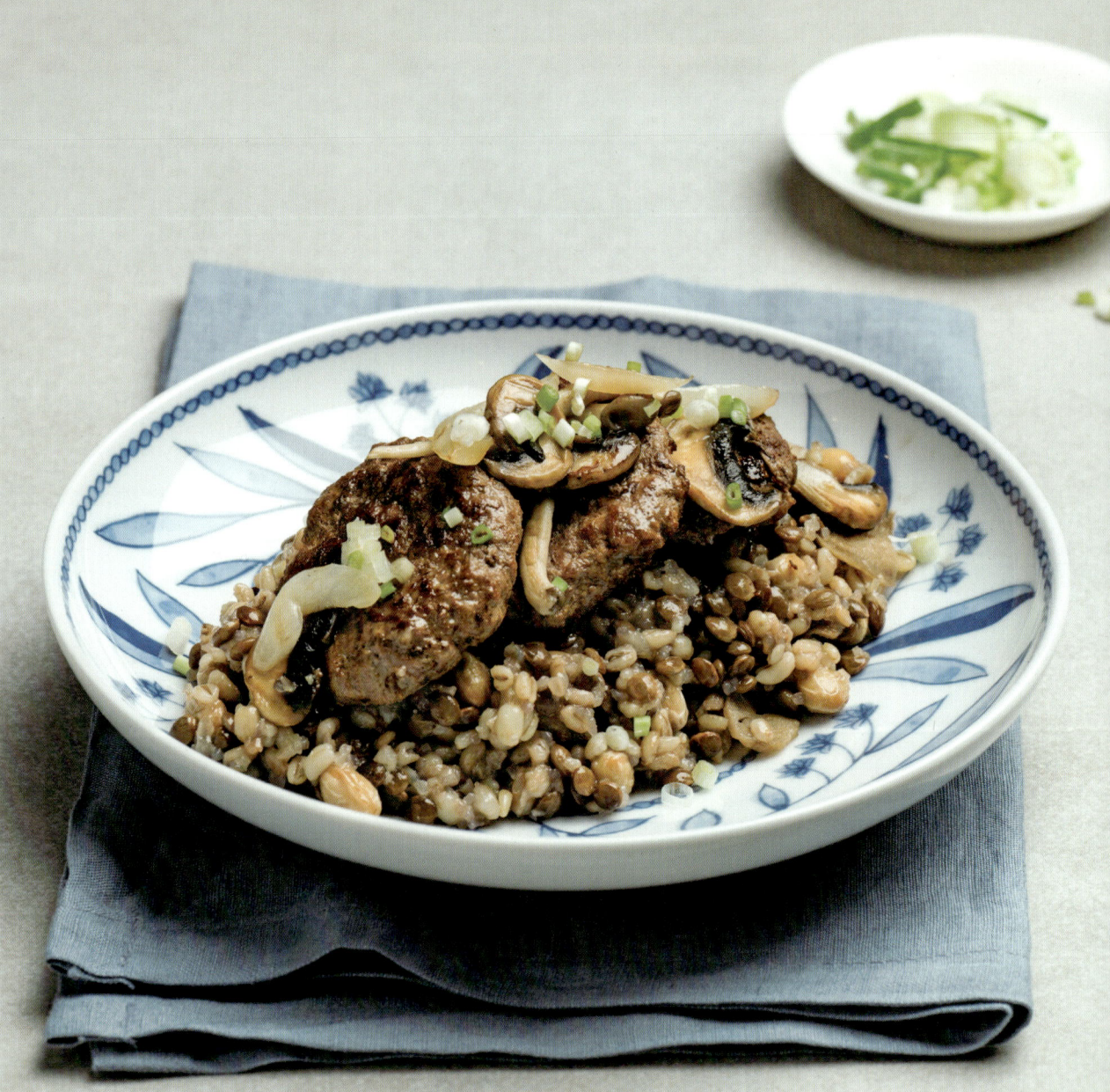

떡갈비덮밥

629 kcal

포화지방 -45%
나트륨 -56%

1인분

보리우엉밥 1공기(p89)
느타리버섯 1/2개(30g)
양송이버섯 2개(15g)
양파 1/6개(40g)
대파 5cm(25g)
올리브유 1큰술

반죽
다진 소고기 80g
간장 1작은술
다진 마늘 1작은술

양념장
물 2큰술
간장 1큰술
맛술 1작은술
올리고당 2작은술
참기름 1작은술
참깨 1꼬집(1g)

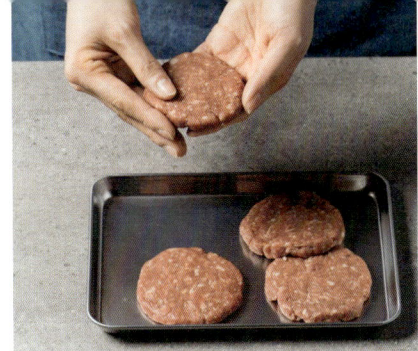

1
볼에 반죽 재료를 넣고
차지게 반죽한 뒤
둥글납작한 모양의
떡갈비를 여러 개 만든다.

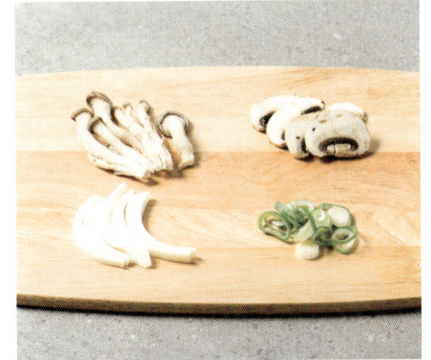

2
느타리버섯은 손으로
가닥가닥 찢고,
양송이버섯은 얇게 편으로
썬다. 양파는 1cm 두께로
채 썰고, 대파는 송송 썬다.

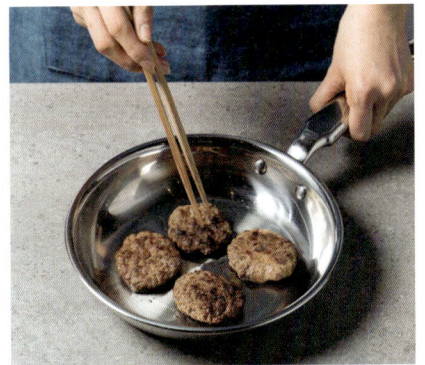

3
달군 팬에 올리브유를
두르고 떡갈비를 올려 약한
불에서 익힌다.
TIP_ 떡갈비는 가운데를 얇게
만들어야 속까지 잘 익어요.

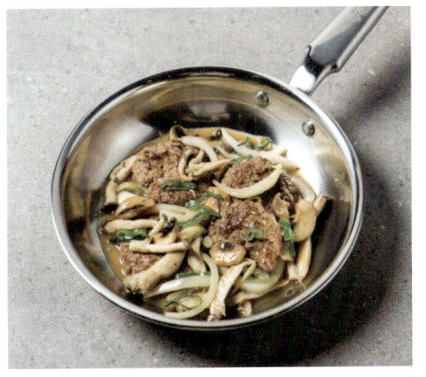

4
떡갈비가 익으면 손질한
채소를 모두 넣고
중간 불에서 2분간 볶다가
분량의 재료로 만든 양념장을
넣고 센 불에서 살짝 볶는다.

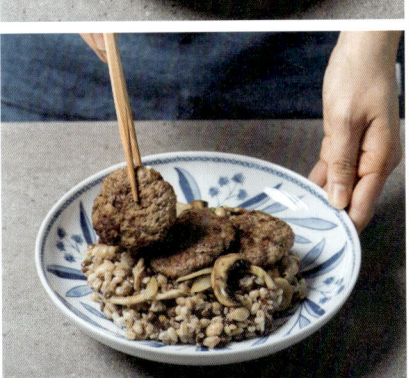

5
그릇에 보리우엉밥을 담고
그 위에 볶은 떡갈비와
채소를 올린다.

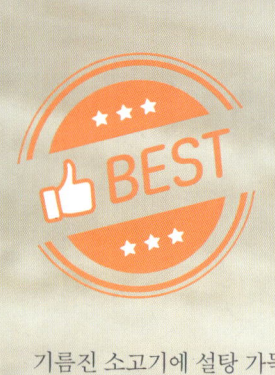

기름진 소고기에 설탕 가득한 간장소스?
닥터키친의 규동은 전혀 다르답니다.
포화지방이 낮은 홍두깨살만 사용하고,
간장을 베이스로 만든 양념장은 설탕 대신
당질 함량이 거의 없는 알룰로스를 넣어
달달함으로 채웠어요. 특히 달걀로 조물조물 버무린
소고기는 저탄수화물 곡물로 지은 귀리표고밥에
고소함과 찰기를 더해 입맛을 북돋워준답니다.

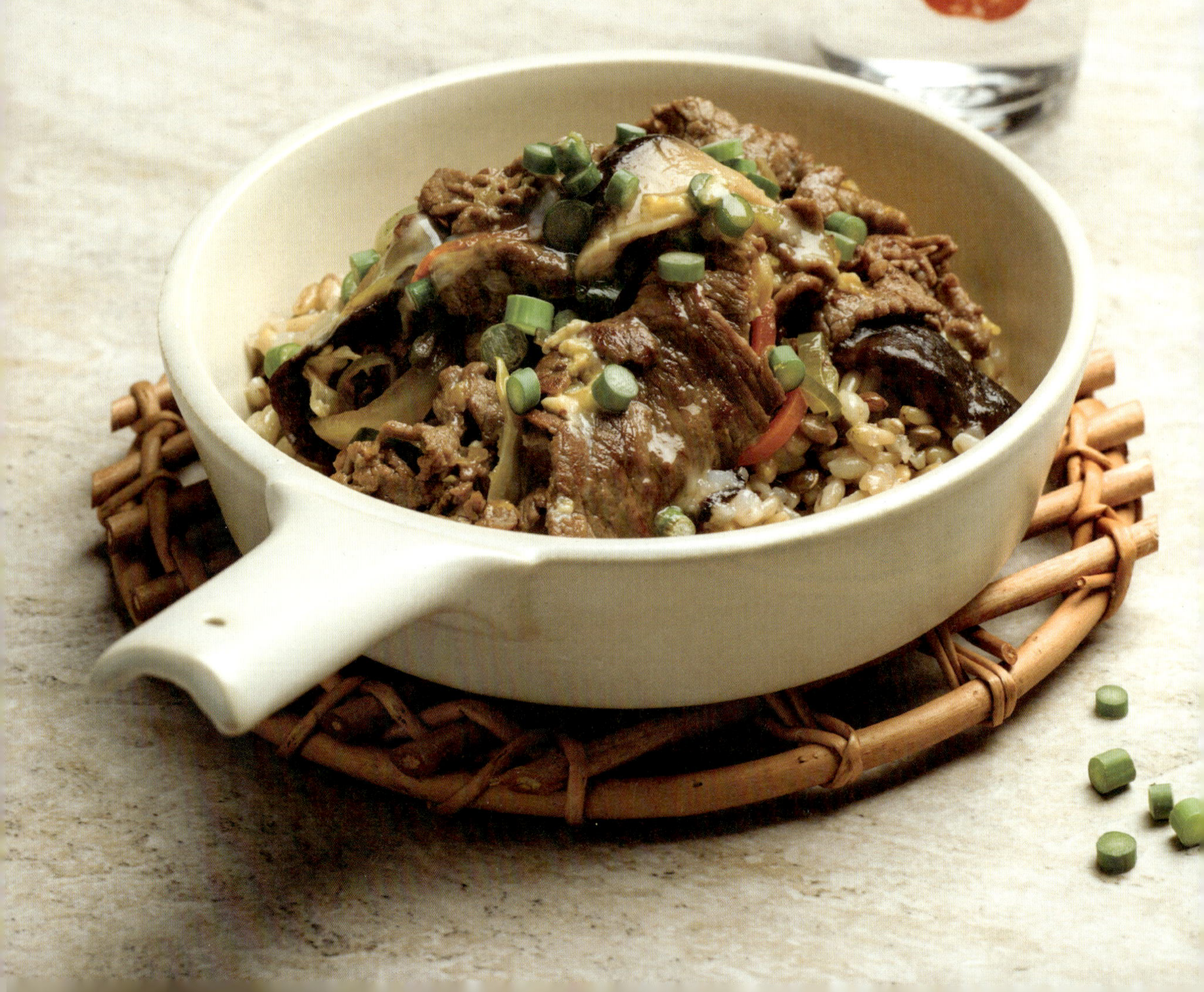

규동

685 kcal

나트륨 -17%
불포화지방 +103%

1인분

귀리표고밥 1공기(p89)
소고기(홍두깨살) 110g
표고버섯 1개(10g)
당근 1/12개(20g)
양파 1/6개(40g)
마늘종 15cm(10g)
대파 3cm(15g)
달걀 1개
올리브유 1큰술

양념장
물 1/2컵
기꼬만간장 1큰술
맛술 1작은술
식초 1작은술
다진 마늘 1작은술
알룰로스 설탕 2작은술
후춧가루 1꼬집(0.1g)

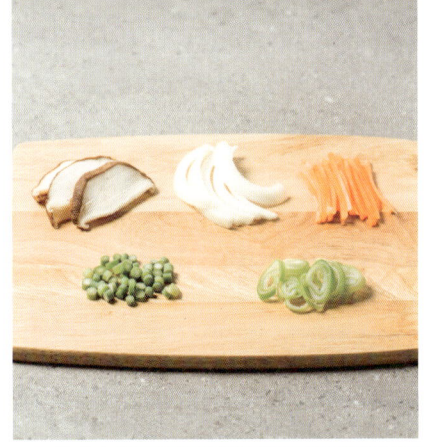

1
표고버섯은 얇게 편으로 썬다. 양파는 1cm 두께로 채 썰고, 당근은 얇게 채 썬다. 마늘종과 대파는 0.5cm 길이로 송송 썬다.

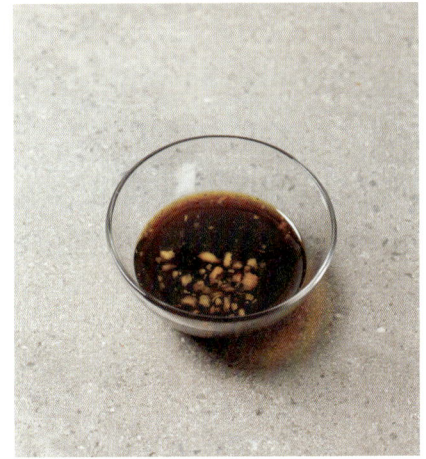

2
분량의 재료를 골고루 섞어 양념장을 만든다.

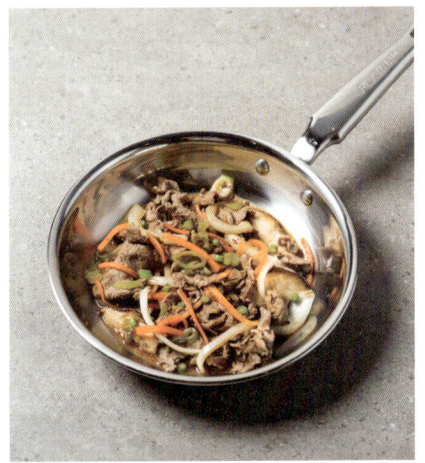

3
달군 팬에 올리브유를 두르고 샤부샤부용으로 준비한 소고기를 넣어 약한 불에서 볶다가 중간 불로 올린 뒤 손질한 채소와 양념장을 넣고 1분간 졸인다.

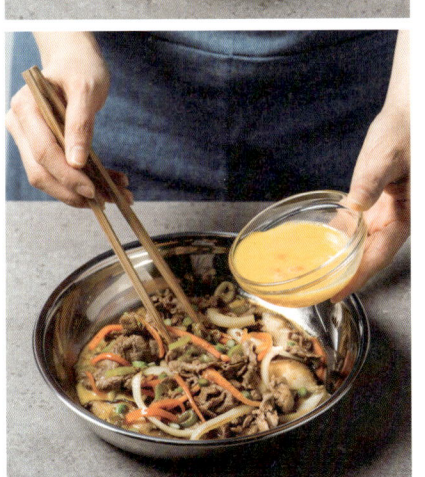

4
달걀을 살짝 푼 뒤 팬에 넣고 젓가락으로 저으며 반만 익힌 다음 귀리표고밥 위에 얹는다.

TIP_ 달걀은 대충만 풀어야 더욱 맛있고 부드러워요.

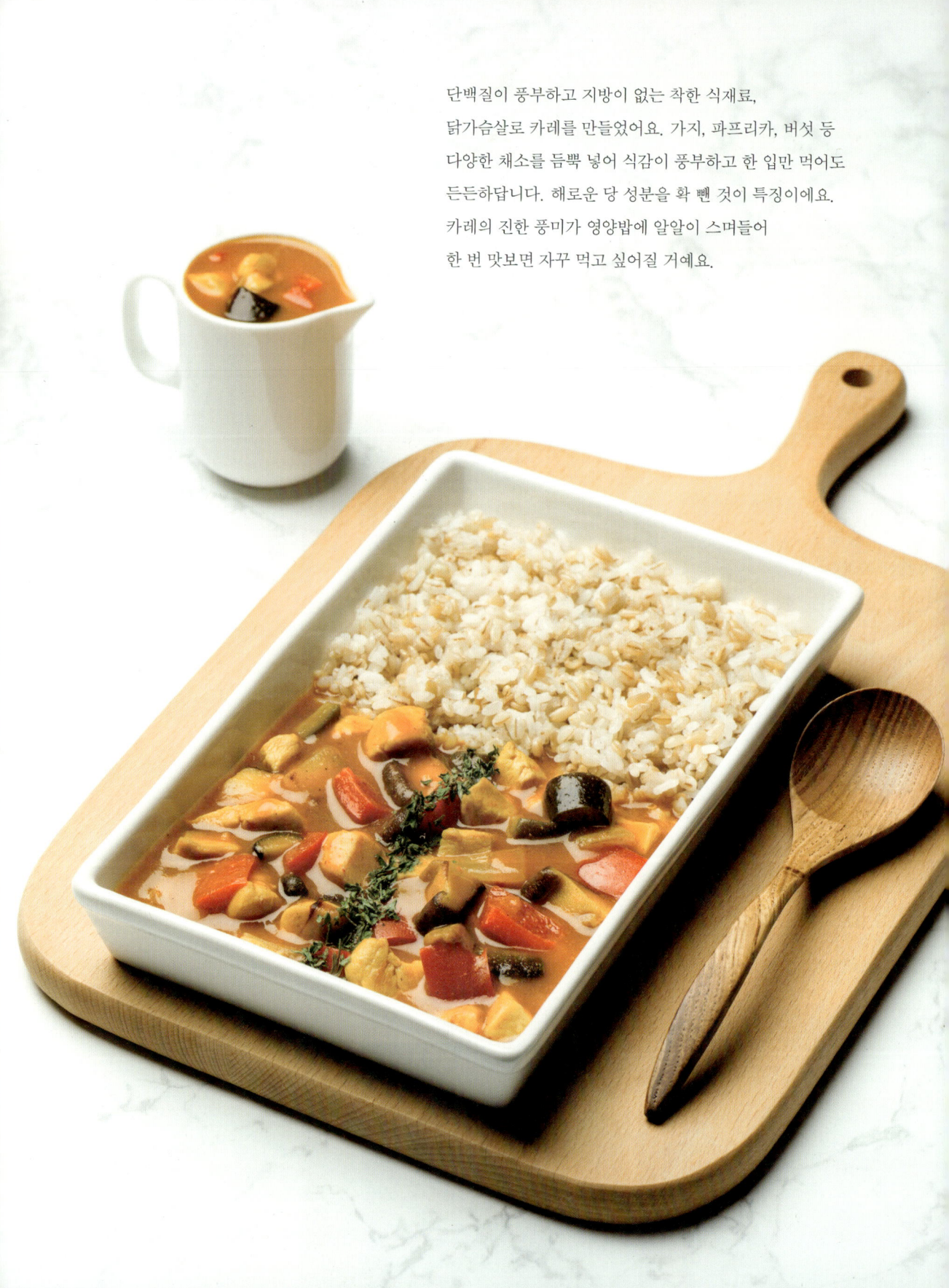

단백질이 풍부하고 지방이 없는 착한 식재료,
닭가슴살로 카레를 만들었어요. 가지, 파프리카, 버섯 등
다양한 채소를 듬뿍 넣어 식감이 풍부하고 한 입만 먹어도
든든하답니다. 해로운 당 성분을 확 뺀 것이 특징이에요.
카레의 진한 풍미가 영양밥에 알알이 스며들어
한 번 맛보면 자꾸 먹고 싶어질 거예요.

닭고기 카레라이스

● **710 kcal**

포화지방 −37%
불포화지방 +78%

1인분

닭키영양밥 1공기 (p88)
닭가슴살 150g
가지 1/4개 (40g)
표고버섯 2개 (20g)
빨강 파프리카 1/2개 (60g)
양파 1/6개 (40g)
파슬리가루 1꼬집 (0.5g)
올리브유 1큰술

소스
카레가루 1큰술
아몬드가루 2작은술
토마토소스 2큰술
물 1½컵
다진 마늘 1작은술

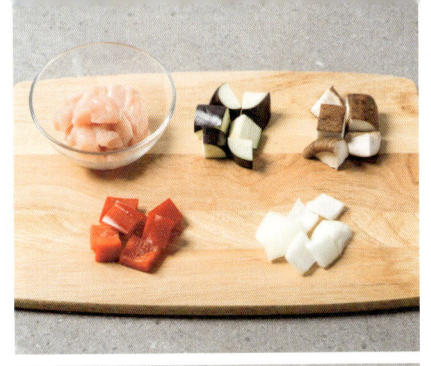

1 닭가슴살, 가지, 표고버섯, 빨강 파프리카, 양파는 사방 2cm 크기로 썬다.

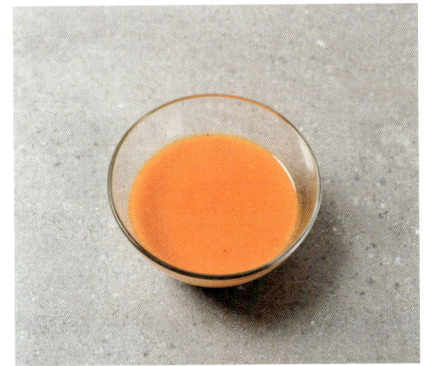

2 소스 재료는 골고루 섞어 잘 개어놓는다.

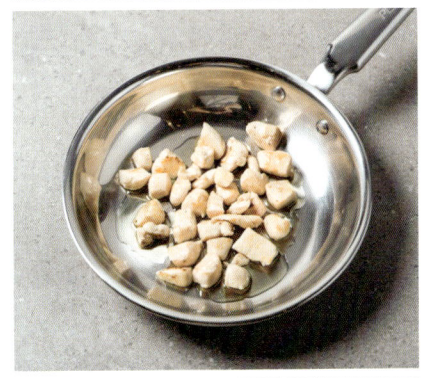

3 달군 팬에 올리브유를 두르고 닭가슴살을 넣어 약한 불에서 3분간 익힌다.

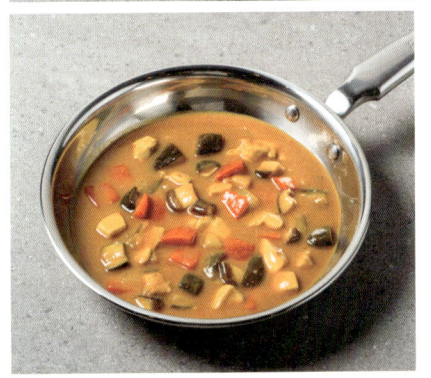

4 손질한 채소를 모두 넣고 센 불에서 1분간 볶다가 중간 불로 줄인 뒤 소스를 넣고 5분간 끓여 카레를 만든다.

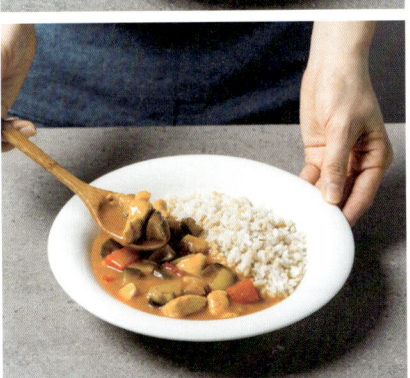

5 그릇에 닭키영양밥을 담고 그 위에 카레를 올린 뒤 파슬리가루를 살짝 뿌린다.

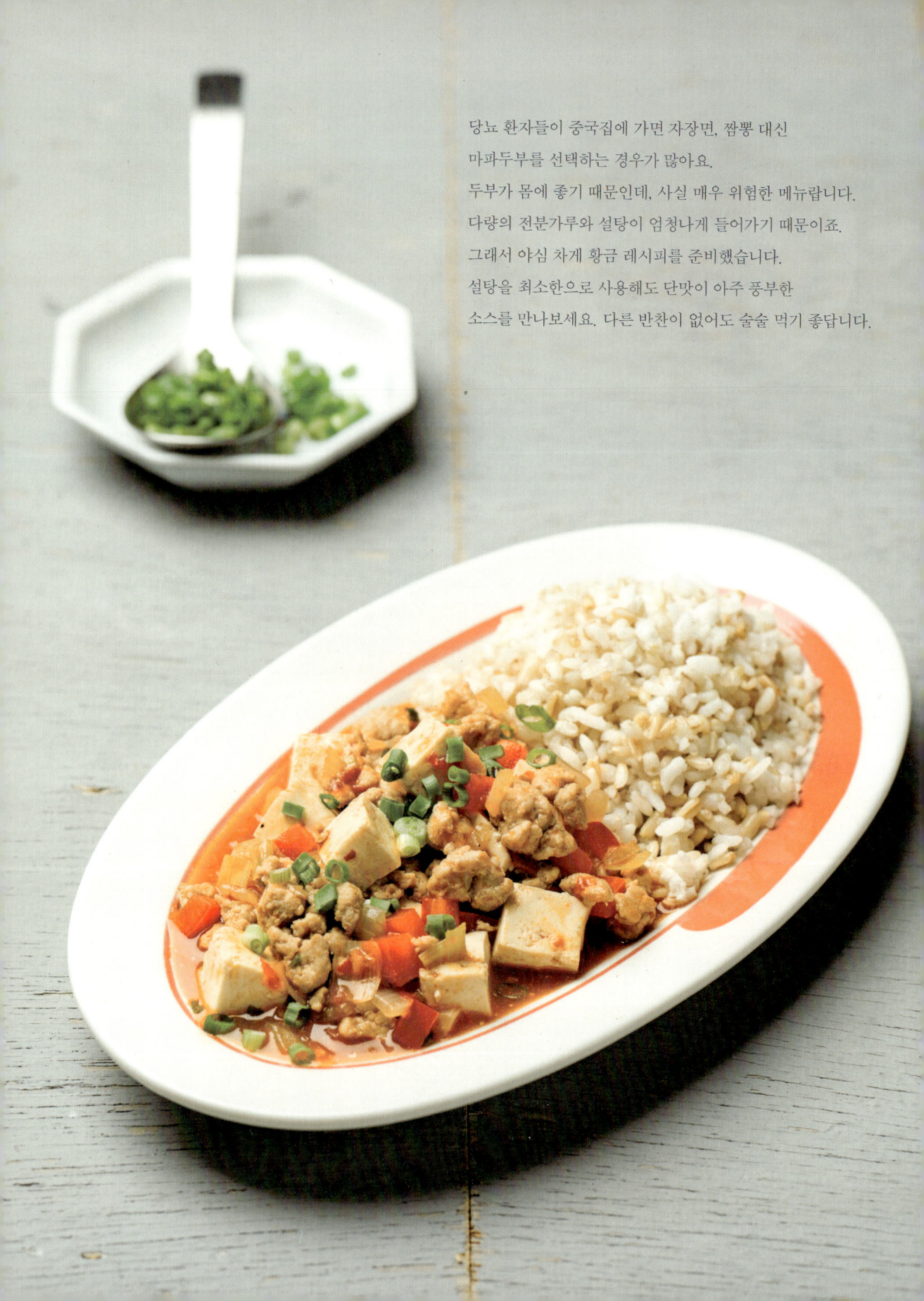

당뇨 환자들이 중국집에 가면 자장면, 짬뽕 대신
마파두부를 선택하는 경우가 많아요.
두부가 몸에 좋기 때문인데, 사실 매우 위험한 메뉴랍니다.
다량의 전분가루와 설탕이 엄청나게 들어가기 때문이죠.
그래서 야심 차게 황금 레시피를 준비했습니다.
설탕을 최소한으로 사용해도 단맛이 아주 풍부한
소스를 만나보세요. 다른 반찬이 없어도 술술 먹기 좋답니다.

마파두부덮밥

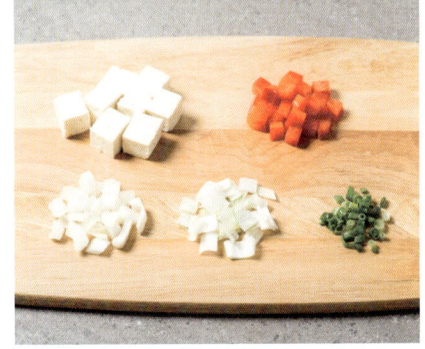

1
두부는 사방 1.5cm 크기로 자르고 홍피망, 양파, 대파는 사방 1cm 크기로 썬다. 쪽파는 송송 썬다.

645 kcal

당질 -70%
나트륨 -68%

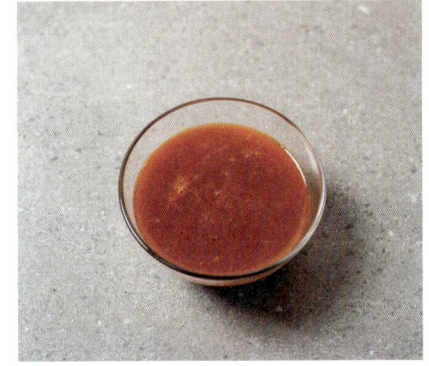

2
분량의 재료를 골고루 섞어 양념장을 만든다.

1인분

닥키영양밥 1공기(p88)
다진 돼지고기 50g
두부 1모(120g)
홍피망 1/5개(20g)
양파 1/12개(20g)
대파 흰 부분 2cm(10g)
쪽파 1대(10g)
다진 마늘 1작은술
고추기름 2작은술

양념장
곤약가루 1/2작은술(2g)
두반장 2작은술
굴소스 1작은술
물 3/4컵
간장 1작은술
청주 1작은술
알룰로스 설탕 1작은술
참기름 1작은술

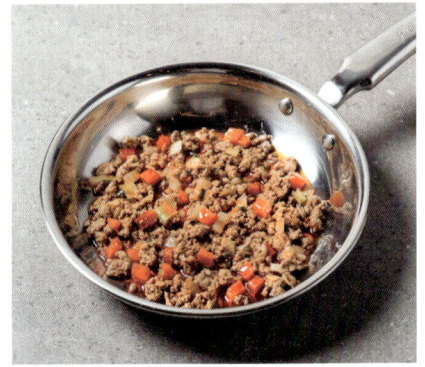

3
달군 팬에 고추기름을 두르고 다진 마늘과 홍피망, 양파, 대파를 넣어 중간 불에서 1분간 볶다가 다진 돼지고기와 쪽파를 넣고 센 불에서 2분간 볶는다.
TIP_ 향채를 먼저 볶으면 음식의 풍미가 높아져요.

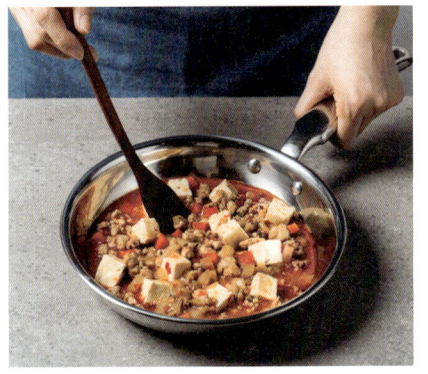

4
중간 불로 줄인 뒤 양념장과 두부를 넣고 2분간 졸여 마파두부를 만든다.

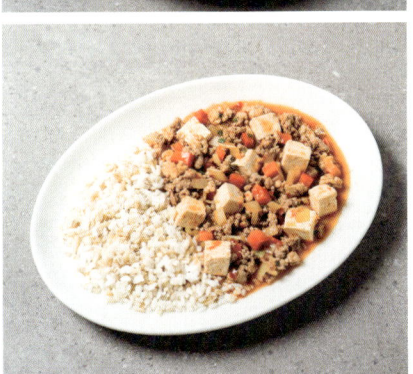

5
그릇에 닥키영양밥을 담고 그 위에 마파두부를 올린다.

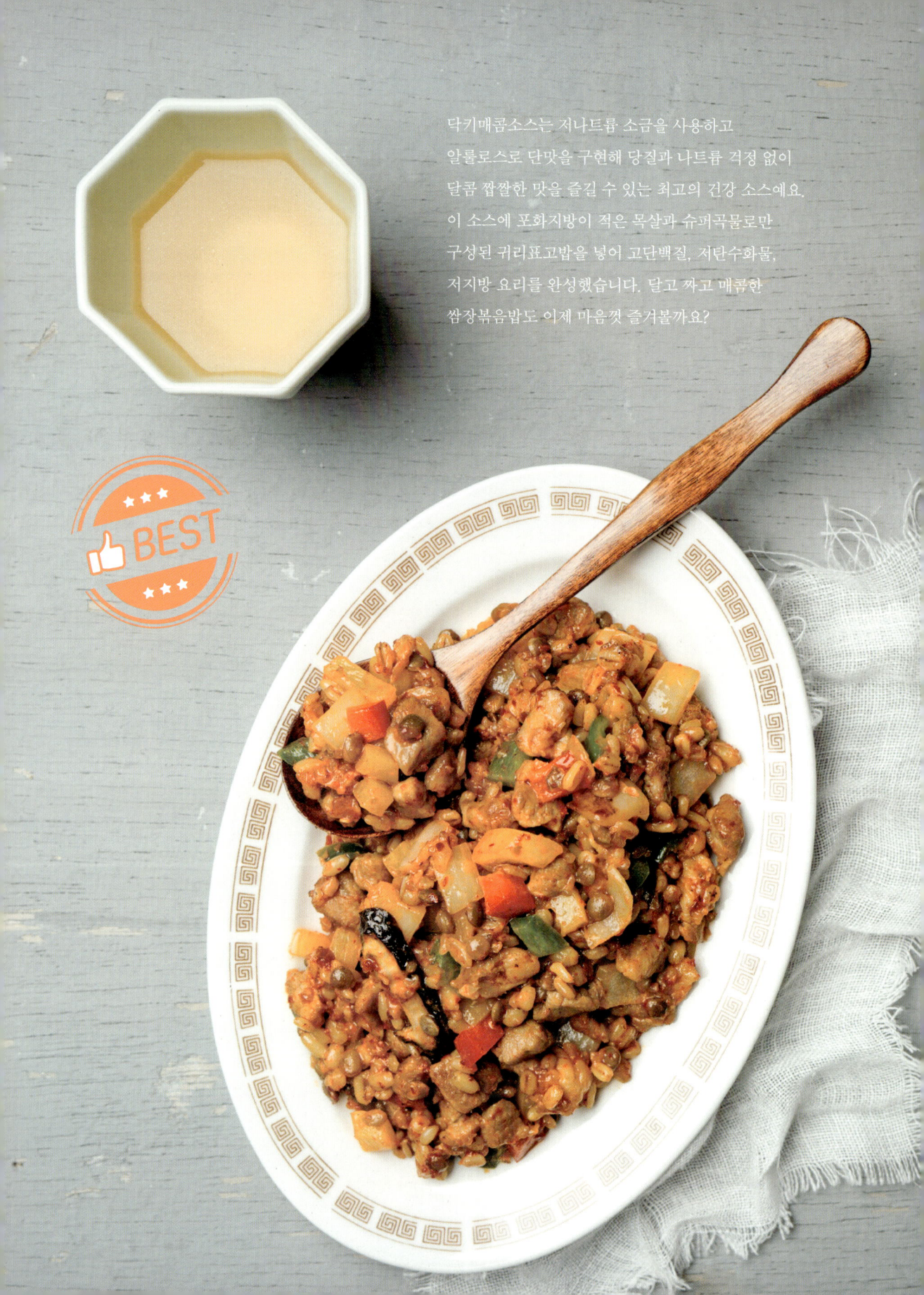

단키매콤소스는 저나트륨 소금을 사용하고 알룰로스로 단맛을 구현해 당질과 나트륨 걱정 없이 달콤 짭짤한 맛을 즐길 수 있는 최고의 건강 소스예요. 이 소스에 포화지방이 적은 목살과 슈퍼곡물로만 구성된 귀리표고밥을 넣어 고단백질, 저탄수화물, 저지방 요리를 완성했습니다. 달고 짜고 매콤한 쌈장볶음밥도 이제 마음껏 즐겨볼까요?

쌈장볶음밥

● **721** kcal

나트륨 -74%
불포화지방 +136%

1인분

귀리표고밥 1공기(p89)
돼지고기(목살) 100g
빨강 파프리카 1/8개(15g)
노랑 파프리카 1/8개(15g)
청피망 1/6개(15g)
양파 1/8개(30g)
올리브유 1큰술

양념장
닥키매콤소스 2작은술(p92)
된장 1작은술
저지방 마요네즈 1작은술
청주 1/2작은술
다진 마늘 1/2작은술
들기름 1/2작은술

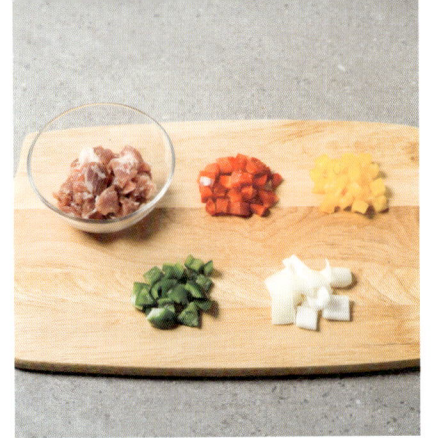

1
돼지고기는 사방 1.5cm 크기로 자른다.
빨강·노랑 파프리카, 청피망, 양파는 사방 1cm 크기로 썬다.

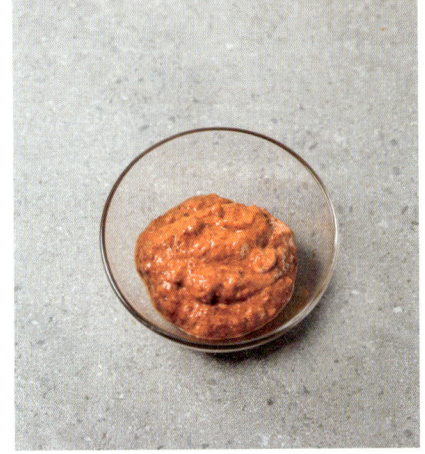

2
분량의 재료를 골고루 섞어 양념장을 만든다.

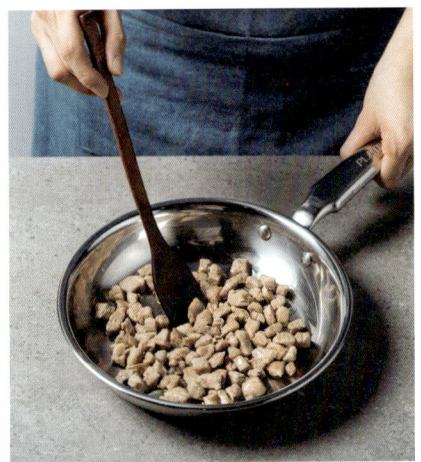

3
달군 팬에 올리브유를 두르고 돼지고기를 넣어 중간 불에서 익을 때까지 달달 볶는다.
TIP_ 소주를 넣으면 돼지고기의 잡내를 제거할 수 있어요.

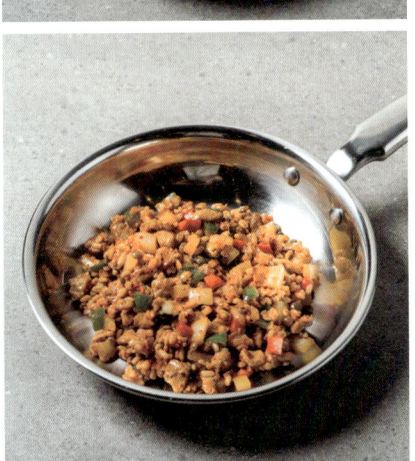

4
손질한 채소를 넣고 볶다가 양파가 투명해지면 귀리표고밥과 양념장을 넣고 센 불에서 1분간 볶는다.

새우는 혈관 건강에 도움이 되는 베타인이 풍부하고,
항산화 효과를 지닌 아스타크산틴도 가득 함유하고 있어요.
바다의 모든 영양을 작은 몸에 담고 있는 보물 같은 식재료,
새우로 볶음밥을 만들어보세요. 맛있는 냄새가 집안에 가득할 거예요.

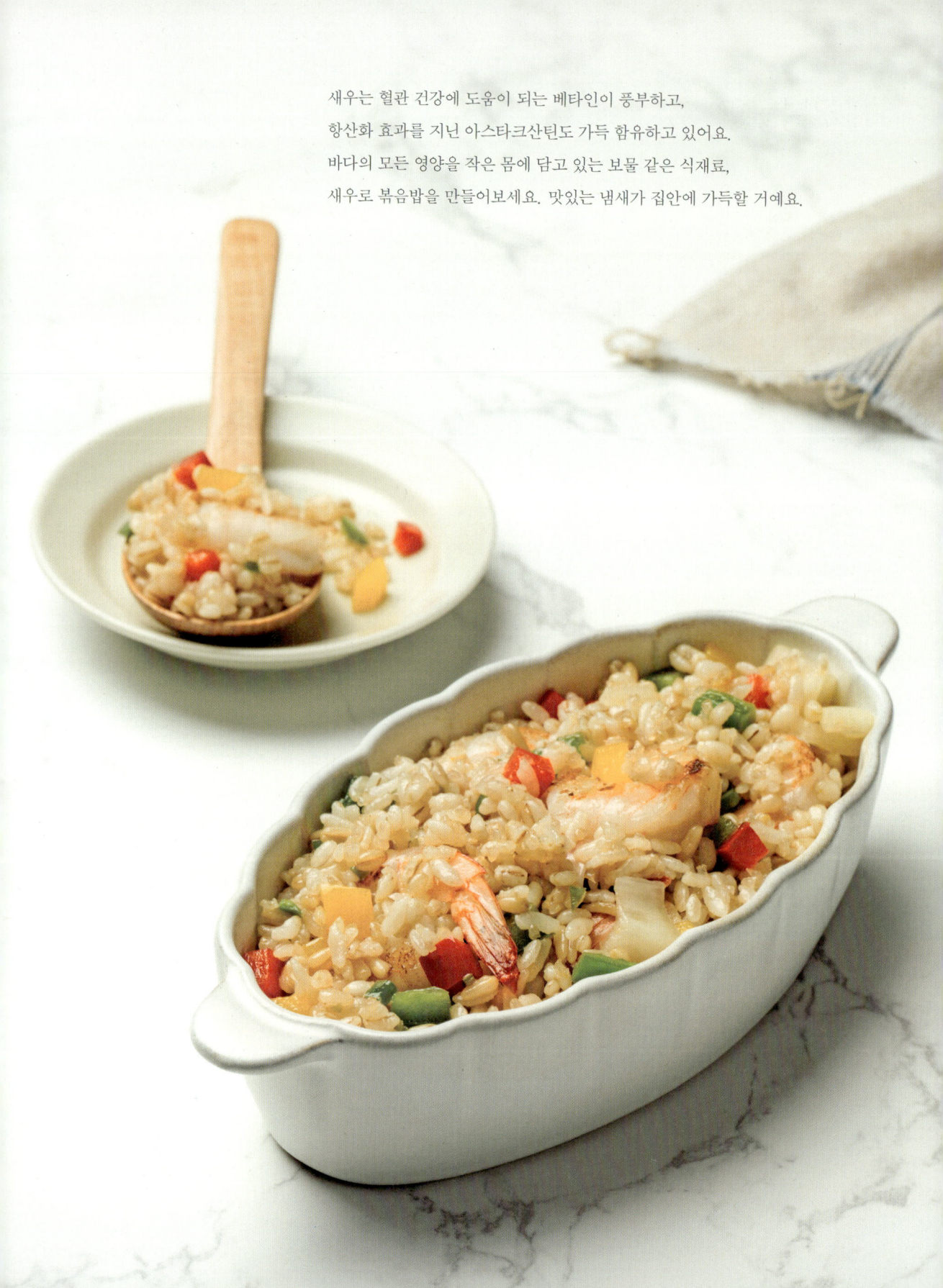

새우볶음밥

574 kcal

당질 −46%
포화지방 −80%

1인분

닭가슴양념밥 1공기(p88)
대하 4마리(40g)
홍피망 1/6개(15g)
청피망 1/6개(15g)
노랑 파프리카 1/8개(15g)
양파 1/8개(30g)

양념장
굴소스 2작은술
청주 2작은술
다진 마늘 2작은술
다진 청양고추 1작은술
올리브유 5작은술

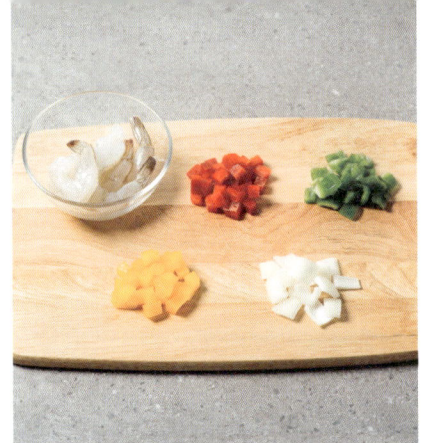

1
대하는 머리와 껍질을 제거한 뒤 깨끗이 씻는다. 홍피망, 청피망, 노랑 파프리카, 양파는 사방 1cm 크기로 깍둑 썬다.

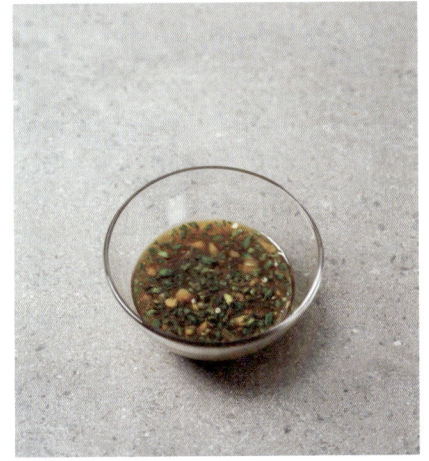

2
분량의 재료를 골고루 섞어 양념장을 만든다.

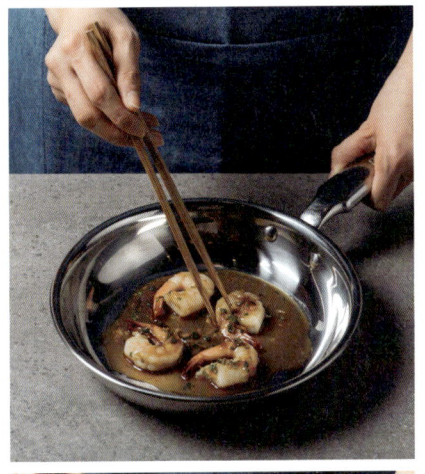

3
달군 팬에 대하와 양념장을 넣고 센 불에서 굽는다.

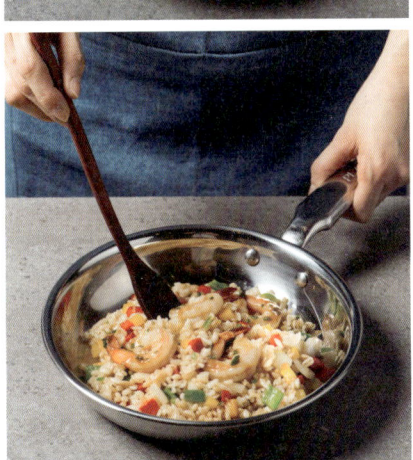

4
대하의 꼬리가 빨갛게 변하면 손질한 채소를 모두 넣고 1분간 볶다가 닭가슴양념밥을 넣고 센 불에서 1분간 볶는다.

가볍게 브런치 한번 즐겨볼까요? 마요네즈로 풍미를 살리고,
플레인 요거트와 식초로 상큼함을 더한 샐러드입니다.
비타민, 적근대, 로메인 등 아삭아삭 씹히는 채소에 라이신과
타우린이 풍부한 새우를 넣어 영양의 균형을 제대로 잡았답니다.
단백질과 불포화지방, 필수아미노산, 비타민까지 가득한 샐러드를 만들어보세요.

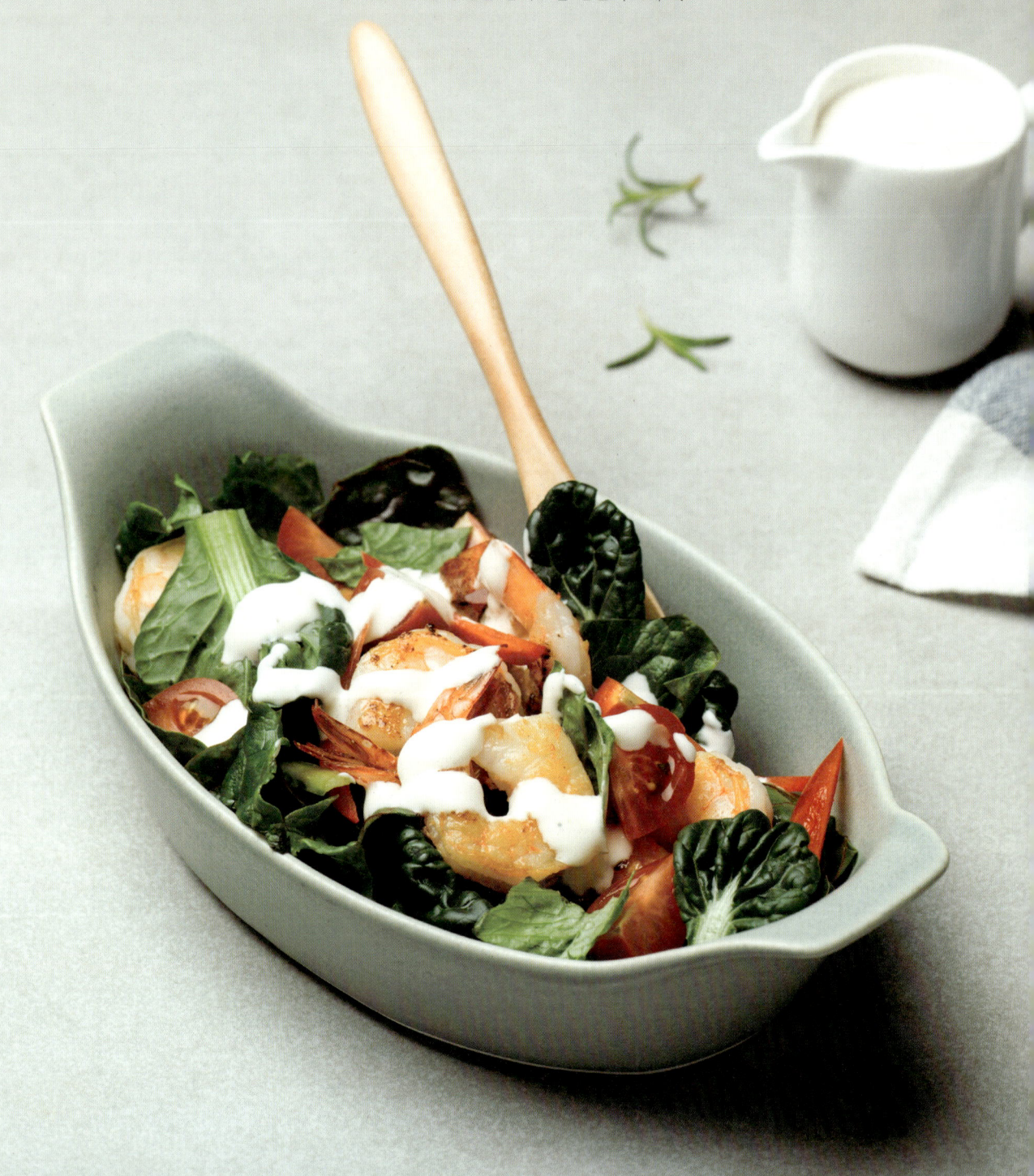

구운새우 비타민샐러드

265 kcal
당질 -96%
나트륨 -86%

1인분

대하 6마리(60g)
비타민 1개(20g)
적근대 1장(15g)
로메인 1장(15g)
빨강 파프리카 1/6개(20g)
방울토마토 2개(20g)
올리브유 1큰술

드레싱
플레인 요거트 2큰술
마요네즈 1작은술
식초 1작은술
다진 마늘 1/2작은술
알룰로스 설탕 1작은술
소금 1꼬집(0.2g)
후춧가루 1꼬집(0.1g)

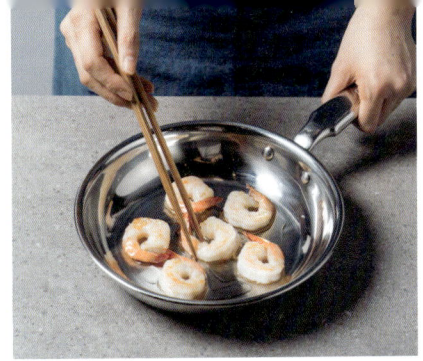

1 대하는 머리, 껍질, 내장을 제거하고 깨끗이 씻은 뒤 올리브유를 두른 팬에 넣어 중간 불에서 굽는다.

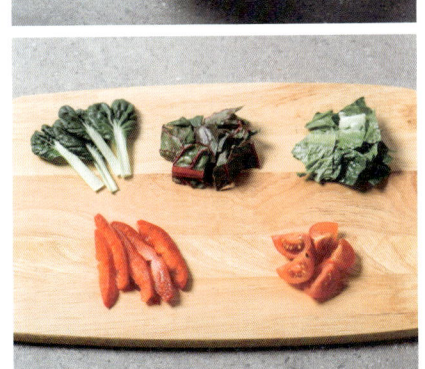

2 비타민, 적근대, 로메인은 찬물에 10분간 담갔다가 물기를 제거한다.
TIP_ 찬물에 담가두면 채소가 더 아삭해져요.

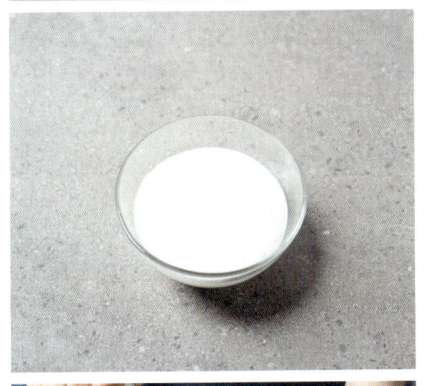

3 비타민은 5cm 길이로 자르고 적근대와 로메인은 사방 2cm 크기로 썬다. 빨강 파프리카는 0.5cm 두께로 채 썰고, 방울토마토는 4등분한다.

4 분량의 재료를 골고루 섞어 드레싱을 만든다.

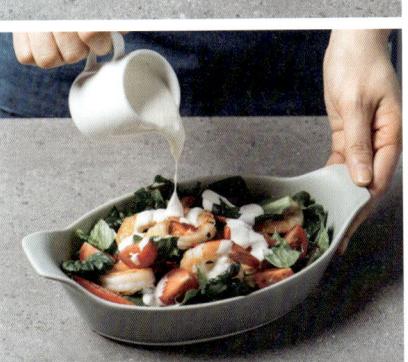

5 접시에 손질한 채소와 구운 대하를 담고 드레싱을 뿌린다.

연어에는 혈관 건강과 체중 관리에 도움을 주는 오메가-3 지방산이
많이 함유되어 있어요. 단백질도 매우 풍부해 당뇨 환자에게는
훌륭한 식재료이지요. 특히 연어는 차게 먹어도 맛이 매우 뛰어나
샐러드에 아주 잘 어울린답니다. 단백질 섭취가 부족할 수 있는
샐러드에 연어를 넣어보세요. 싱그러움과 함께 영양을 듬뿍 안겨줄 거예요.

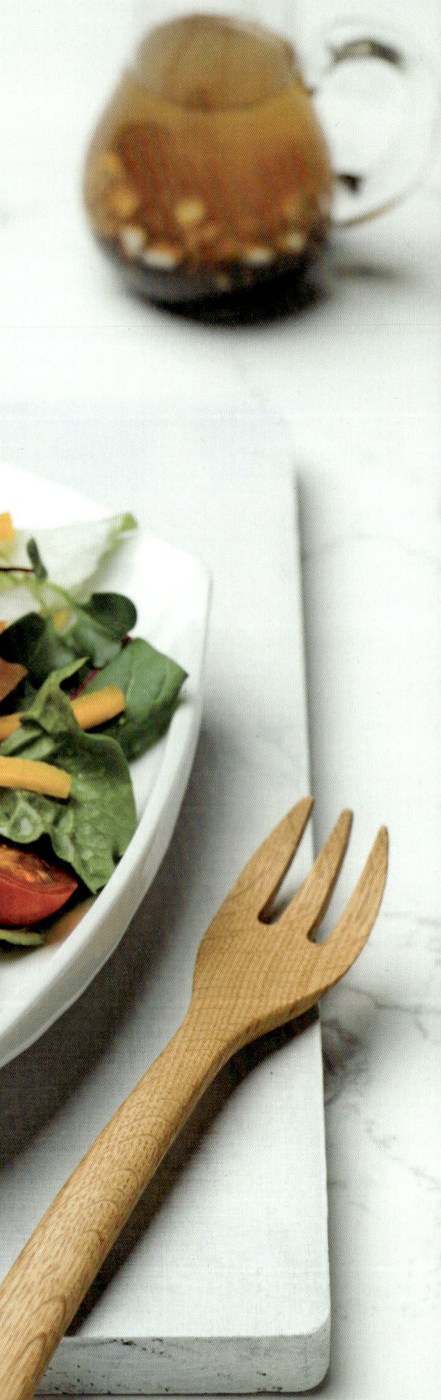

연어샐러드

377 kcal

당질 -93%
나트륨 -92%

1인분

훈제연어 슬라이스 50g
양상추 2장(30g)
로메인 1장(15g)
적치커리 2장(20g)
노랑 파프리카 1/2개(60g)
방울토마토 2개(20g)
어린잎채소 1/2줌(10g)

드레싱
양파 1/6개(40g)
발사믹식초 1작은술
올리브유 2큰술
알룰로스 설탕 1작은술
소금 1꼬집(0.2g)
후춧가루 1꼬집(0.1g)

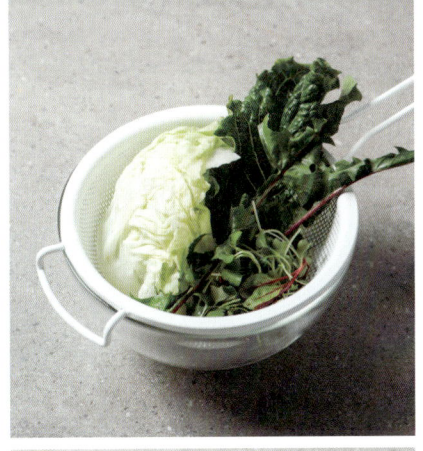

1
양상추, 로메인, 적치커리, 어린잎채소는 찬물에 10분간 담갔다가 체에 밭쳐 물기를 뺀다.

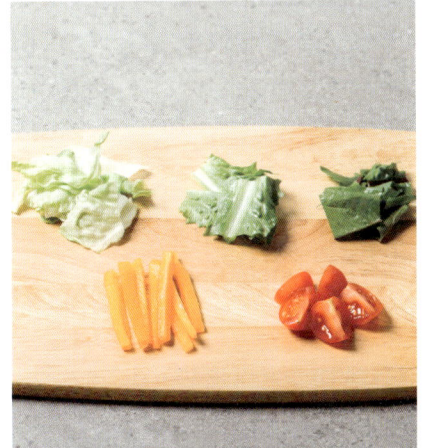

2
양상추는 먹기 좋게 뜯고, 로메인과 적치커리는 사방 3cm 크기로 썬다. 노랑 파프리카는 0.5cm 두께로 채 썰고, 방울토마토는 4등분한다.

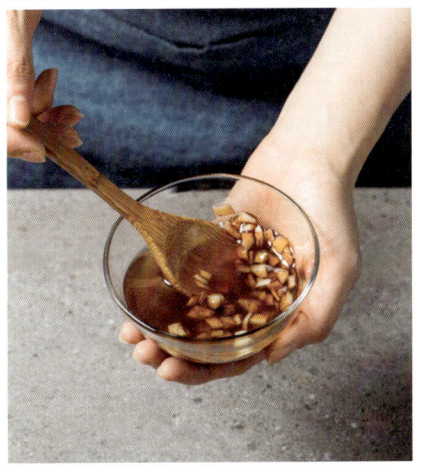

3
양파는 곱게 다진 뒤 분량의 재료와 골고루 섞어 드레싱을 만든다.

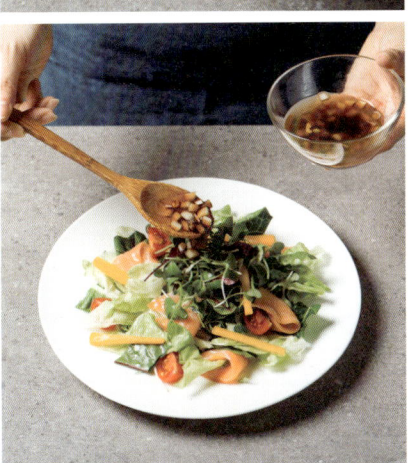

4
접시에 손질한 채소와 훈제연어 슬라이스를 보기 좋게 담고 드레싱을 뿌린 뒤 어린잎채소를 올린다.

Part 06

외식 일탈 요리

당뇨 환자는 입에 댈 수 없었던 대표 금기식.
이제는 안심하고 즐길 수 있도록
마법의 레시피를 소개합니다.

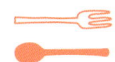

- 곤약자장면 -
- 해물짬뽕 -
- 황제라면 -
- 실곤약잡채 -
- 안동찜닭 -
- 장칼국수 -
- 부대전골 -
- 가지피자 -
- 냉이크림파스타 -
- 닭키버거 -

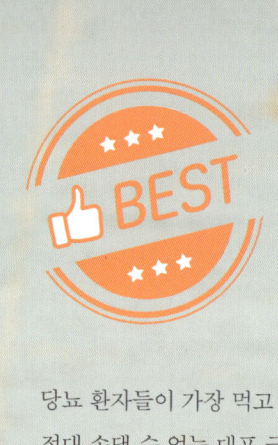

당뇨 환자들이 가장 먹고 싶어 하지만
절대 손댈 수 없는 대표 금기 메뉴, 자장면.
밀가루에 전분, 나트륨, 심지어 설탕도 많이
들어가 시도할 엄두조차 낼 수 없던 메뉴를 확
변신시켰습니다. 밀가루 대신 곤약면과
애호박으로 만든 면을 사용해 식이섬유를 높였어요.
설탕 대신 알룰로스로 달짝지근한 맛은
살리고 당 섭취는 최소화한 비법 소스도
만들었답니다. 냄새만 맡아도
기분이 좋아지는 자장면의 세계로 빠져보세요.

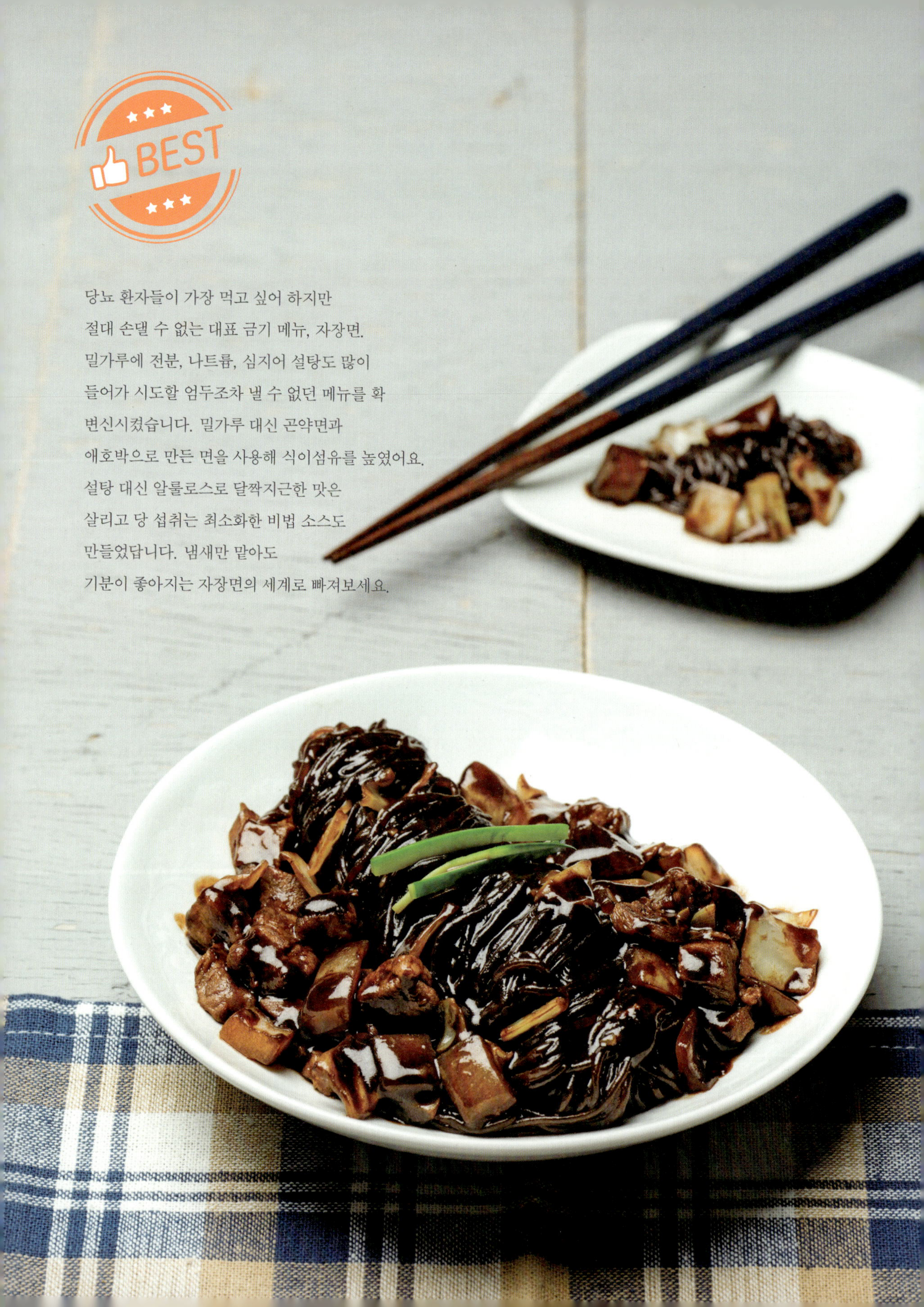

곤약자장면

360 kcal

당질 −81%
불포화지방 +84%

1인분

돼지고기(안심) 45g
실곤약 1줌(200g)
애호박 1/4개(80g)
양배추 4장(60g)
양파 1/4개(60g)
올리브유 1큰술

양념
볶음 춘장 1½큰술
물 3/4컵
알룰로스 설탕 1큰술

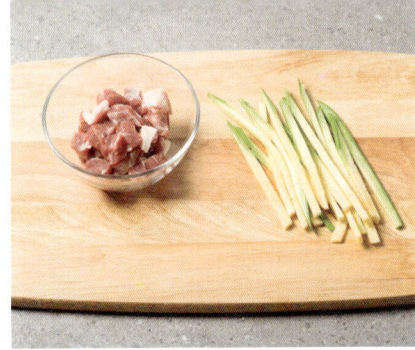

1
돼지고기는 사방 1cm 크기로 깍둑 썰고, 애호박의 절반은 면처럼 얇게 채 썬다.

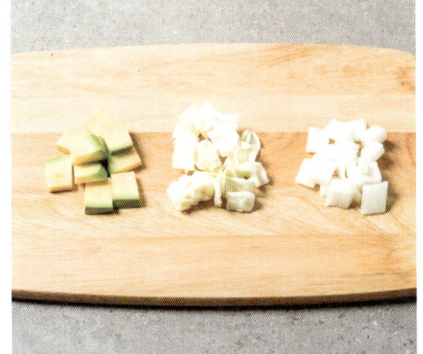

2
나머지 애호박과 양배추, 양파는 사방 1.5cm 크기로 깍둑 썬다.

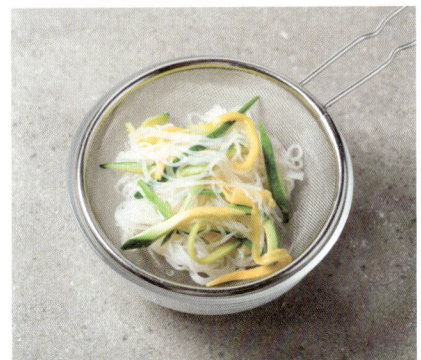

3
실곤약과 채 썬 애호박은 끓는 물에 넣어 센 불에서 3분간 삶은 뒤 체에 밭쳐 물기를 뺀다.

TIP_ 면을 삶을 때 소금(1작은술)을 넣으면 면에 간이 배어들어 더욱 맛있어요.

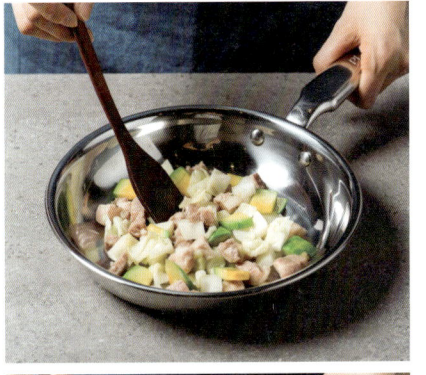

4
달군 팬에 올리브유를 두르고 돼지고기를 넣어 센 불에서 1분간 볶다가 애호박, 양배추, 양파를 넣고 중간 불에서 볶는다.

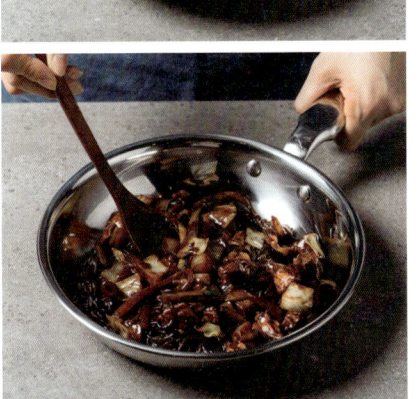

5
양파가 투명해질 정도로 익으면 볶음 춘장, 물, 알룰로스 설탕을 넣고 볶다가 삶은 실곤약과 채 썬 애호박을 넣어 2분간 볶는다.

짬뽕을 먹어본 지 얼마나 됐나요? 신선한 해물과 환상적인
얼큰함은 밀가루와 나트륨 폭탄 앞에서 포기할 수밖에 없었지요?
이제 밀가루와 나트륨 걱정 없는 명품 짬뽕을 만나보세요.
밀가루 면 대신 실곤약을 사용하고, 소금을 아주 소량 넣어
당질과 나트륨 함량을 낮추었습니다. 단백질과 불포화지방이
풍부한 해물을 듬뿍 넣어 국물이 아주 개운하고 깔끔해요.
얼큰한 건 두말할 필요도 없지요.

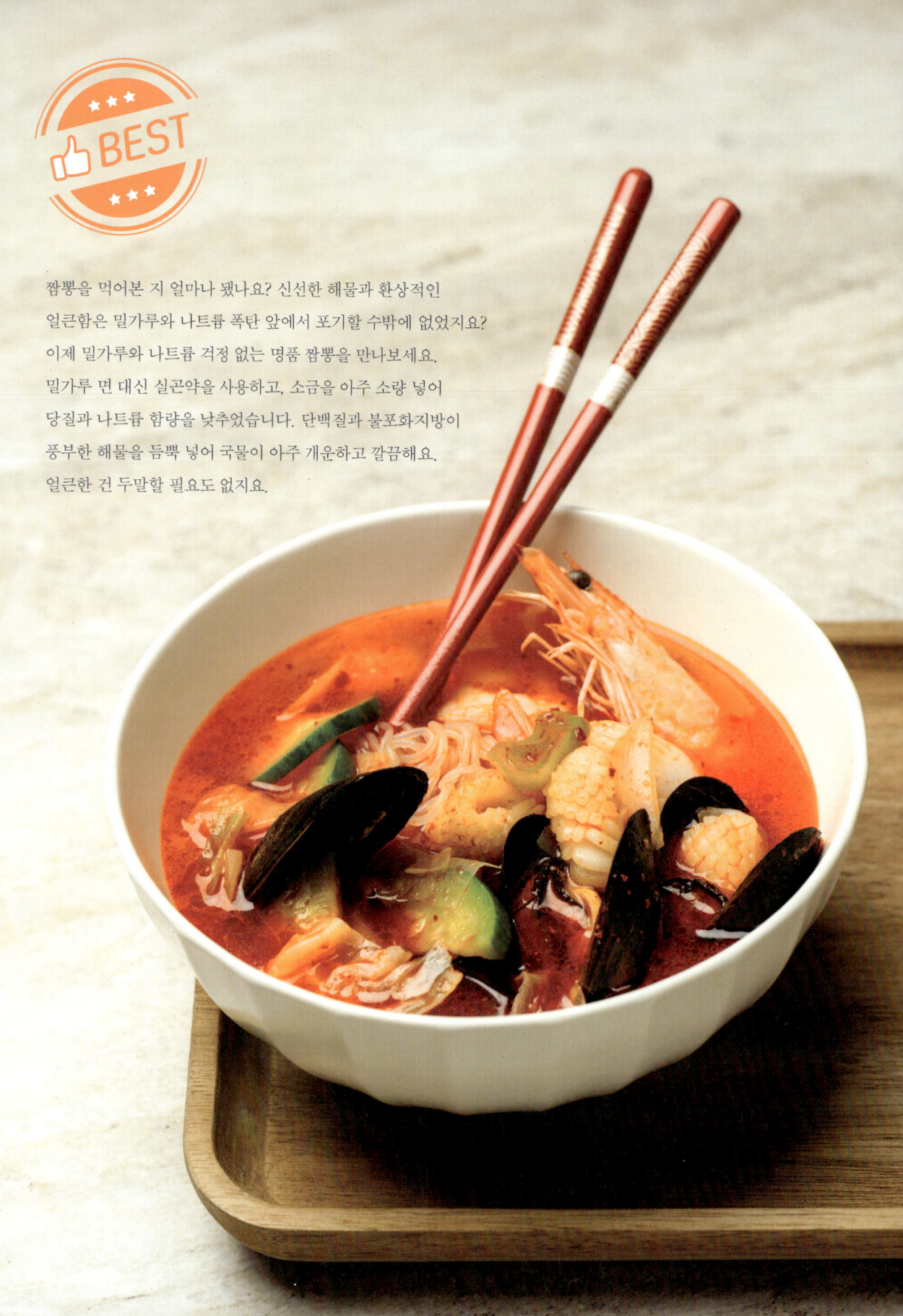

해물짬뽕

329 kcal

당질 -83%
불포화지방 +73%

1인분

실곤약 1줌(200g)
칵테일새우 4개(40g)
솔방울 갑오징어 4마리(32g)
피홍합 3개(35g)
애호박 1/8개(40g)
양배추 3장(45g)
양파 1/6개(40g)
대파 5cm(25g)

양념
고춧가루 2작은술
물 3½컵
고추기름 1½큰술
굴소스 2/3큰술
식초 1작은술
다진 마늘 2작은술
소금 1꼬집(0.2g)

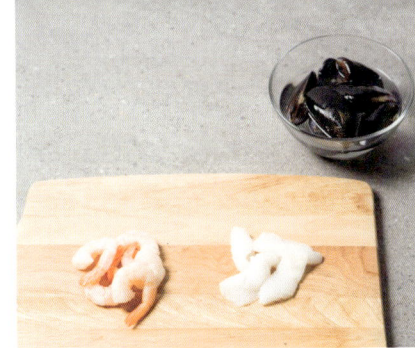

1 칵테일새우와 솔방울 갑오징어는 깨끗이 씻고, 피홍합은 수염을 제거한 뒤 비벼가며 깨끗이 씻는다.

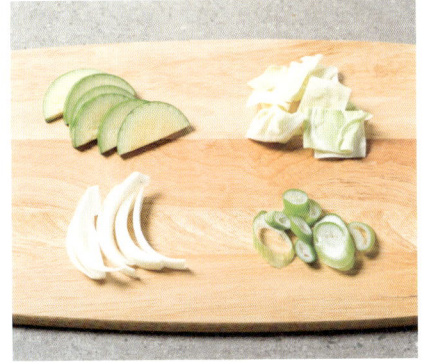

2 애호박은 반달 모양으로 자르고, 양배추는 사방 2cm 크기로 썬다. 양파는 채 썰고, 대파는 어슷 썬다.

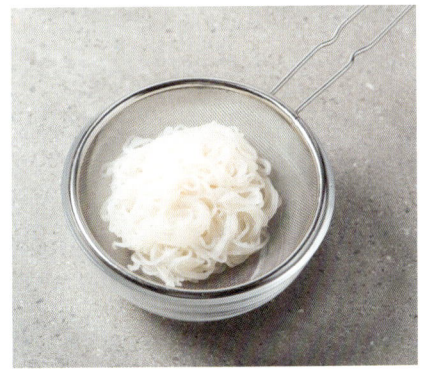

3 끓는 물에 실곤약과 식초를 넣고 센 불에서 3분간 삶은 뒤 체에 받쳐 물기를 뺀다.

TIP_ 실곤약을 삶을 때 식초를 넣으면 곤약 특유의 냄새가 사라져요.

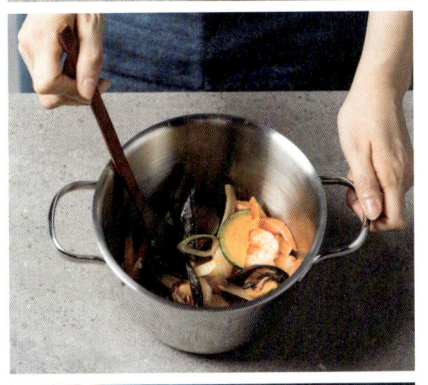

4 달군 냄비에 고추기름, 다진 마늘, 칵테일새우, 피홍합, 솔방울 갑오징어를 넣고 센 불에서 1분간 볶다가 손질한 채소를 모두 넣고 1분간 더 볶는다.

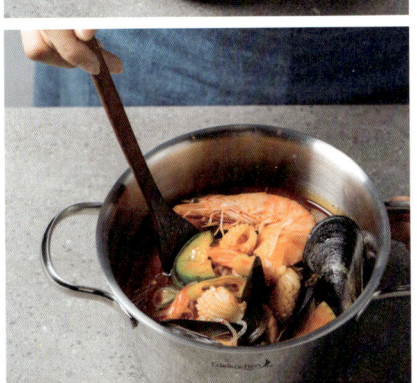

5 삶은 실곤약, 고춧가루, 물, 굴소스, 소금을 넣고 센 불에서 3분간 팔팔 끓인다.

TIP_ 대하를 추가하면 그릇에 담았을 때 더욱 맛있어 보여요.

간편하게 먹을 때는 라면만 한 게 없죠? 하지만 뜨끈한 라면 한 그릇에
김치가 너무 당겨 참지 못하고 먹었다간 급상승한 혈당에 깜짝 놀랄 거예요.
그동안 당뇨 환자에게 '포기 1순위 메뉴'였던 라면, 이제는 당당히 먹어볼까요?
나트륨은 대폭 낮추고 해산물로 국물에 풍미를 더했지요.
실곤약으로 쫄깃함까지 살려 라면을 완벽히 구현해냈습니다.
더 이상 라면 앞에서 참지 마세요.

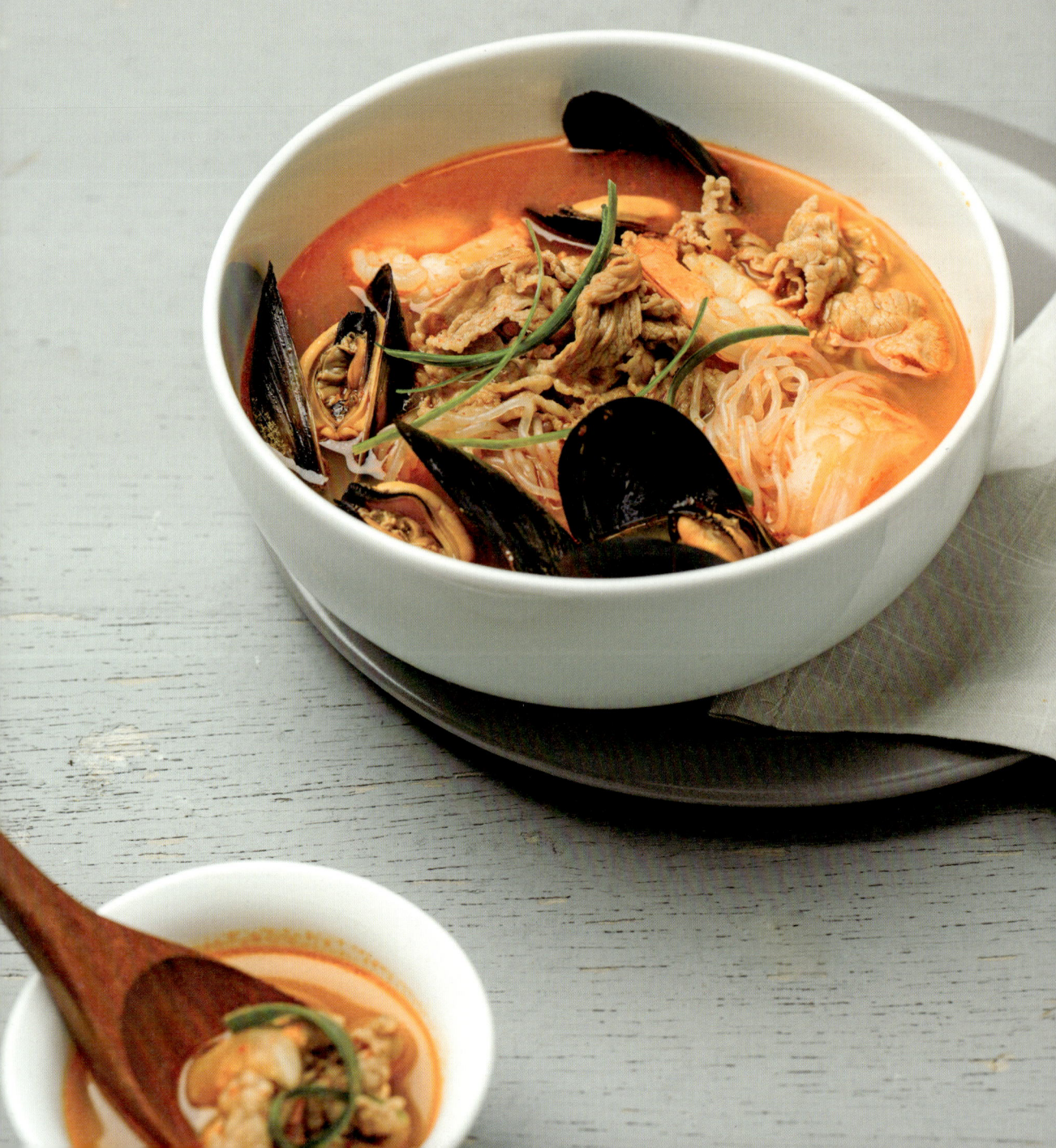

황제라면

485 kcal
당질 -80%
식이섬유 +63%

1인분

소고기(차돌박이) 40g
실곤약 1줌(200g)
대하 3마리(30g)
피홍합 6개(70g)
양파 1/6개(40g)
대파 5cm(25g)
식초 1작은술
다진 마늘 1작은술
올리브유 1큰술

육수
무 1토막(55g)
대파 5cm(25g)
마늘 1쪽(8g)
물 4컵

양념장
고춧가루 1작은술
닥키매콤소스 1큰술(p92)
굴소스 3/4큰술
후춧가루 1꼬집(0.1g)

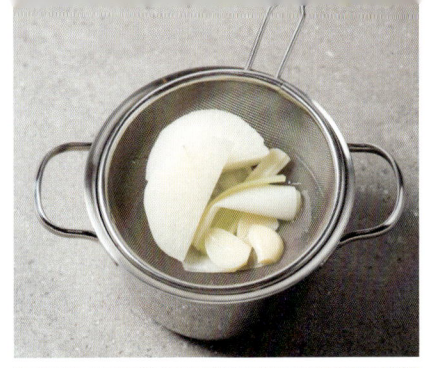

1
냄비에 육수 재료를 넣고 중간 불에서 15분간 끓인 뒤 체에 밭쳐 육수를 거른다.

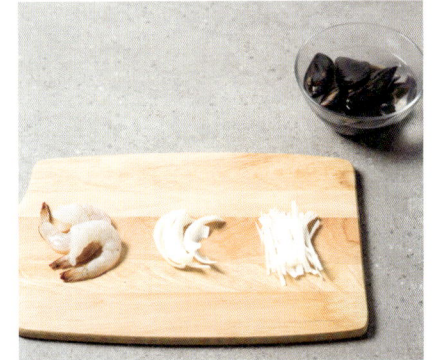

2
피홍합은 수염을 제거한 뒤 비벼가며 씻는다.
대하는 머리와 껍질을 제거한 뒤 깨끗이 씻는다.
양파와 대파는 채 썬다.

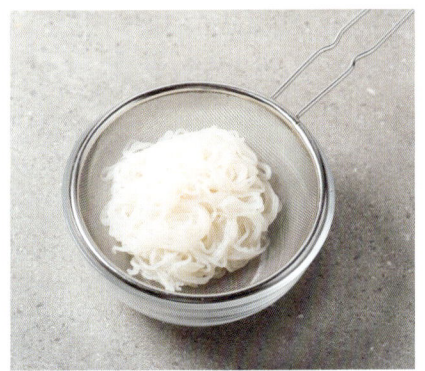

3
끓는 물에 실곤약과 식초를 넣고 센 불에서 3분간 삶은 뒤 체에 밭쳐 물기를 뺀다.

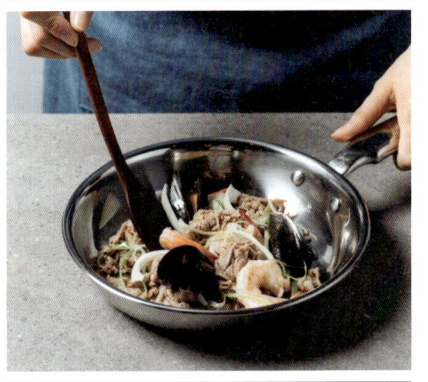

4
달군 팬에 올리브유를 두르고 소고기를 넣어 센 불에서 볶다가 소고기가 익으면 대하와 피홍합, 양파, 대파, 다진 마늘을 넣고 볶는다.

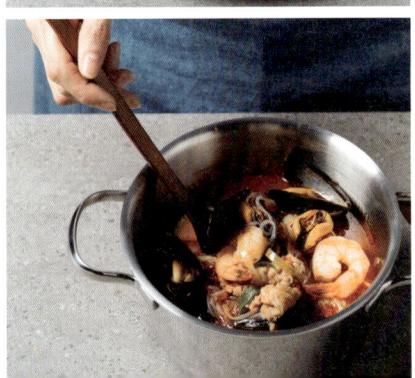

5
피홍합이 입을 열면 냄비에 옮겨 담은 뒤 분량의 재료로 만든 양념장, 육수, 실곤약을 넣고 3분간 끓인다.

명절 대표 음식인 잡채에 손도 못 대고 있나요? 당면이 혈당 관리에 해로워 참아야만 했죠? 하지만 닥터키친의 인기 메뉴인 잡채에는 당면이 한 줄도 들어가지 않습니다. 실곤약을 잘 데치면 당면과 똑같은 쫄깃함을 만들어낼 수 있거든요. 채소도 아끼지 않고 푸짐하게 넣어 씹히는 식감을 최대한 살렸습니다. 고기 대신 쫄깃한 오징어를 넣어도 별미랍니다.

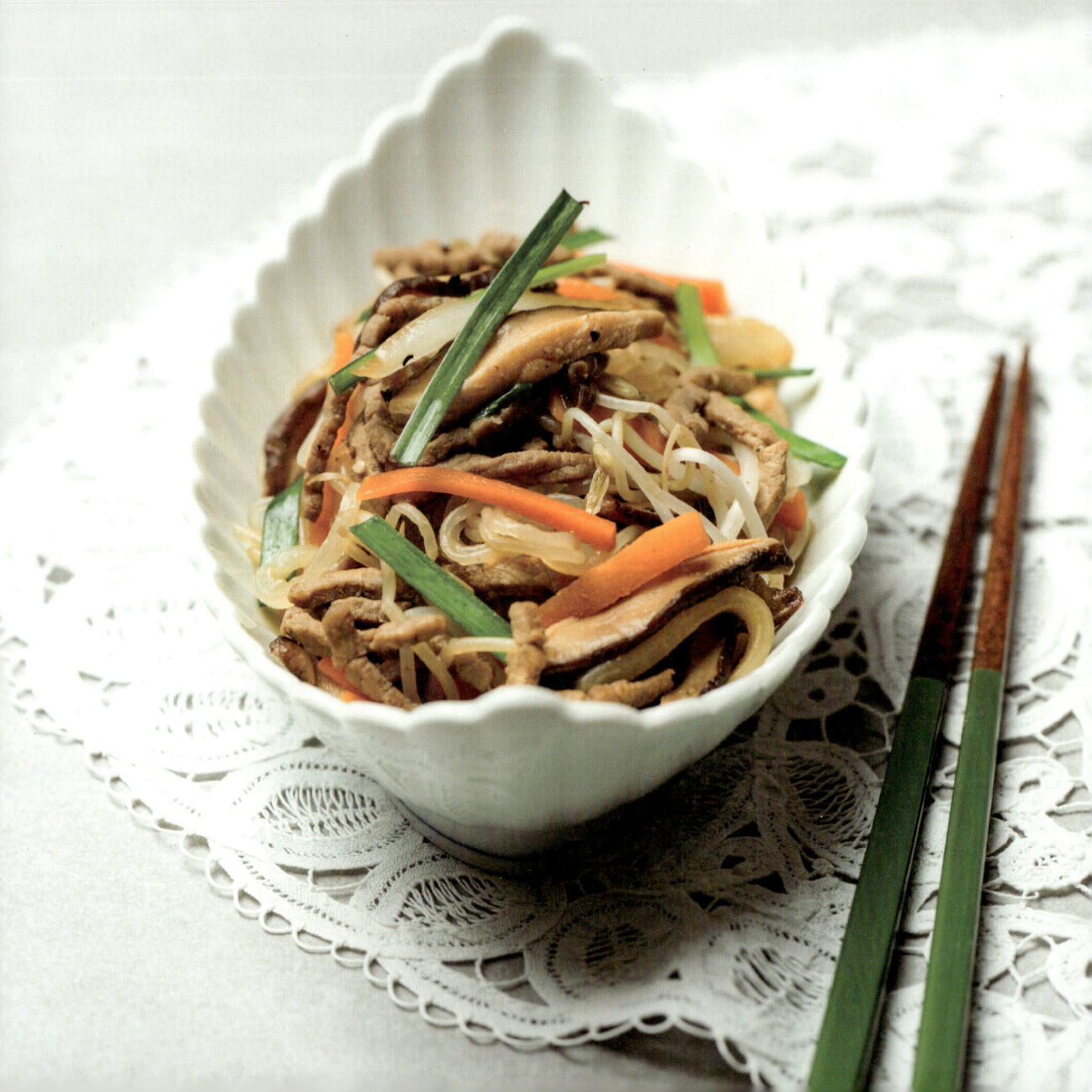

실곤약잡채

297 kcal
당질 -90%
불포화지방 +116%

1인분

소고기(홍두깨살) 30g
실곤약 1/2줌(100g)
표고버섯 2개(20g)
당근 1/8개(30g)
양파 1/6개(40g)
부추 1/2줌(25g)
숙주 1/2줌(20g)
식초 1작은술
올리브유 1큰술

밑간
간장 1작은술
다진 대파 1작은술
다진 마늘 1/2작은술
알룰로스 설탕 1꼬집(2g)
참기름 1/2작은술
참깨 1꼬집(0.2g)
후춧가루 1꼬집(0.1g)

양념장
간장 2작은술
올리고당 1작은술
알룰로스 설탕 1작은술
참기름 1작은술
참깨 1꼬집(0.2g)
후춧가루 1꼬집(0.1g)

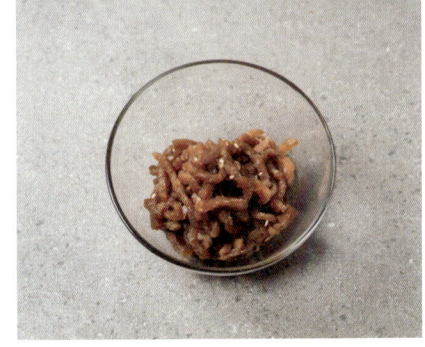

1 소고기는 잡채용으로 준비해 분량의 재료로 밑간한 뒤 10분간 재운다.

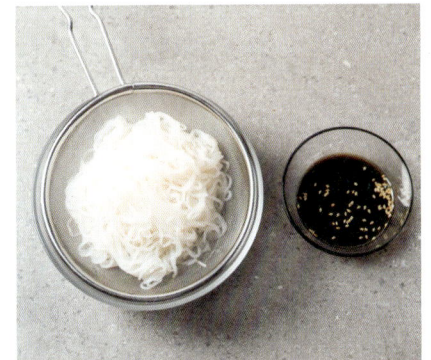

2 끓는 물에 실곤약과 식초를 넣고 센 불에서 3분간 삶은 뒤 체에 밭쳐 물기를 뺀다. 분량의 재료로 양념장을 만든다.

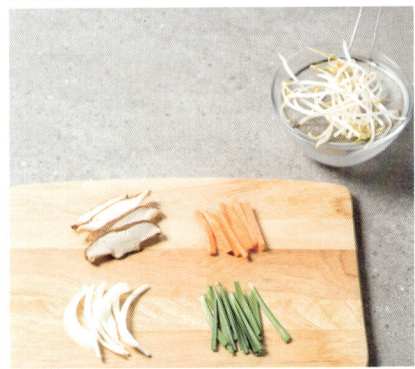

3 표고버섯은 얇게 편으로 썰고, 당근과 양파는 얇게 채 썬다. 부추는 5cm 길이로 자른다. 숙주는 깨끗이 씻은 뒤 체에 밭쳐 물기를 뺀다.

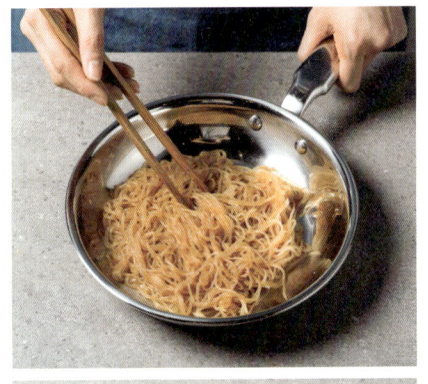

4 달군 팬에 올리브유를 두르고 실곤약과 양념장의 절반을 넣어 중간 불에서 1분간 졸인다.
TIP_ 양념장을 미리 넣으면 실곤약에 간이 배어들고 윤기가 생겨요.

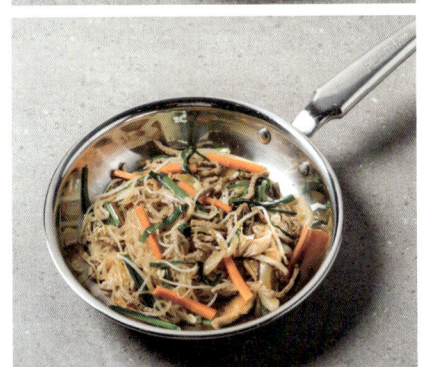

5 재운 소고기와 손질한 채소, 나머지 양념장을 넣고 중간 불에서 3분간 볶는다.

찜닭은 닭고기로 만들어 안심하고 한입 뜨는 순간, 달달한 소스에 덜컥 겁이 나 젓가락을 내려놓게 되는 요리죠. 혈당 걱정 없이 먹을 수 있지만, 달콤함은 진하게 살아 있는 비법 소스를 소개할게요. 설탕 없이 에리스리톨로 단맛을 구현해 밖에서 사 먹는 찜닭과 똑같이 달달하지만, 당 섭취는 제로인 찜닭 전용 소스랍니다.

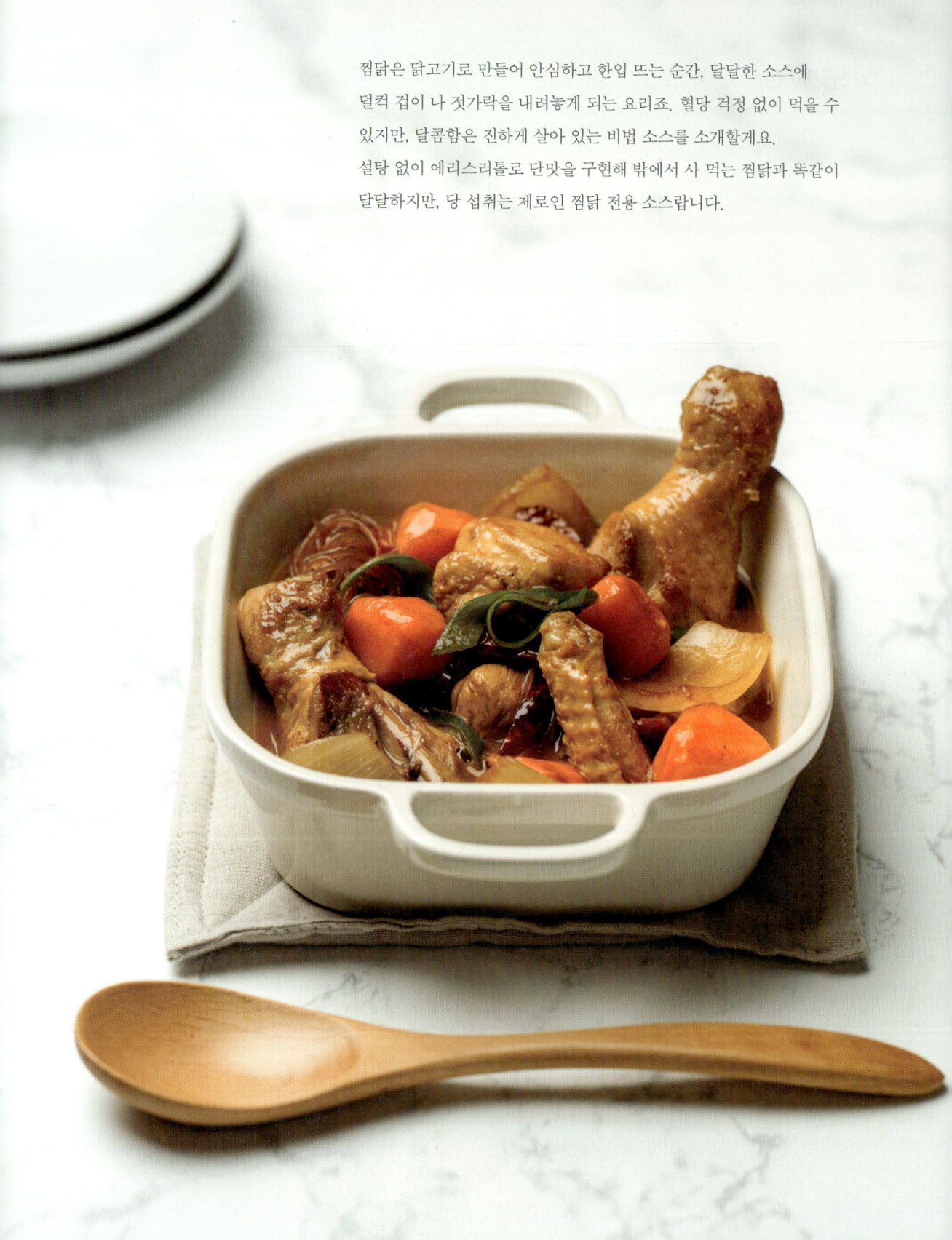

안동찜닭

714 kcal
당질 -84%
불포화지방 +86%

1인분

닭 1/4마리(250g)
실곤약 1/4줌(50g)
당근 1/6개(40g)
양파 1/6개(40g)
대파 3cm(15g)
물 3컵
식초 1작은술
올리브유 1큰술

양념장
월남 고추 1개
간장 1큰술
노두유 1/2작은술
맛술 2작은술
청주 1작은술
다진 마늘 1작은술
다진 생강 1/2작은술
에리스리톨 2작은술
소금 1꼬집(1g)
참기름 1작은술
후춧가루 1꼬집(0.1g)

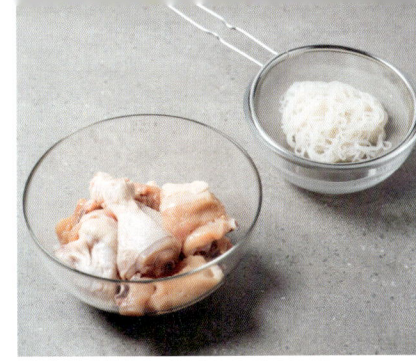

1 닭은 볶음탕용으로 준비해 가볍게 씻은 뒤 물기를 제거한다. 실곤약은 식초를 넣은 끓는 물에 3분간 삶은 뒤 체에 밭쳐 물기를 뺀다.

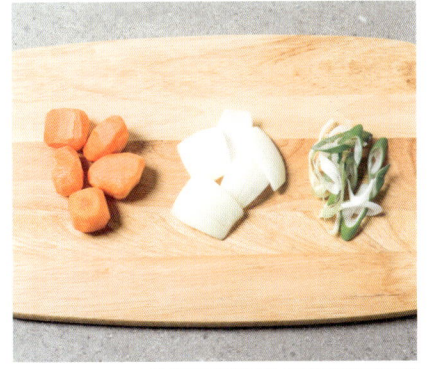

2 당근과 양파는 사방 3cm 크기로 자르고, 대파는 1cm 두께로 어슷 썬다.

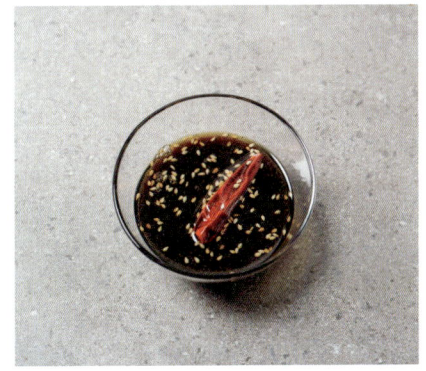

3 분량의 재료를 골고루 섞어 양념장을 만든다.

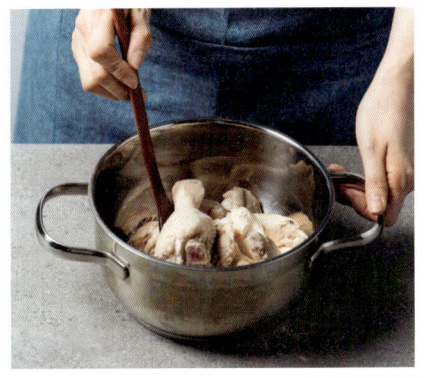

4 깊은 팬에 올리브유를 두르고 닭을 넣어 살짝 익힌다.

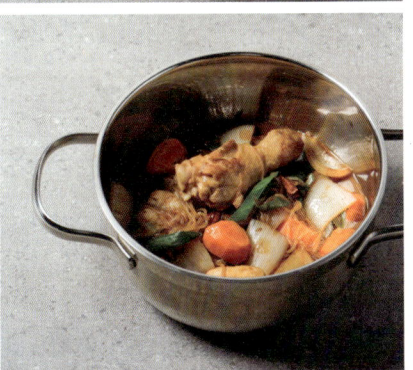

5 물, 실곤약, 당근, 양념장을 넣고 센 불에서 15분간 끓이다가 당근이 익으면 양파와 대파를 넣고 중간 불에서 졸인다.

오늘 저녁은 칼국수 어떠세요? 곤약면으로는
넓적한 칼국수면 특유의 식감이 느껴지지 않을 것 같다고요?
걱정하지 마세요. 칼국수처럼 넓적한 포두부를 사용해
쫄깃한 식감을 재현했습니다. 특히 포두부는
탄수화물이 거의 없고 단백질은 풍부해 당뇨 환자에게
필요한 영양 구성을 완벽하게 갖춘 최적의 식재료입니다.
칼칼한 칼국수, 후루룩 끓여 호로록 즐겨보세요.

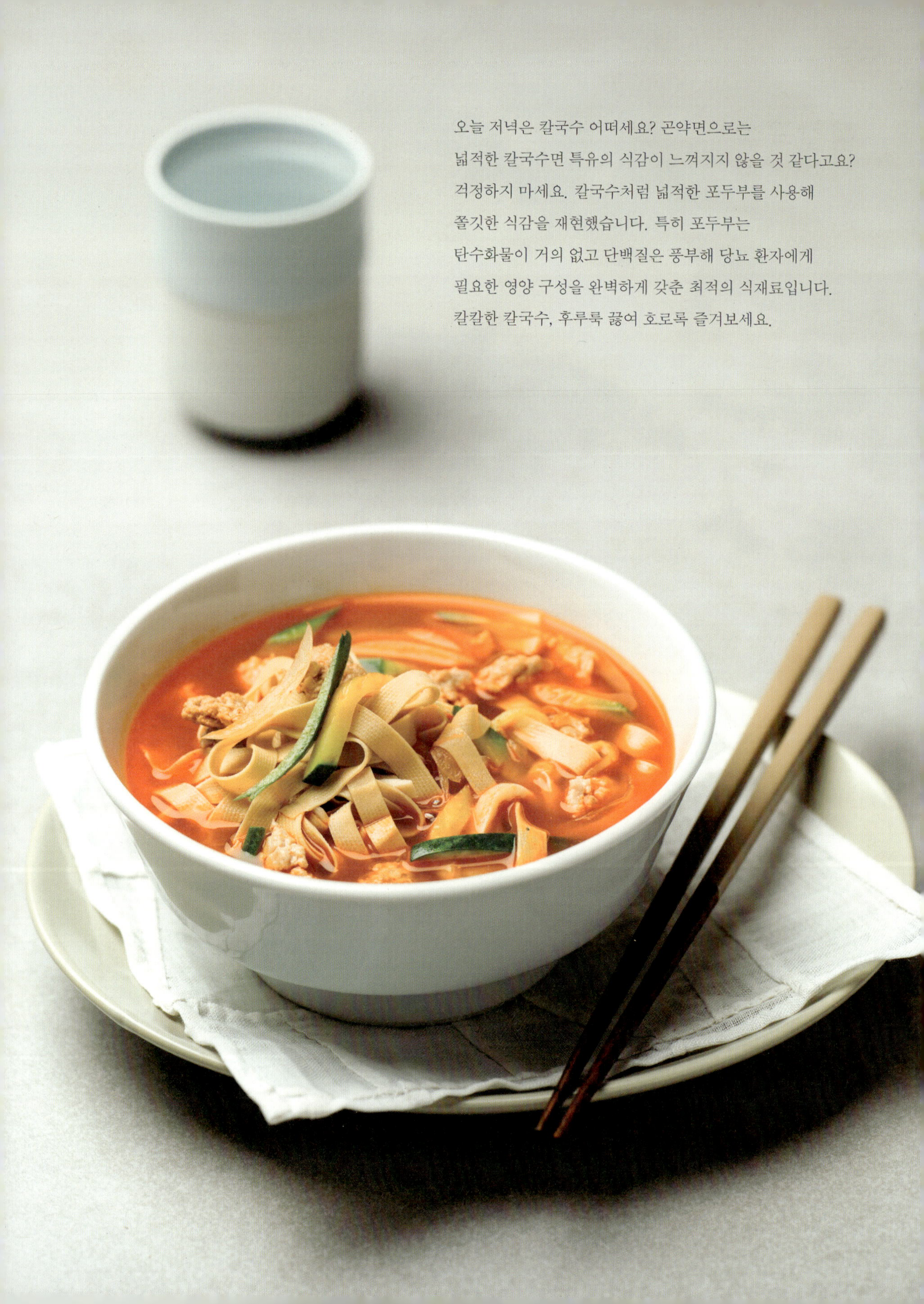

장칼국수

677 kcal
당질 -75%
불포화지방 +307%

1인분

포두부 3장(120g)
다진 돼지고기 50g
새송이버섯 1/2개(35g)
애호박 1/8개(40g)
양파 1/6개(40g)
올리브유 1큰술

양념장
참깻가루 1작은술
곤약가루 1/5작은술
닥키고추장 1½큰술(p92)
된장 1큰술
물 1/3컵
국간장 1작은술
다진 마늘 2작은술
참기름 1작은술

육수
무 1토막(55g)
대파 5cm(25g)
마늘 1쪽(8g)
다시마 1장(3×3cm)
물 4컵
청주 1큰술

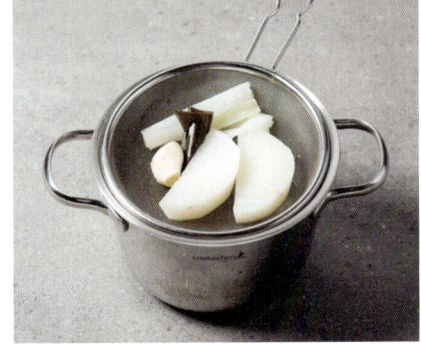

1
냄비에 육수 재료를 넣고 중간 불에서 15분간 끓인 뒤 체에 밭쳐 육수를 거른다.
TIP_ 다시마는 물이 끓기 시작하면 바로 꺼내요.

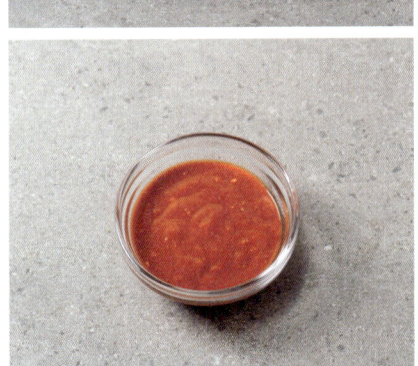

2
포두부는 돌돌 말아 얇게 채 썰고 새송이버섯, 애호박, 양파는 0.5cm 두께로 채 썬다.
TIP_ 포두부는 살짝 얼린 뒤 썰면 편해요.

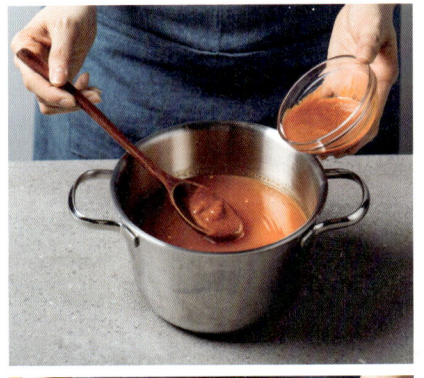

3
분량의 재료를 골고루 섞어 양념장을 만든다.

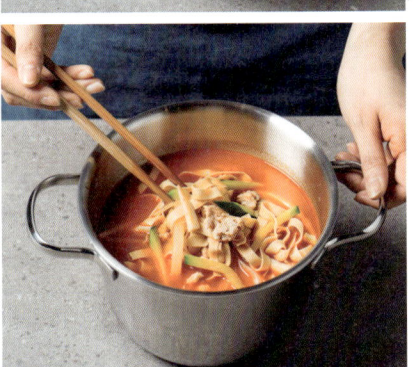

4
냄비에 올리브유를 두르고 다진 돼지고기를 넣어 센 불에서 1분간 볶다가 육수와 양념장을 넣는다.

5
육수가 바글바글 끓어오르면 포두부와 손질한 채소를 넣고 중간 불에서 5분간 끓인다.

자극적인 맛으로 모두에게 사랑받는 부대찌개. 하지만 햄, 소시지의 포화지방과 엄청난 나트륨 함량 때문에 쉽게 시도하기 어려운 메뉴입니다. 그래서 햄과 소시지 대신 포화지방 함량이 적은 돼지고기 목살과 소고기를 사용해 건강한 부대전골을 만들었어요. 소금을 일절 사용하지 않아 나트륨 걱정까지 덜어냈지요. 그래도 라면사리 넣는 것만큼은 참아주실 거죠?

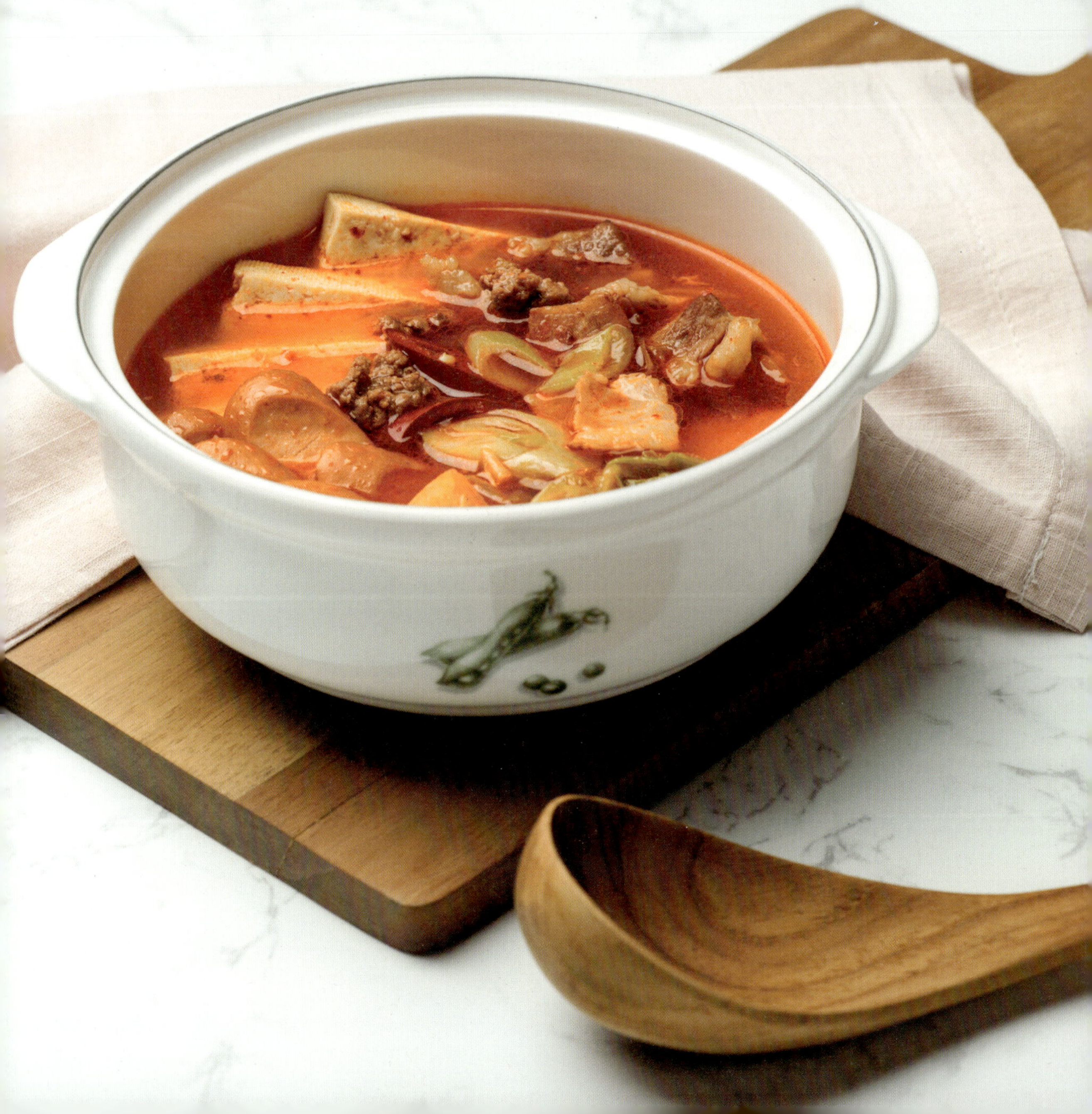

부대전골

336 kcal
당질 -79%
나트륨 -46%

1인분

돼지고기(목살) 35g
다진 소고기 20g
두부 1/2모(60g)
베이컨 1줄(20g)
소시지 2개(30g)
김치 2장(90g)
양파 1/6개(40g)
홍고추 1/4개(4g)
대파 5cm(25g)

양념장
고춧가루 1/2작은술(2g)
다진 마늘 1작은술
올리브유 1큰술

육수
무 1토막(55g)
대파 5cm(25g)
마늘 1쪽(8g)
다시마 1장(3×3cm)
물 4컵
청주 1큰술

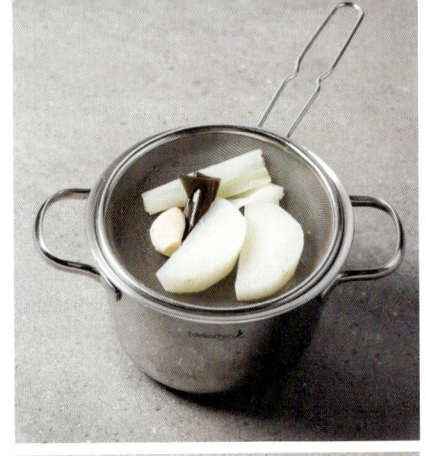

1 냄비에 육수 재료를 넣고 중간 불에서 15분간 끓인 뒤 체에 밭쳐 육수를 거른다.

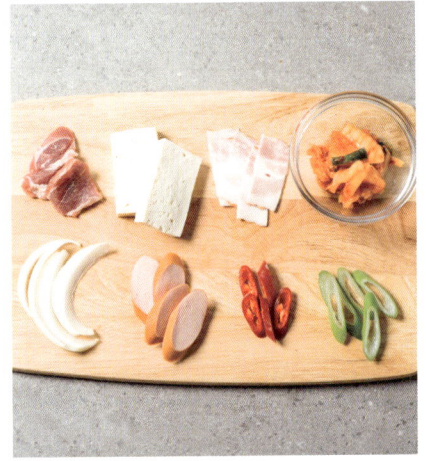

2 돼지고기, 두부, 베이컨은 2×5cm 크기로 썰고 김치는 1cm 길이로 썬다. 양파는 1cm 두께로 채 썰고 소시지, 홍고추, 대파는 어슷 썬다.

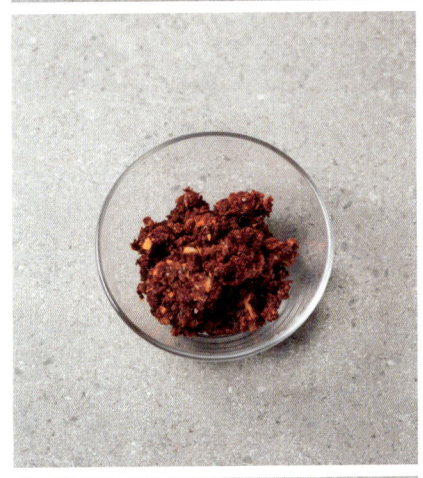

3 분량의 재료를 골고루 섞어 양념장을 만든다.

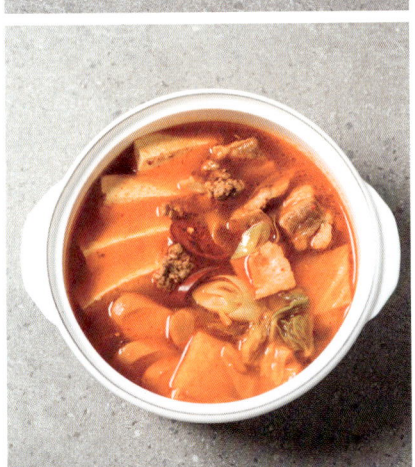

4 전골냄비에 육수와 양념장을 넣어 고루 푼 뒤 손질한 재료를 모두 예쁘게 돌려 담고 중간 불에서 10분간 끓인다.

치즈가 쭉쭉 늘어나는 피자 한 조각. 너무 그립지 않나요?
밀가루 반죽은 먹을 순 없지만, 대신 아삭한 식감과 고소한 맛이
환상적인 가지로 피자를 만들어보세요. 당질 함량이 낮은
비법 피자소스와 포화지방이 적은 소고기를 넣으면 탄수화물과
지방의 함량을 확 낮춘 피자가 완성된답니다.
아이들에게 오늘 저녁은 피자 한 판 먹자고 당당하게 얘기하세요!

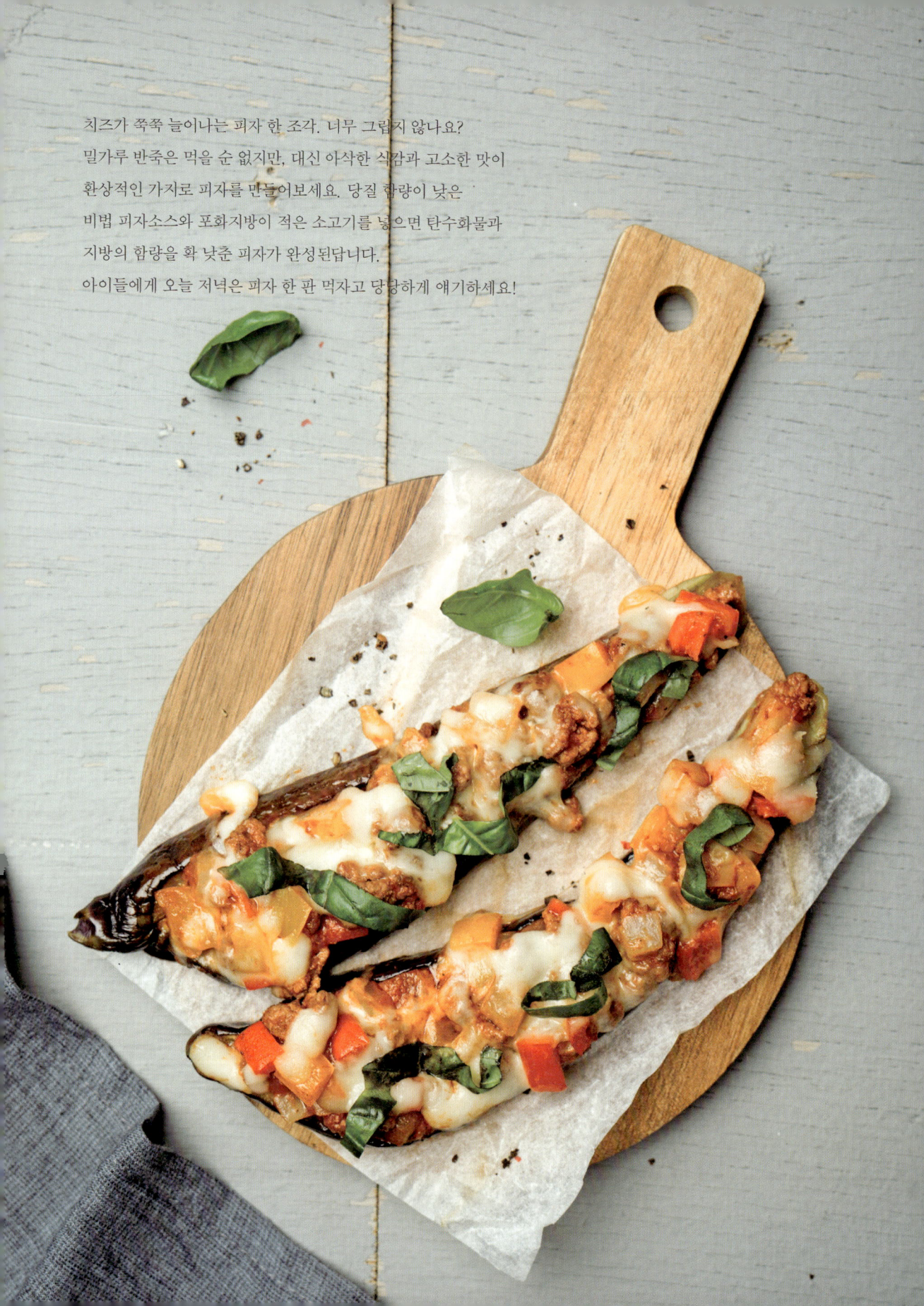

가지피자

● **303 kcal**
당질 -85%
나트륨 -86%

1인분

다진 소고기 20g
가지 1개(100g)
빨강 파프리카 1/8개(15g)
노랑 파프리카 1/8개(15g)
양파 1/12개(20g)
바질 1개(0.5g)
모차렐라 치즈 1/4줌(25g)
올리브유 1큰술

소스
토마토소스 6큰술
드라이 오레가노 1꼬집(0.2g)
다진 마늘 1작은술
후춧가루 1꼬집(0.1g)

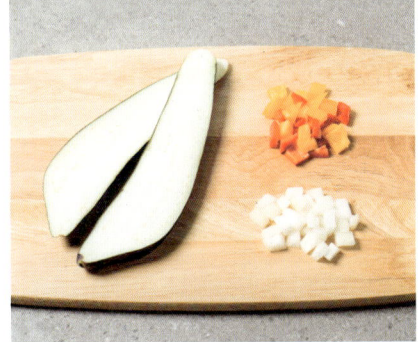

1
가지는 꼭지를 자른 뒤 1cm 두께로 세로로 썬다. 빨강·노랑 파프리카와 양파는 사방 1cm 크기로 자른다.

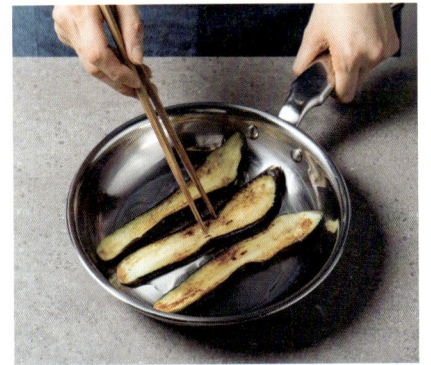

2
달군 팬에 가지를 넣고 앞뒤로 노릇하게 굽는다.

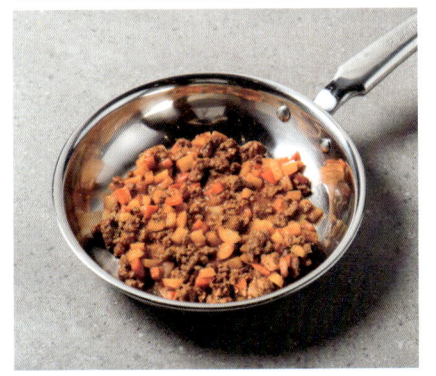

3
달군 팬에 올리브유를 두르고 손질한 채소와 다진 소고기를 넣어 센 불에서 볶는다. 채소에서 물이 나오기 시작하면 약한 불로 줄인 뒤 소스 재료를 넣고 졸인다.

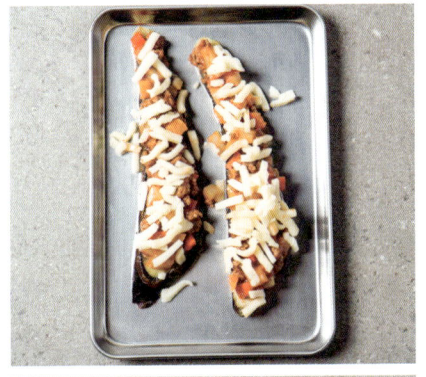

4
구운 가지 위에 졸인 소스를 얹은 뒤 모차렐라 치즈를 뿌린다.

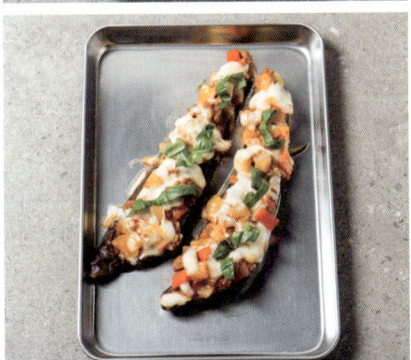

5
전자레인지에 넣고 2분 30초 돌린 뒤 꺼내 바질을 손으로 잘게 뜯어 올린다.

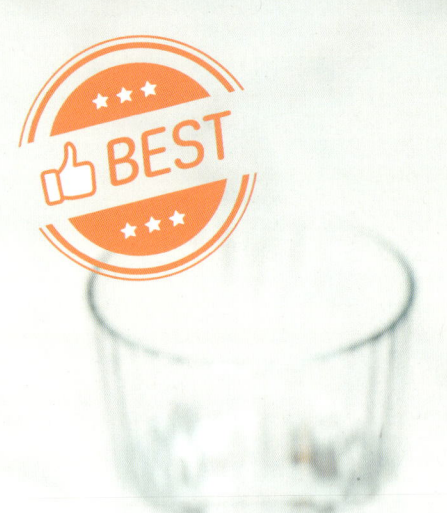

이탈리안 레스토랑에서 그토록 먹고 싶었던 파스타를 집에서 즐겨보세요. 매번 샐러드만 먹어야 했던 아쉬움을 기쁨으로 바꿔드릴게요. 밀가루 면을 실곤약으로 대체해 탄수화물 걱정을 줄였답니다. 단백질이 풍부한 냉이와 바질을 베이스로 크림소스를 만들어 입안을 감싸는 향긋한 풍미가 일품이에요. 자랑하고 싶을 정도로 비주얼도 훌륭해 주말 저녁마다 상에 올리고 싶을 거예요.

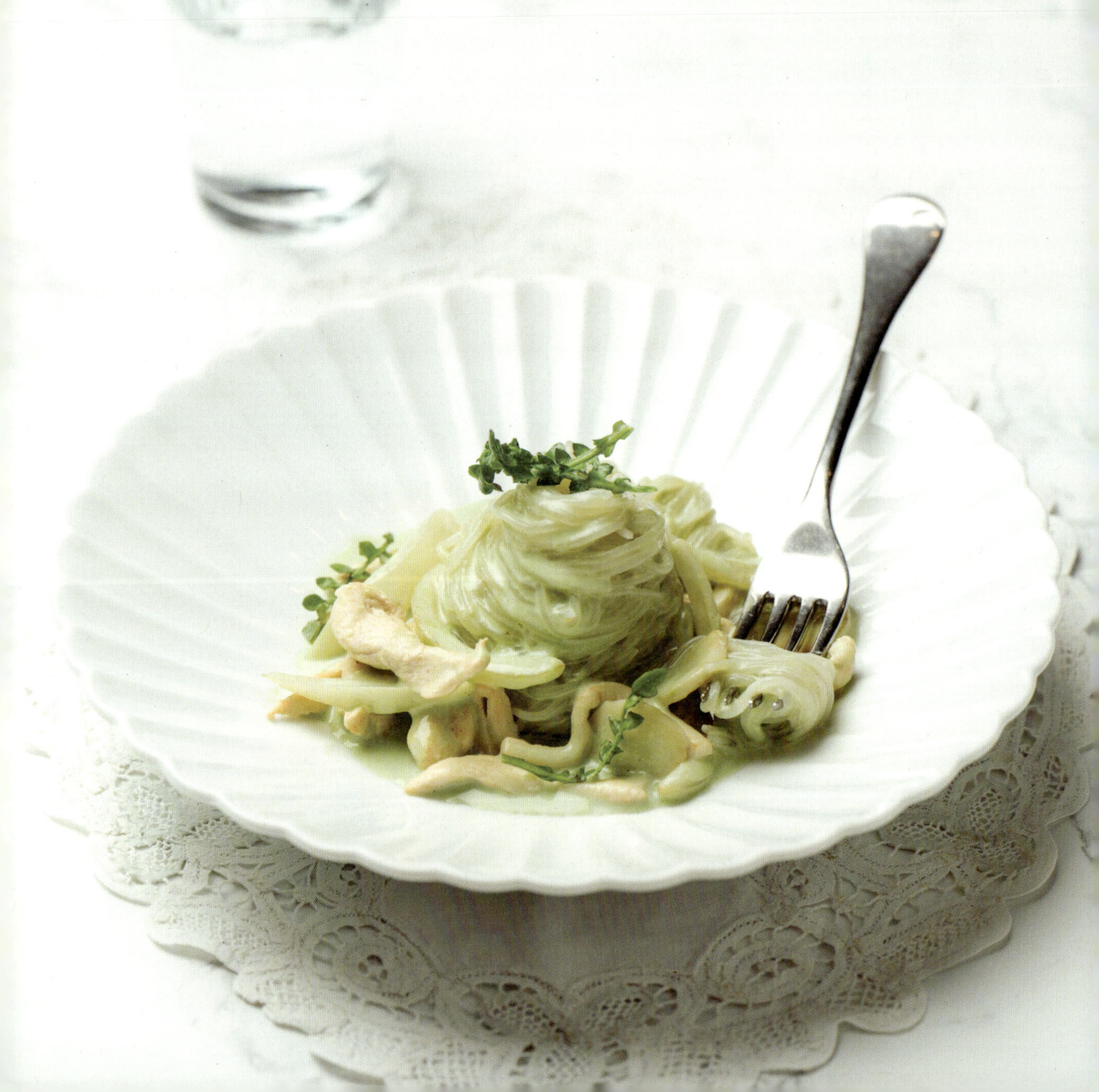

냉이크림파스타

448 kcal

당질 -68%
나트륨 -61%

1인분

닭가슴살 2/3개(70g)
실곤약 1줌(200g)
새송이버섯 1개(70g)
양파 1/4개(60g)
마늘 2쪽(16g)
식초 1작은술
올리브유 1큰술

소스
냉이 1개(10g)
바질 1개(0.5g)
생크림 1/2컵
우유 1/3컵
소금 1꼬집(1g)
후춧가루 1꼬집(0.2g)

닭육수
닭 뼈 150g
당근 1/4개(60g)
양파 1/8개(30g)
대파 5cm(25g)
셀러리 5cm(15g)
마늘 1쪽(8g)
물 3컵
후춧가루 1꼬집(0.1g)

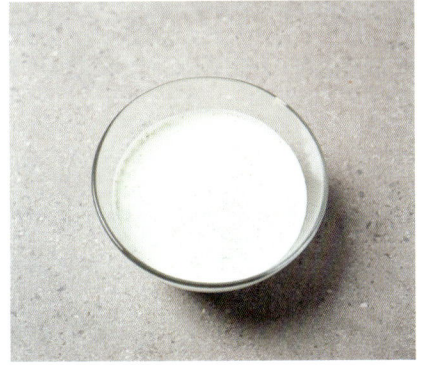

1
냄비에 닭육수 재료를 넣고 중간 불에서 20분간 끓인 뒤 체에 밭쳐 육수를 거른다.
TIP_ 중간중간 떠오르는 불순물은 제거해요.

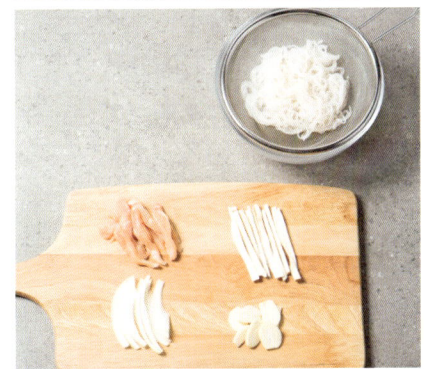

2
믹서에 소스 재료를 모두 넣고 곱게 간다.

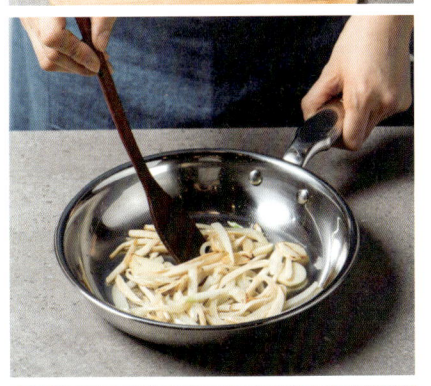

3
닭가슴살은 0.5cm 두께로 채 썰고, 새송이버섯과 양파는 얇게 채 썬다. 마늘은 편으로 썬다. 실곤약은 식초를 넣은 물에 1~2회 헹군 뒤 체에 밭쳐 물기를 뺀다.

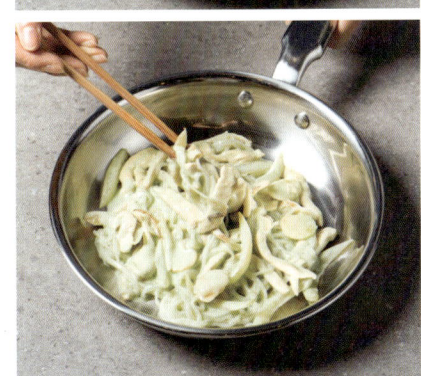

4
달군 팬에 올리브유를 두르고 새송이버섯, 양파, 마늘을 넣고 약한 불에서 2분간 볶는다.

5
닭가슴살과 실곤약을 넣고 센 불에서 볶다가 닭가슴살이 익으면 닭육수 1컵과 소스를 넣고 중간 불에서 3분간 끓인다.

수제버거 열풍이 가득한 요즘, 당뇨 환자도 먹을 수 있는 햄버거가 있을까요? 이 레시피라면 햄버거도 문제없어요. 당질 함량이 낮은 통밀빵에 저지방 마요네즈와 노두유로 만든 소스, 포화지방이 낮은 소고기를 사용해 당뇨 환자의 모든 걱정거리를 없앴답니다. 이제 수제버거 가게 앞에서 부러운 눈길을 보내지 마세요. 얼마든지 먹을 수 있으니까요.

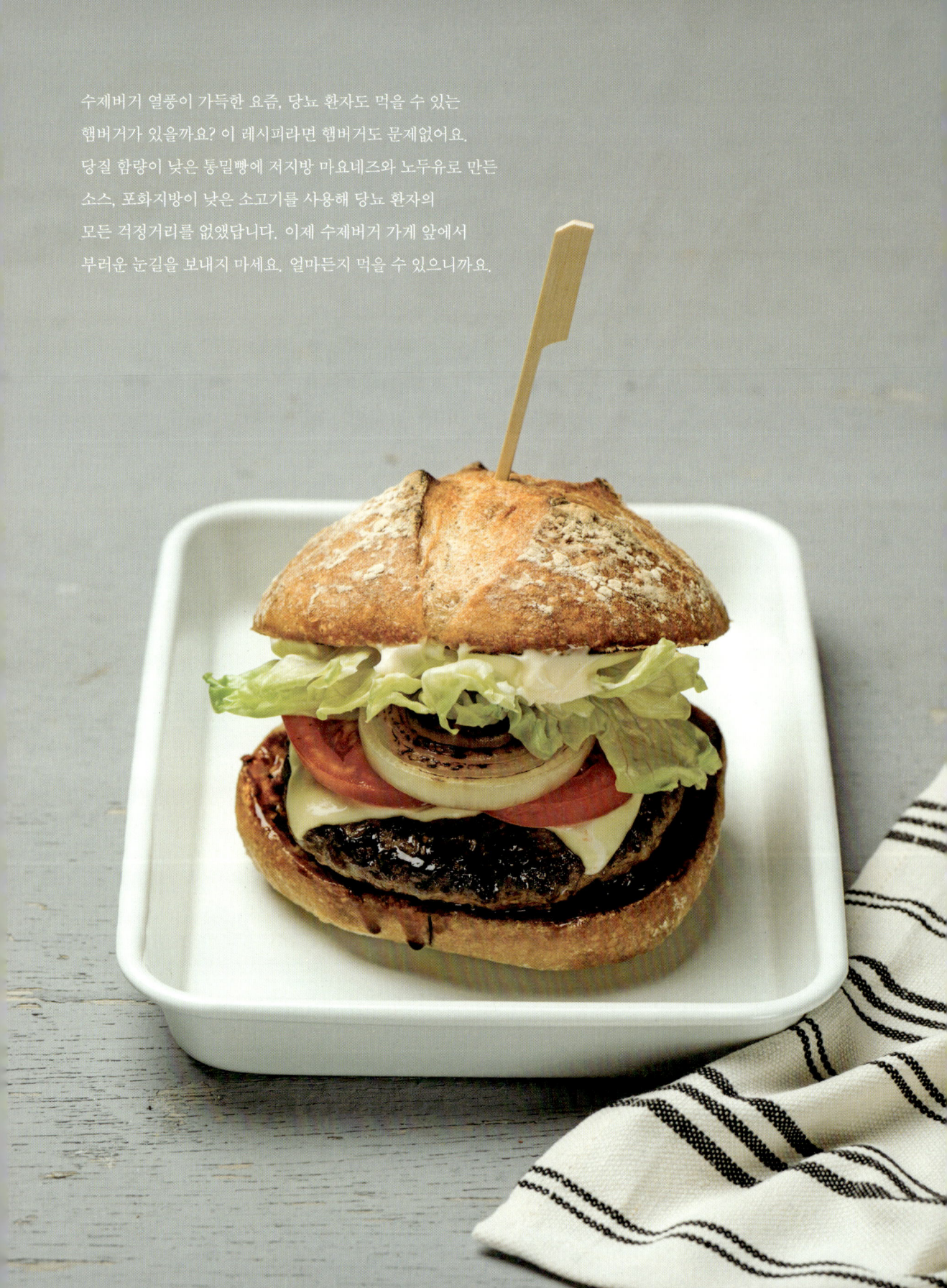

닥키버거

714 kcal

당질 -45%
식이섬유 +51%

1인분

통밀빵 1개
양상추 2장(30g)
토마토 1/6개(30g)
양파 1/6개(40g)
슬라이스 치즈 1장(20g)
저지방 마요네즈 1⅔큰술
올리브유 1큰술
후춧가루 1꼬집(0.1g)

패티
다진 소고기 90g
다진 마늘 1작은술
후춧가루 1꼬집(0.2g)

소스
감자전분 1꼬집(0.5g)
간장 2/3큰술
노두유 2/3큰술
식초 1/2작은술
올리고당 1작은술
다진 마늘 1작은술
알룰로스 설탕 2/3큰술

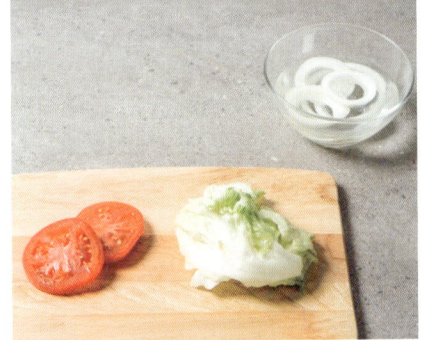

1
토마토와 양파는 둥근 모양을 살려 자른 뒤 양파만 찬물에 담가 매운맛을 뺀다. 양상추는 손으로 큼직하게 뜯는다.

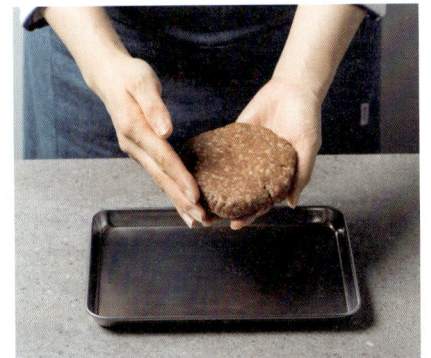

2
볼에 패티 재료를 넣고 끈기가 생기도록 치댄 뒤 둥글납작하게 빚어 소고기 패티를 만든다.

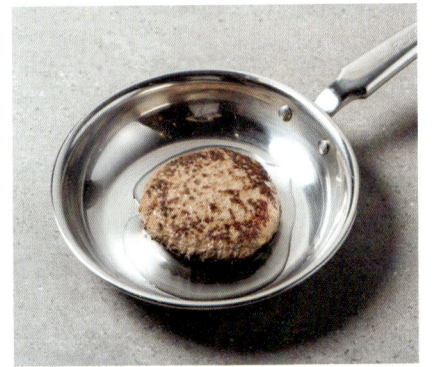

3
달군 팬에 올리브유를 두르고 소고기 패티를 올려 약한 불에서 노릇하게 굽는다. 다른 팬에 반으로 자른 통밀빵을 올려 노릇하게 구운다.

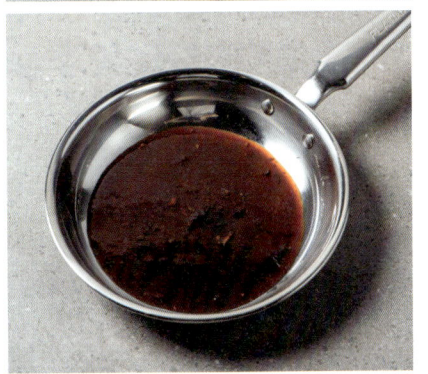

4
팬에 소스 재료를 넣고 약한 불에서 걸쭉한 농도가 되도록 졸인다.

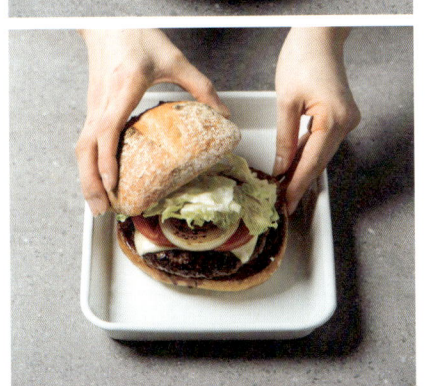

5
통밀빵 한쪽에 저지방 마요네즈를 바르고 그 위에 후춧가루 → 소고기 패티 → 슬라이스 치즈 → 토마토 → 양파 → 양상추 순으로 올린 뒤 소스를 뿌리고 나머지 통밀빵을 덮는다.

Part 07

도시락·간식

당뇨 밥상은 한 끼도 놓칠 수 없죠.
도시락은 물론 간식까지 늘 건강하게 즐겨요.

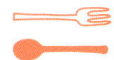

· 당뇨 도시락 ·

언제 어디서나 건강하게

· 당뇨 간식 ·

안심하고 현명하게 먹는

당뇨 도시락

언제 어디서나
건강하게

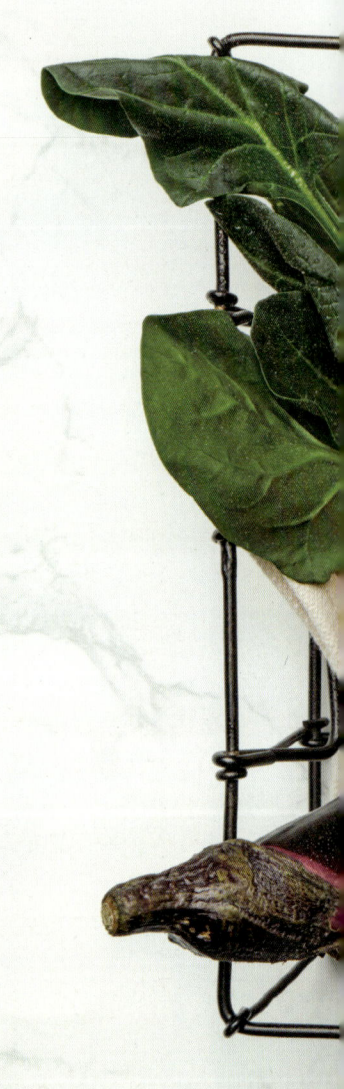

도시락은 음식의 양이 적어 보여서 안심하고 먹는 경우가 많아요. 하지만 김밥이나 샌드위치는 생각보다 많은 양의 밥과 빵이 들어가 혈당을 높게 올릴 수 있답니다. 이 파트에서는 김밥, 샌드위치, 초밥 등 알게 모르게 혈당을 높였던 조용한 당질 폭탄 메뉴들도 안심하고 먹을 수 있도록 비법 레시피를 알려드릴게요.

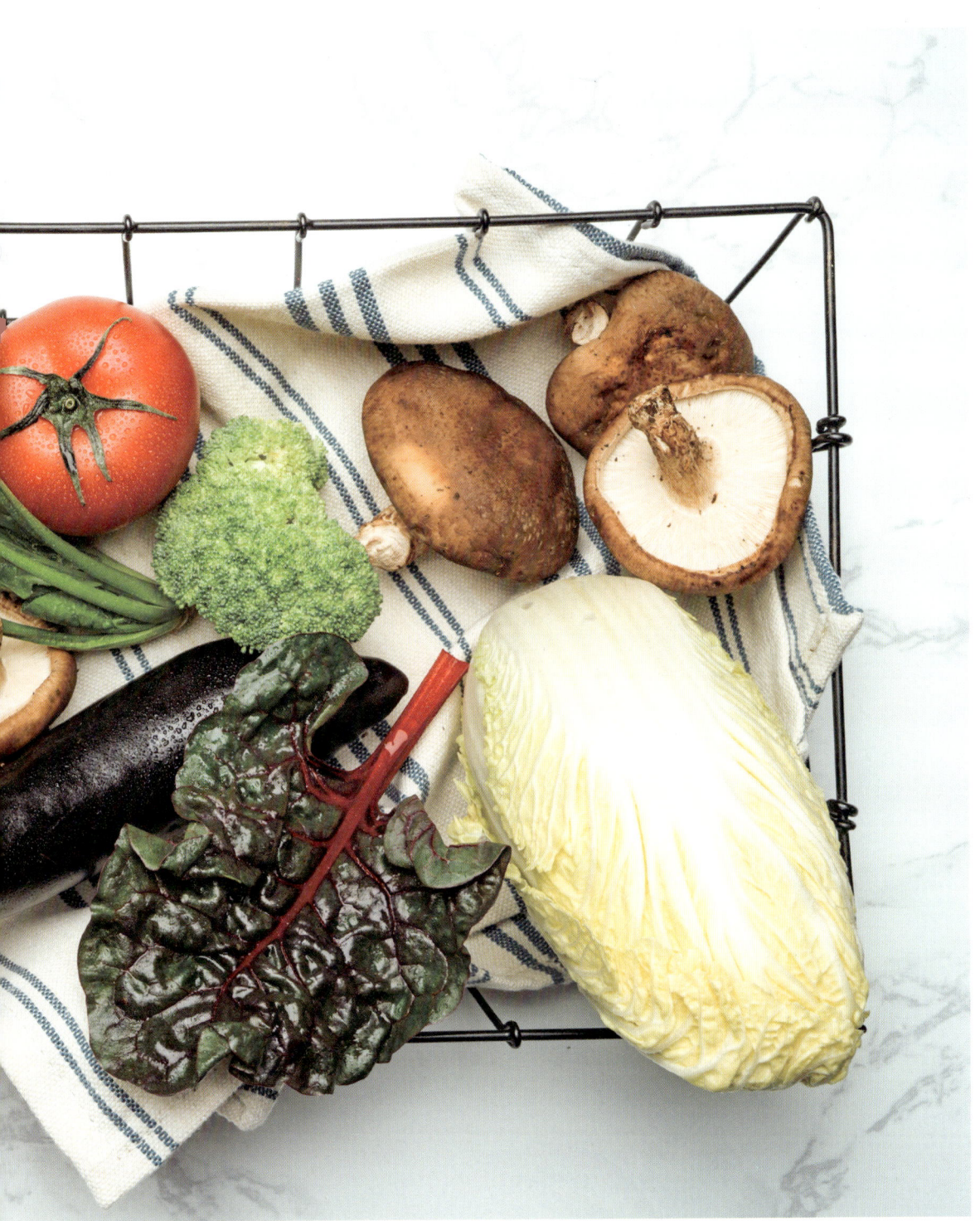

브리또는 얇게 민 밀가루 반죽에 채소와 고기를 가득 싸 먹는 음식이에요. 탄수화물, 식이섬유, 단백질까지 골고루 섭취할 수 있는 좋은 음식이죠. 하지만 단맛이 가득한 소스에 치즈까지 더해져 포화지방 함량은 물론 열량까지 꽤 높답니다. 그래서 당뇨 환자에게 유익하도록 변화시켰어요. 밀가루 대신 포두부를 사용하고, 소고기 중 포화지방이 적은 목심을 넣어 탄수화물과 지방 함량 모두 대폭 낮추었답니다.

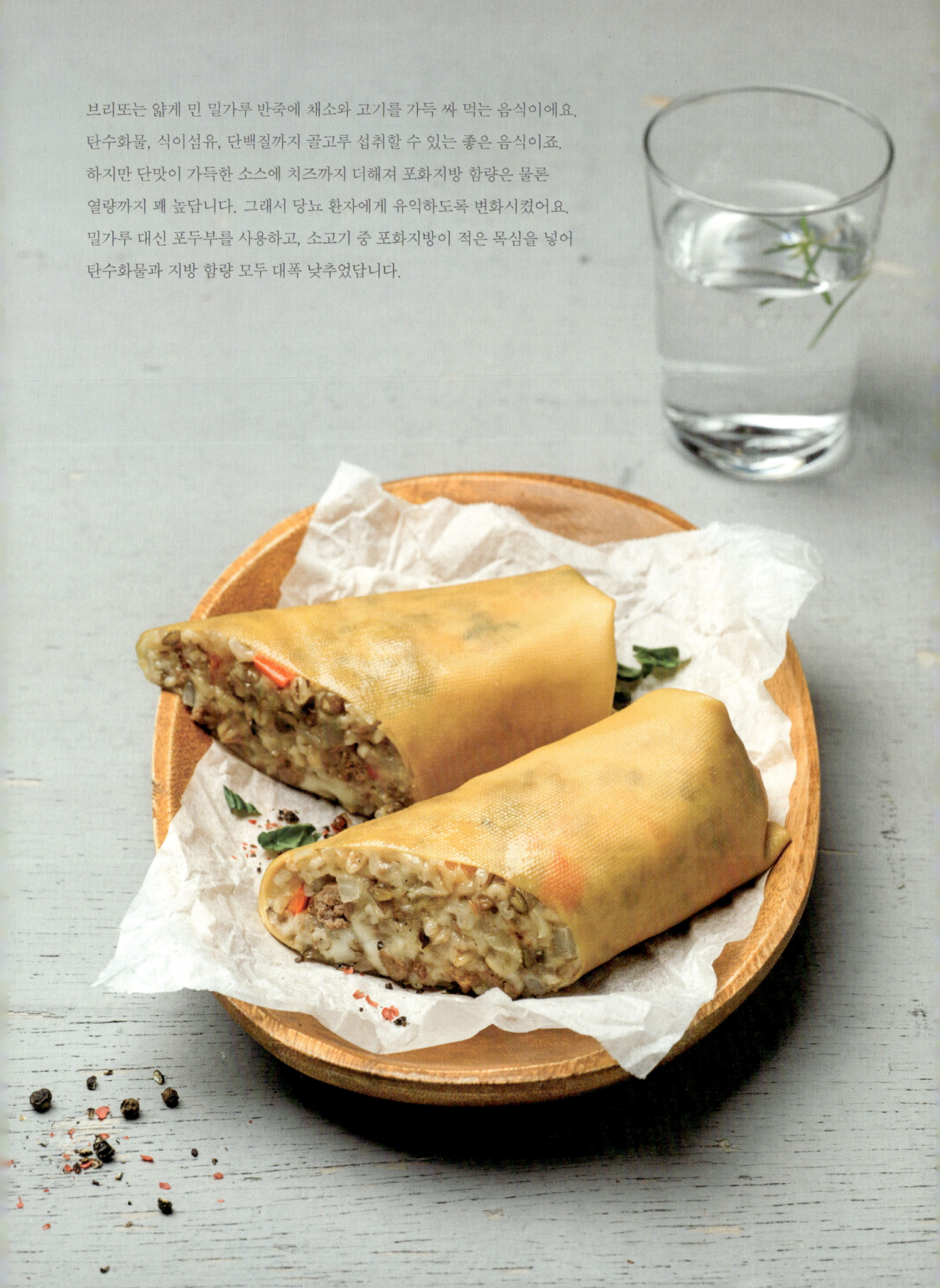

포두부브리또

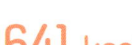

641 kcal

당질 −44%
불포화지방 +213%

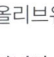 1인분

귀리표고밥 1공기(p89)
포두부 1장(40g)
다진 소고기(목심) 40g
빨강 파프리카 1/8개씩(15g)
주황 파프리카 1/8개씩(15g)
양파 1/12개(20g)
모차렐라 치즈 1/5줌(20g)
올리브유 1큰술

양념장
진간장 1⅓큰술
다진 대파 1⅓큰술
다진 마늘 2작은술
알룰로스 설탕 2작은술
참기름 2작은술
참깨 1꼬집(0.2g)
후춧가루 1꼬집(0.1g)

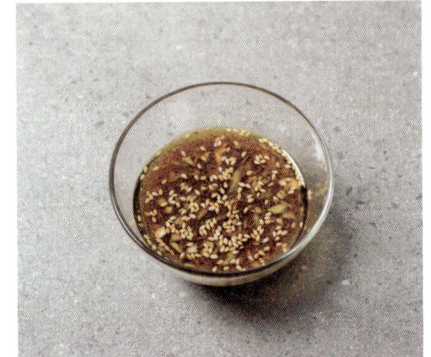

1
포두부는 끓는 물에 넣어 1분간 데친다.
빨강·주황 파프리카, 양파는 사방 1cm 크기로 자른다.

2
분량의 재료를 골고루 섞어 양념장을 만든다.

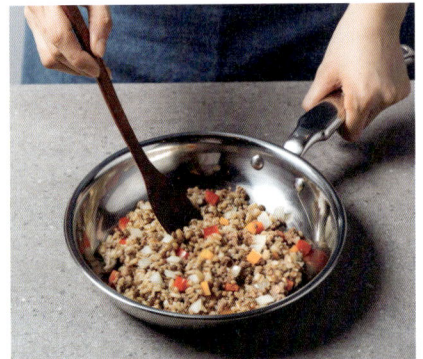

3
달군 팬에 올리브유를 두르고 다진 소고기를 넣어 센 불에서 볶다가 귀리표고밥, 빨강·주황 파프리카, 양파를 넣고 볶는다.

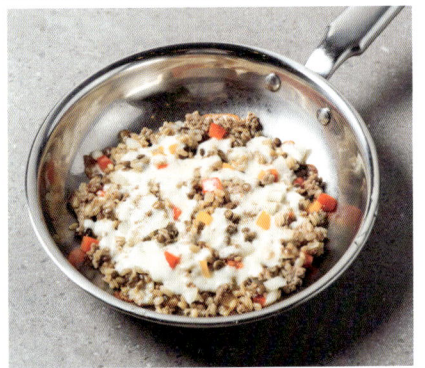

4
양파가 투명해지면 양념장을 넣고 볶다가 모차렐라 치즈를 뿌린 뒤 중간 불에서 2분간 익힌다.

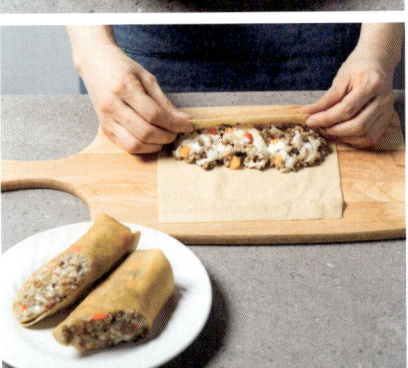

5
포두부 한쪽 끝에 볶은 밥과 채소를 올린 뒤 돌돌 만다.

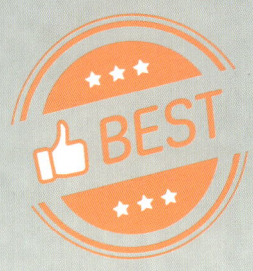

초밥은 당뇨 환자에게 꽤 위험한 음식이에요. 생각보다 밥의 양이 많고 설탕과 감식초도 듬뿍 들어가기 때문이죠. 그래도 한입에 쏙쏙 들어가 도시락으로 아주 훌륭한 유부초밥, 포기할 순 없죠? 당질 함량이 낮고 식이섬유 함량은 높은 곡물로 밥을 지어 넣어보세요. 설탕과 감식초 대신 단맛이 풍부한 알룰로스로 감칠맛을 살리면 자꾸 손이 가는 매력적인 유부초밥이 완성된답니다.

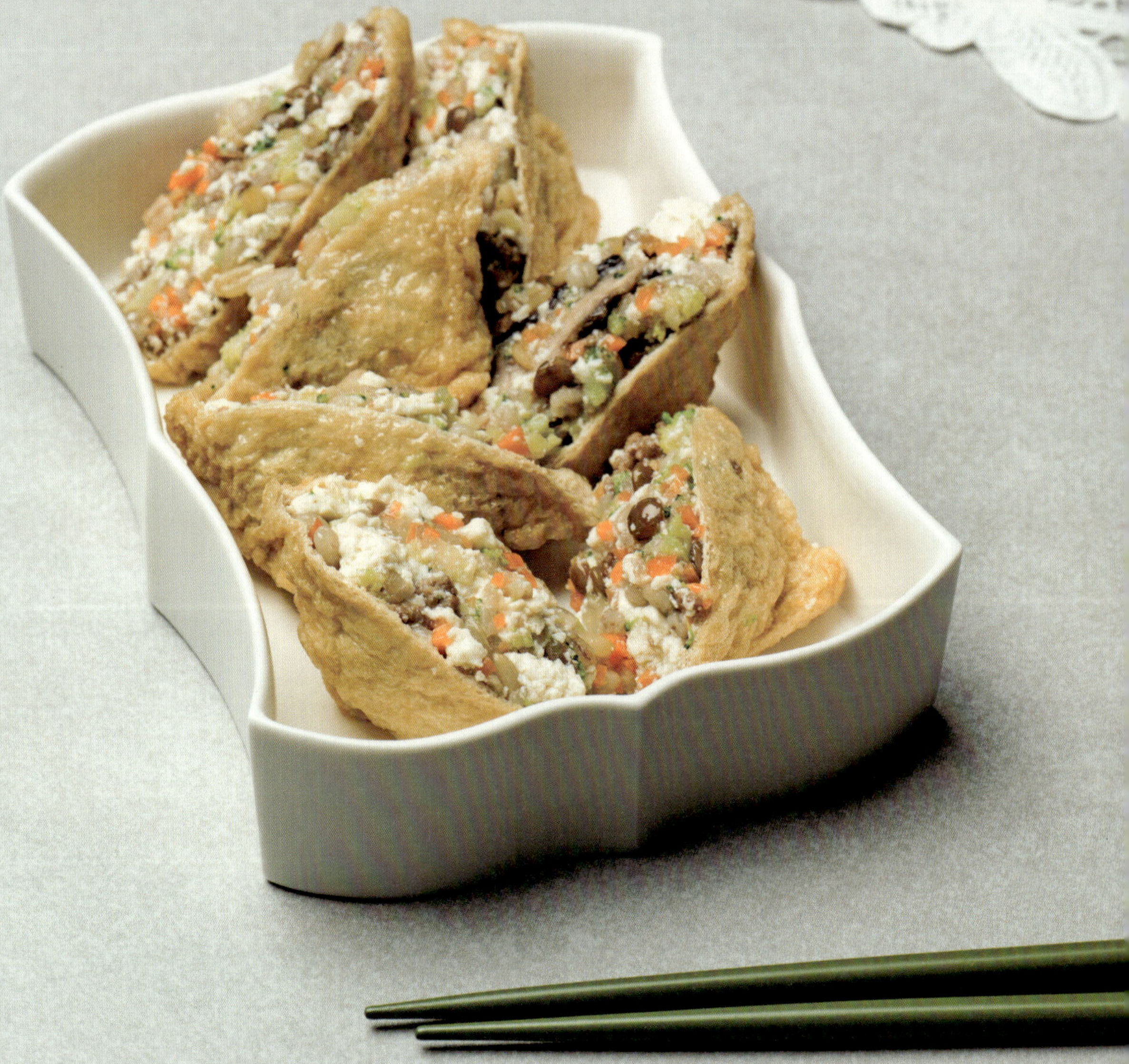

유부초밥

721 kcal
당질 -63%
식이섬유 +48%

1인분

귀리표고밥 1공기(p89)
유부 5개(20g)
다진 소고기 35g
두부 1/2모(60g)
당근 1/12개(20g)
브로콜리 1조각(15g)
양파 1/12개(20g)
올리브유 1큰술

유부 양념
물 1작은술
식초 2작은술
알룰로스 설탕 2작은술
소금 1꼬집(1g)

양념장
우엉 4cm(20g)
물 1작은술
간장 1작은술
알룰로스 설탕 1/2작은술

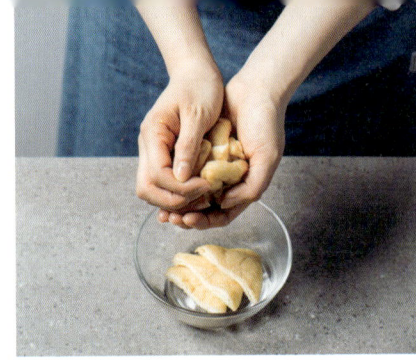

1 유부는 대각선으로 자른 뒤 분량의 유부 양념에 20분간 재웠다가 물기를 꼭 짠다.

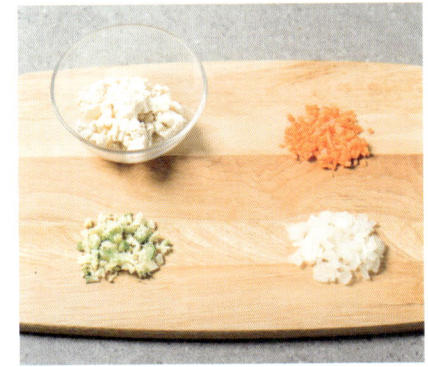

2 두부는 곱게 으깨고 당근, 브로콜리, 양파는 곱게 다진다.

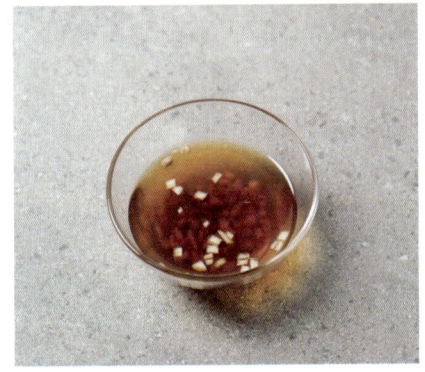

3 우엉은 껍질을 벗겨 잘게 다진 뒤 분량의 양념장 재료와 골고루 섞는다.

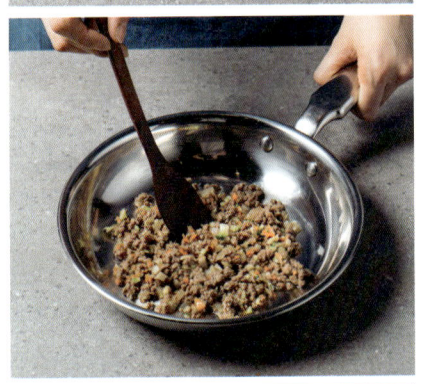

4 팬에 올리브유를 두르고 다진 소고기와 양념장을 넣어 약한 불에서 2분간 볶다가 두부와 손질한 채소를 넣고 익을 때까지 볶는다.

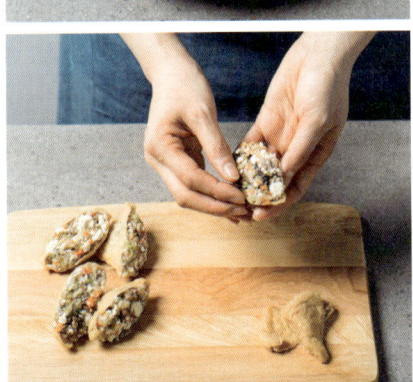

5 귀리표고밥을 넣어 골고루 섞은 뒤 유부에 채워 넣는다.

김밥은 사실 영양 균형이 좋은 음식이 아니에요. 탄수화물 비중이 매우 높고,
단백질 함량은 조금 부족한 편이죠. 그래서 멸치로 영양의 불균형을 해결했어요.
식이섬유가 많은 곡물로 지은 밥에 무기질과 비타민이 가득한 깻잎,
칼슘과 단백질이 가득한 멸치를 넣어 영양적으로 완벽한 김밥을 만들었답니다.
청양고추를 넣어 강력한 매운맛이 숨어 있기도 하지요.

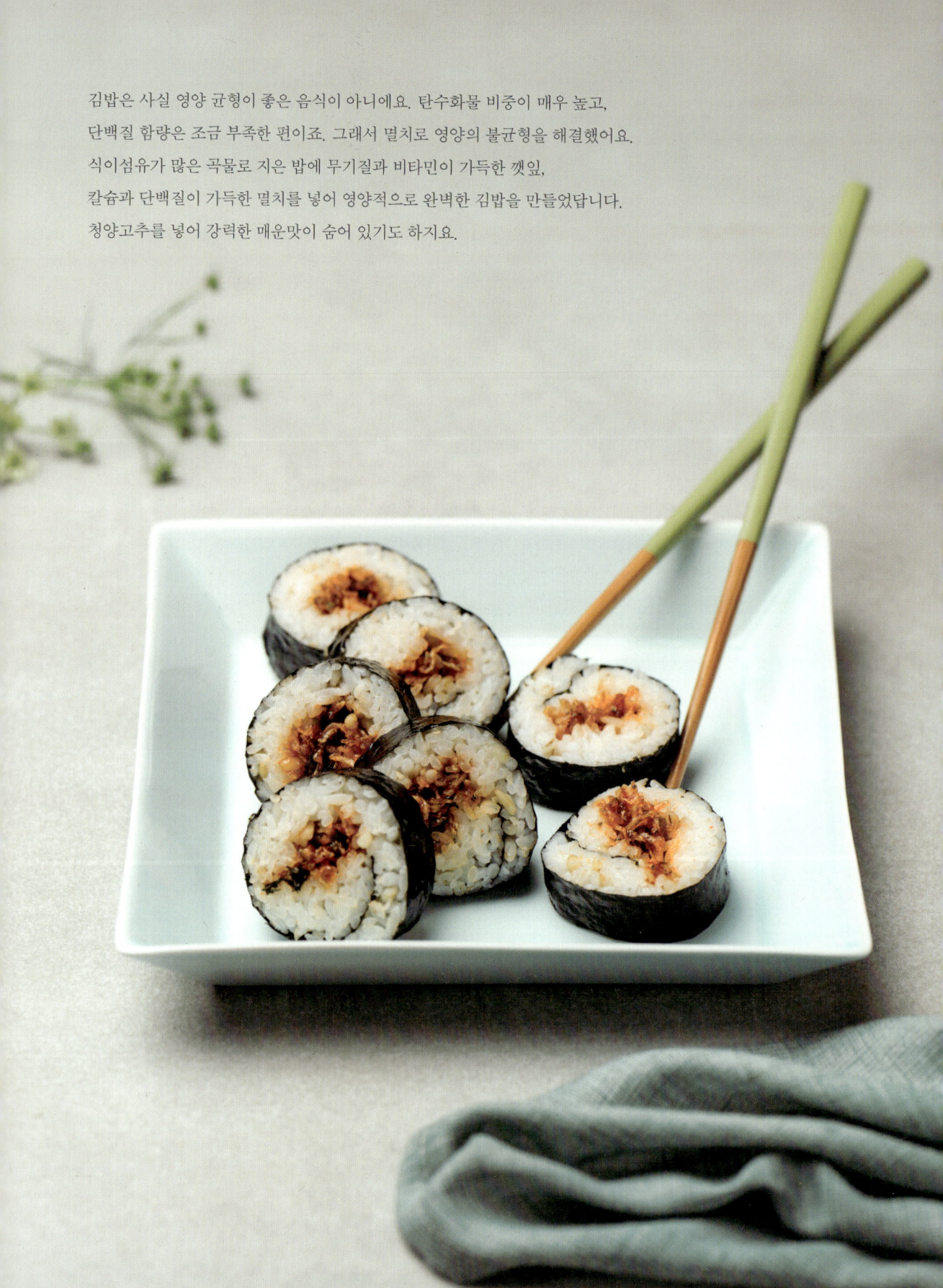

멸추김밥

669 kcal

포화지방 -55%
식이섬유 +116%

1인분

닥키영양밥 1공기(p88)
잔멸치 1줌(25g)
청양고추 3개(40g)
깻잎 2장(8g)
김밥용 김 1장
올리브유 1큰술

양념장
닥키고추장 2작은술(p92)
간장 1작은술
올리고당 2큰술
다진 마늘 1작은술

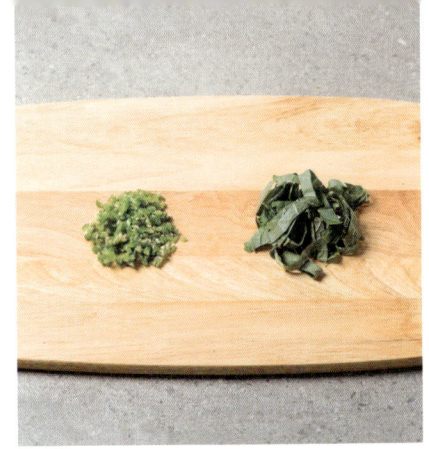

1
청양고추는 잘게 다지고, 깻잎은 1cm 두께로 채 썬다.

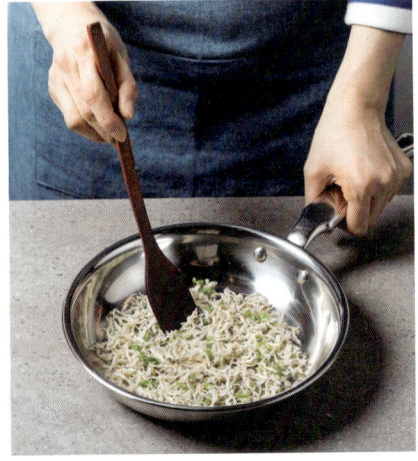

2
팬에 올리브유를 두르고 잔멸치와 청양고추를 넣어 중간 불에서 1분간 볶는다.

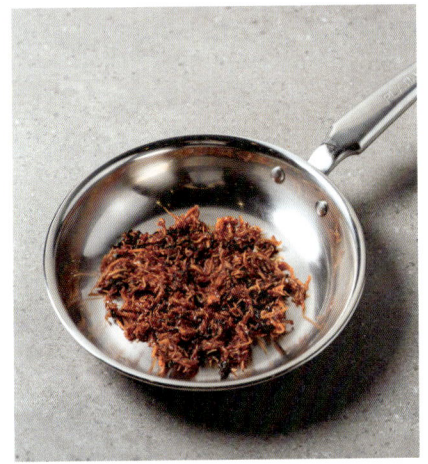

3
분량의 재료로 만든 양념장과 깻잎을 넣고 약한 불에서 2분간 볶아 멸추볶음을 만든다.

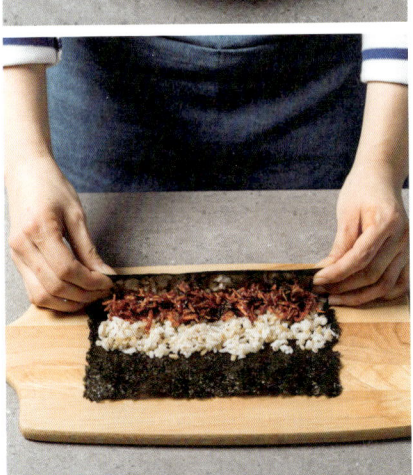

4
김을 깔고 그 위에 닥키영양밥을 김의 2/3 정도 고루 편 뒤 멸추볶음을 얹고 돌돌 만다.

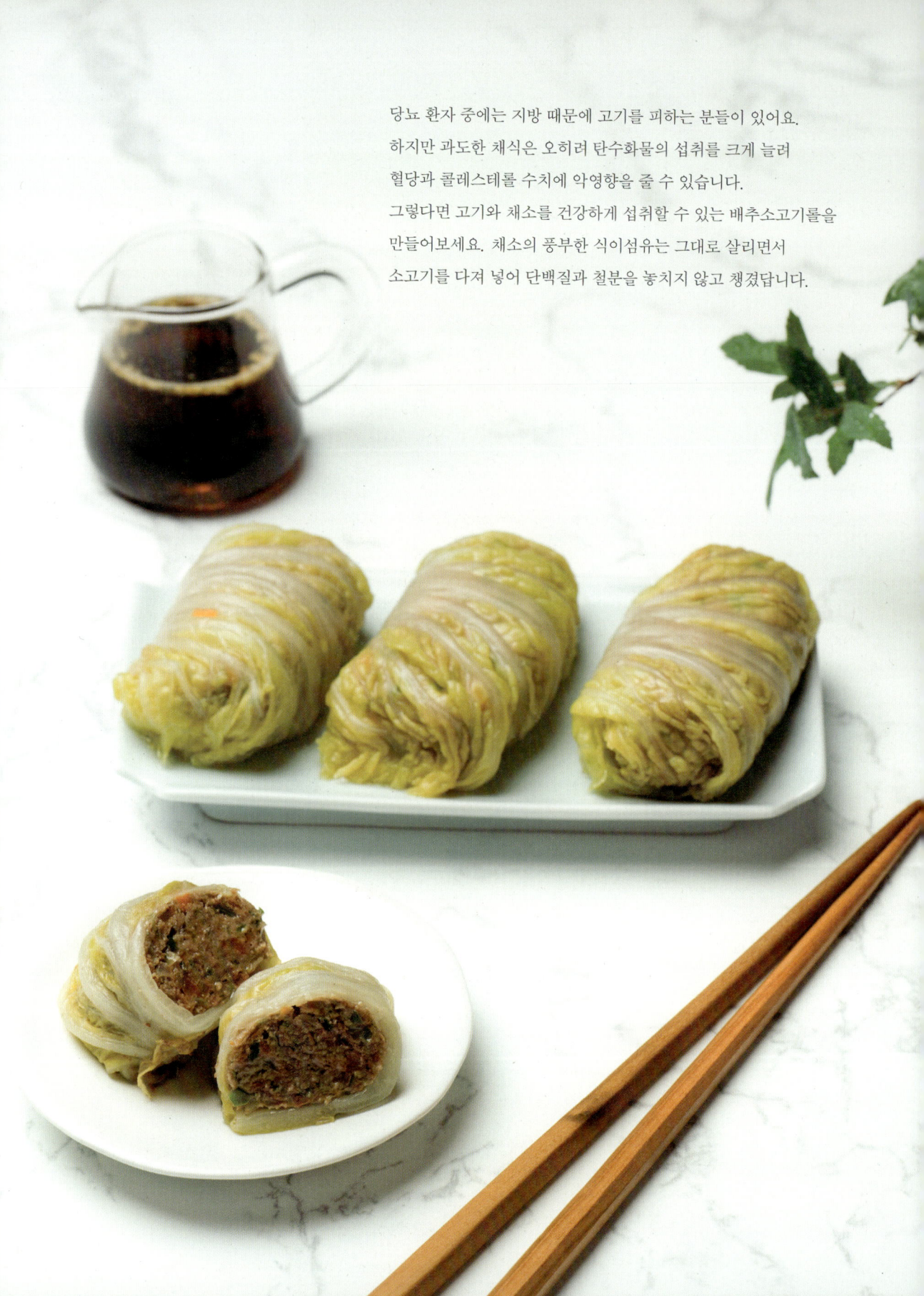

당뇨 환자 중에는 지방 때문에 고기를 피하는 분들이 있어요.
하지만 과도한 채식은 오히려 탄수화물의 섭취를 크게 늘려
혈당과 콜레스테롤 수치에 악영향을 줄 수 있습니다.
그렇다면 고기와 채소를 건강하게 섭취할 수 있는 배추소고기롤을
만들어보세요. 채소의 풍부한 식이섬유는 그대로 살리면서
소고기를 다져 넣어 단백질과 철분을 놓치지 않고 챙겼답니다.

배추소고기롤

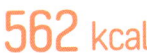

562 kcal

당질 -89%
불포화지방 +109%

 1인분

알배기 배추 4장(120g)

고기 반죽
다진 소고기 200g
알배기 배추 1장(30g)
당근 1/6개(40g)
양파 1/6개(40g)
대파 3cm(15g)
청양고추 1/4개(4g)
간장 1작은술
참기름 1작은술
후춧가루 1꼬집(0.1g)

양념장
물 1큰술
간장 1작은술
식초 1작은술
알룰로스 설탕 2작은술
참기름 1작은술
참깨 1꼬집(0.1g)
후춧가루 1꼬집(0.5g)

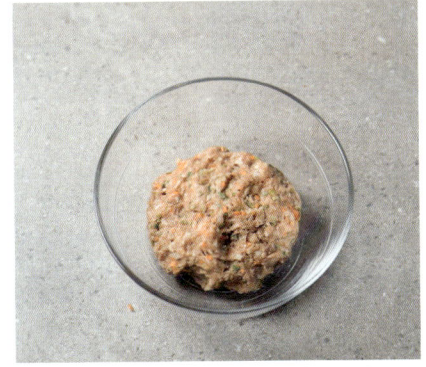

1 알배기 배추는 끓는 물에 넣어 2분간 데친 뒤 꺼내 식힌다.

2 고기 반죽에 들어가는 채소는 곱게 다진 뒤 나머지 반죽 재료와 함께 끈기가 생기도록 치대 고기 반죽을 만든다.

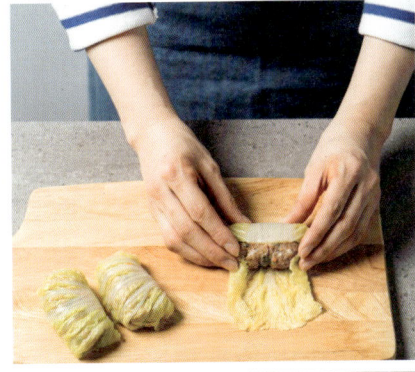

3 데친 알배기 배추를 펼치고 끝부분에 고기 반죽을 올린 뒤 양쪽 끝을 안으로 접어 돌돌 만다.

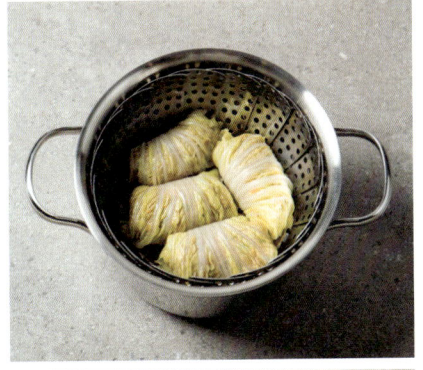

4 김 오른 찜기에 알배기 배추로 감싼 소고기롤을 넣고 15분 정도 찐다.

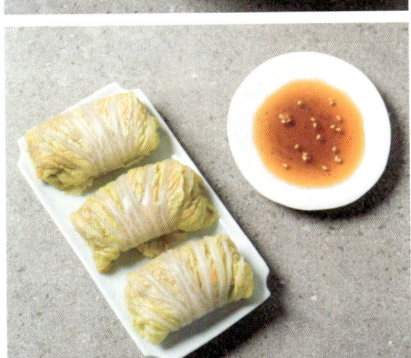

5 분량의 재료를 골고루 섞어 양념장을 만든 뒤 배추소고기롤에 곁들인다.

요즘 유행하고 있는 오픈샌드위치에 도전해보세요. 빵에도 혈당을 높이는
당질이 포함되어 있지만, 밥 한 공기보다는 훨씬 작은 양입니다.
게다가 오픈샌드위치로 만들면 그마저도 당질을 절반으로 줄일 수 있기 때문에
걱정할 필요가 없지요. 양념이 듬뿍 밴 고기와 아삭한 채소,
부드러운 소스를 층층이 올려보세요. 한입 베어 무는 순간 살살 녹는
맛의 하모니가 펼쳐질 거예요.

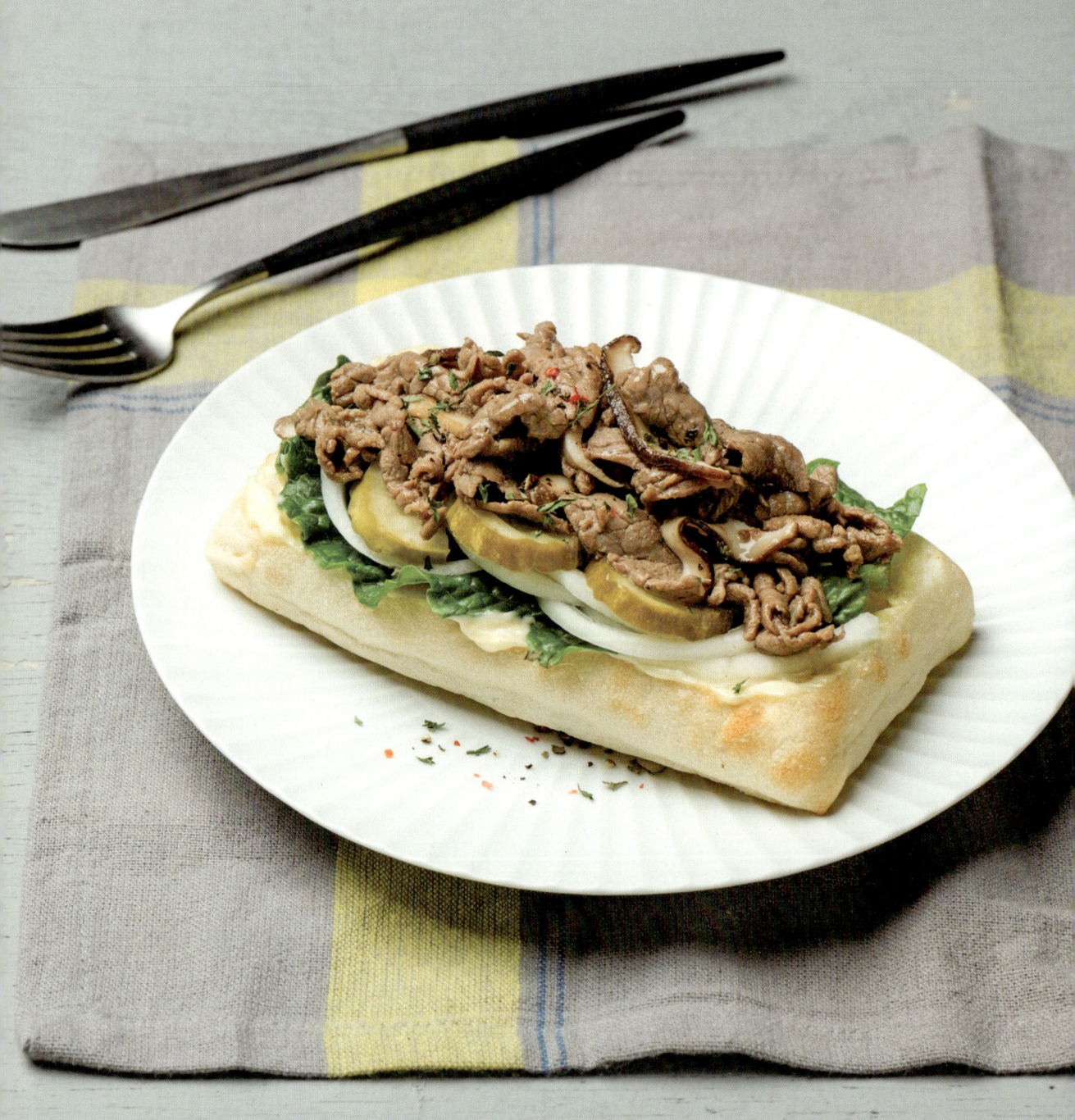

오픈샌드위치

505 kcal

당질 -67%
포화지방 -18%

1인분

포카치아 1/2개(50g)
소고기(샤부샤부용) 80g
표고버섯 2개(20g)
양파 1/12개(20g)
대파 5cm(25g)
피클 3개(10g)
로메인 1장(15g)
올리브유 1큰술

밑간
간장 1½작은술
노두유 1작은술
꿀 1작은술
다진 마늘 1작은술
알룰로스 설탕 2작은술
소금 1꼬집(0.1g)
참기름 1작은술
참깨 1꼬집(0.1g)
후춧가루 1꼬집(0.1g)

소스
저지방 마요네즈 1큰술
머스터드 1/2작은술

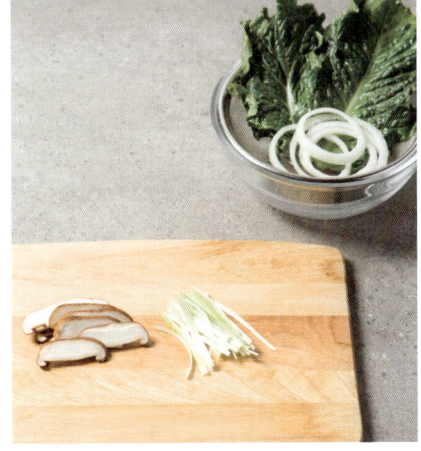

1
표고버섯은 얇게 편으로 썰고, 대파는 얇게 채 썬다. 로메인은 흐르는 물에 씻고, 양파는 얇게 링으로 썬 뒤 찬물에 담갔다가 체에 밭쳐 물기를 뺀다.

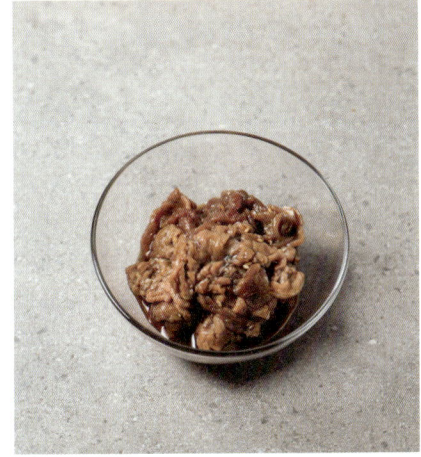

2
소고기와 표고버섯은 분량의 재료로 밑간한 뒤 10분간 재운다.

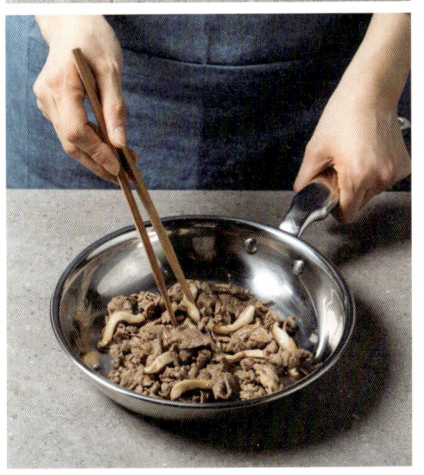

3
달군 팬에 올리브유를 두르고 재운 소고기와 표고버섯을 넣어 익을 때까지 볶는다.

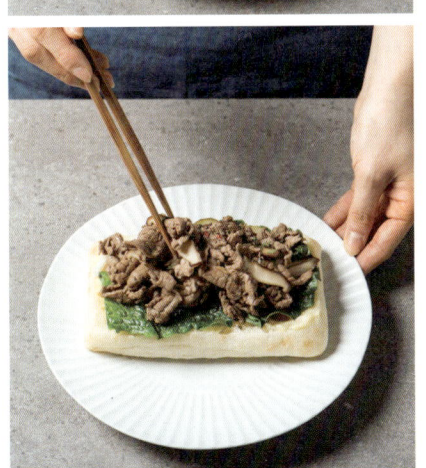

4
포카치아에 분량의 재료로 만든 소스를 바르고 그 위에 로메인 → 양파 → 대파 → 피클 → 볶은 소고기와 표고버섯 순으로 올린다.

당뇨 간식

안심하고
현명하게 먹는

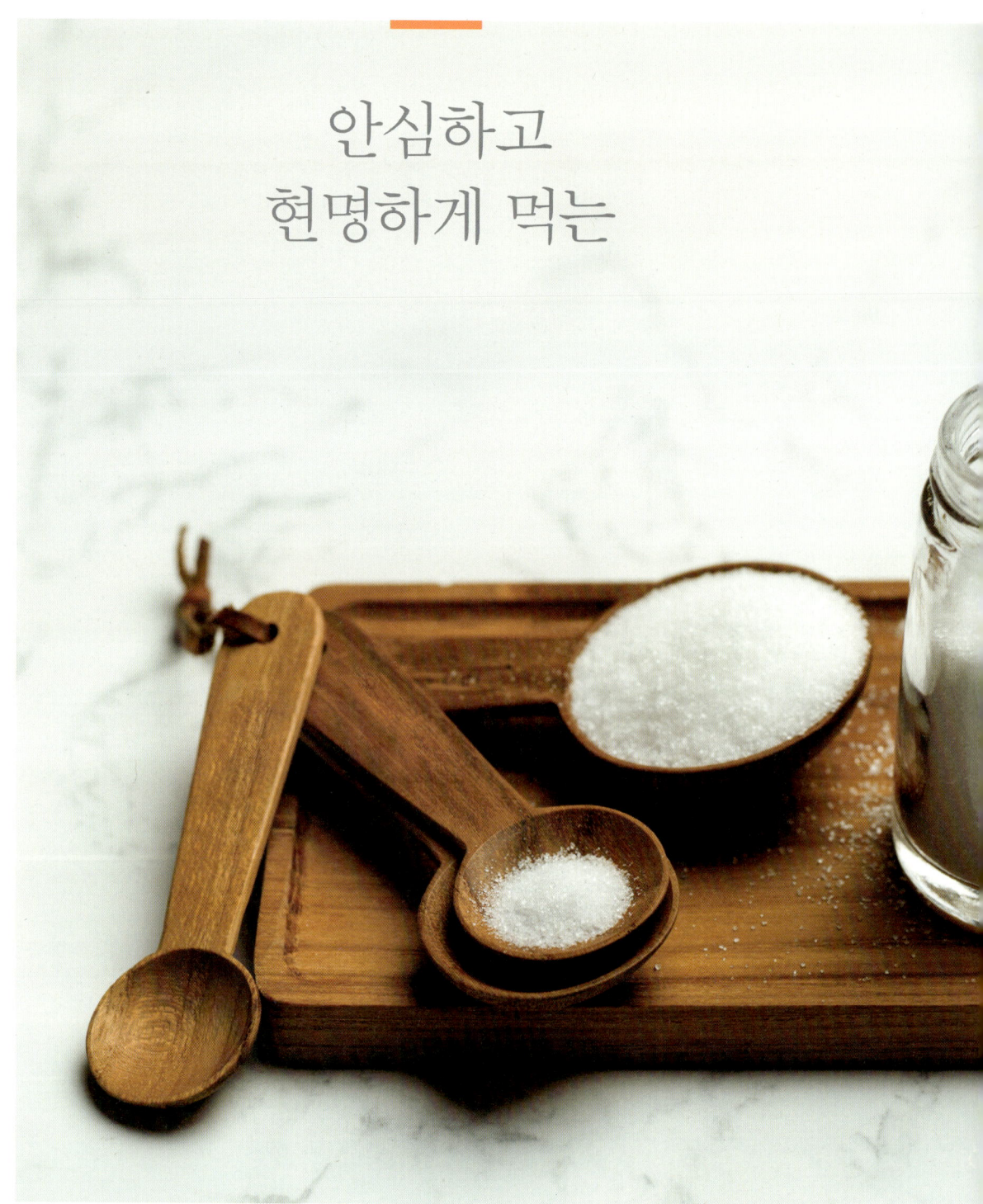

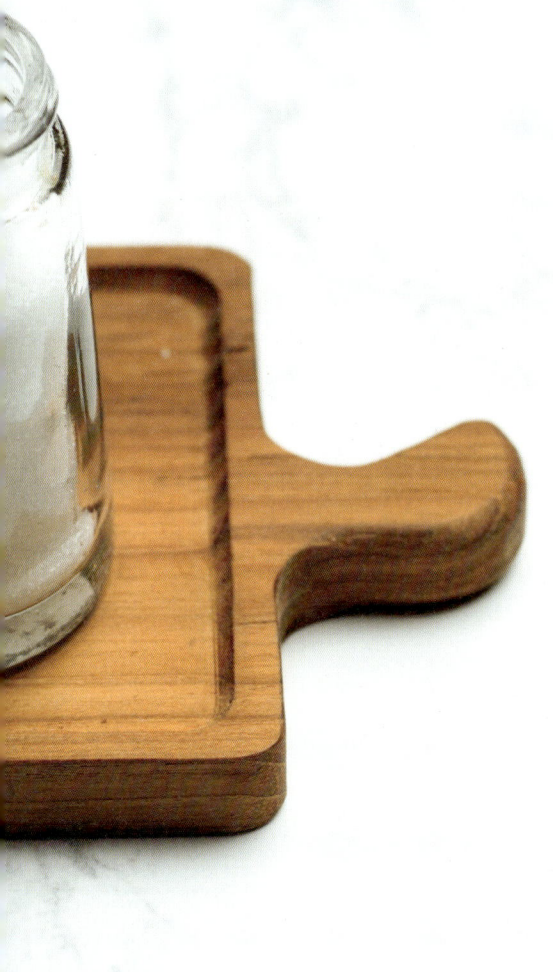

★★★

빵, 쿠키, 머핀 등 정말 딱 한 조각만 먹고 싶은 간식이 있지 않나요? 밀가루와 설탕 때문에 꾹 참고 눈을 돌렸다면 이제 맛있게 즐겨보세요. 밀가루 대신 곤약가루와 아몬드가루 등 당질 함량이 낮은 식재료를 사용하고, 설탕 대신 당질 섭취 걱정 없는 알룰로스로 단맛을 가득 담은 간식을 소개합니다. 이제 디저트도 마음껏 누리세요.

달콤하고 고소한 맛의 끝판왕, 피칸크로캉을 먹어 볼까요? 어떻게 설탕 범벅인 과자를 먹냐고요? 설탕 대신 에리스리톨을 사용하면 안심하고 먹을 수 있습니다. 에리스리톨은 설탕과 똑같이 단맛은 나지만, 해로운 당 성분은 제로에 가까워 혈당 걱정 없이 단맛을 마음껏 누릴 수 있답니다.

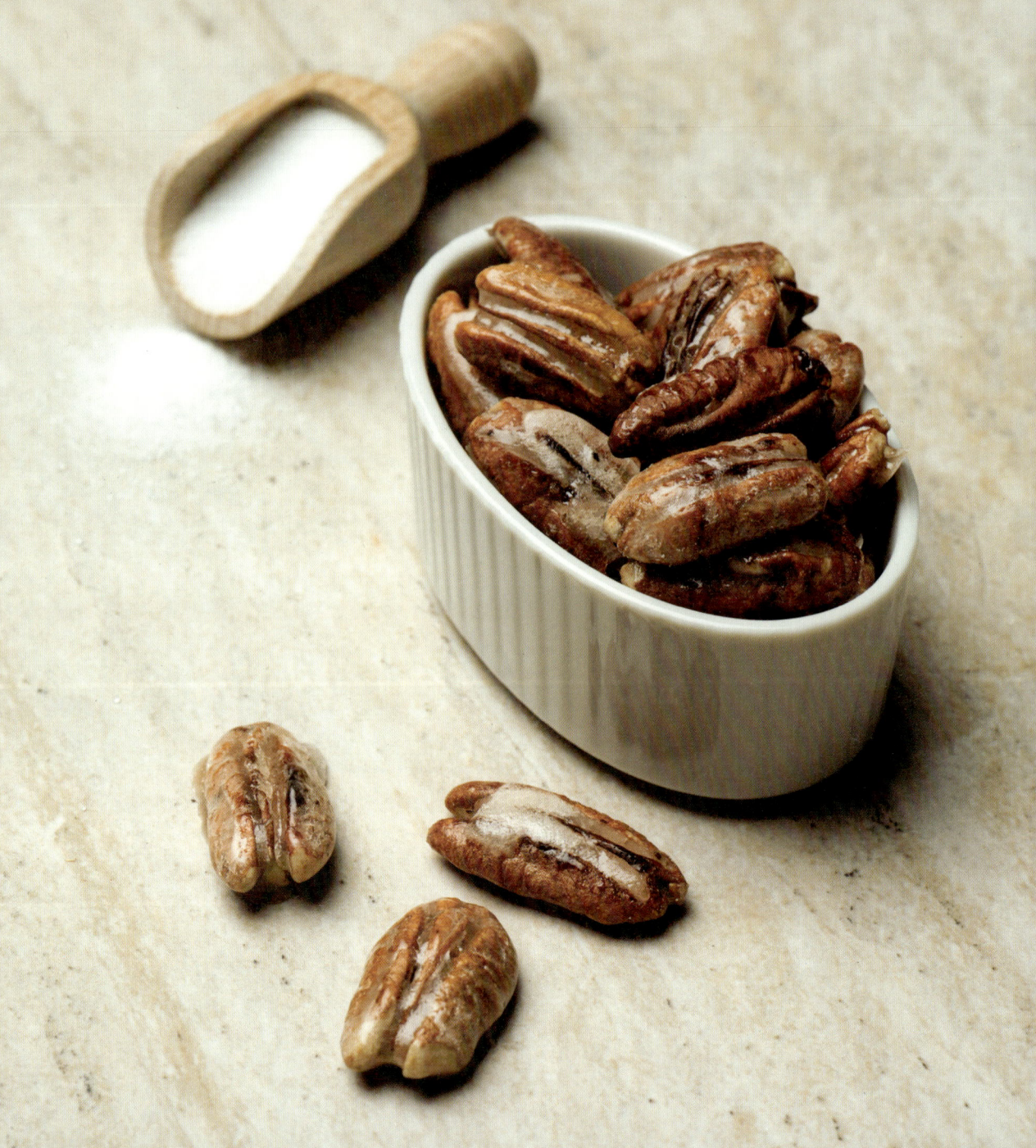

피칸크로캉

248 kcal

5인분

피칸 3컵(180g)
에리스리톨 1컵(100g)

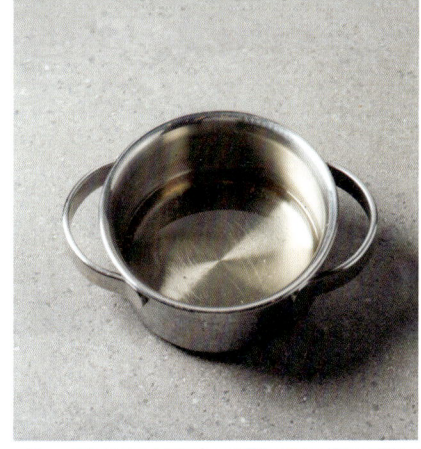

1
냄비에 에리스리톨을 넣고 약한 불에서 서서히 녹인다.

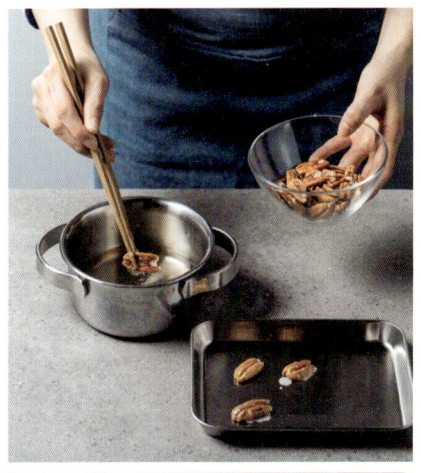

2
피칸을 넣어 에리스리톨을 골고루 묻힌 뒤 한 알씩 채반에 떨어뜨려 식힌다.

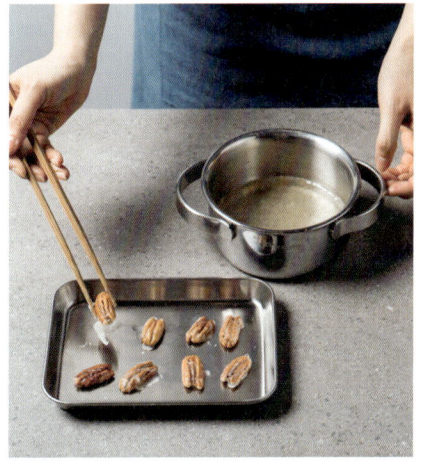

3
피칸이 완전히 식으면 다시 한 번 에리스리톨을 골고루 묻힌 뒤 식힌다.

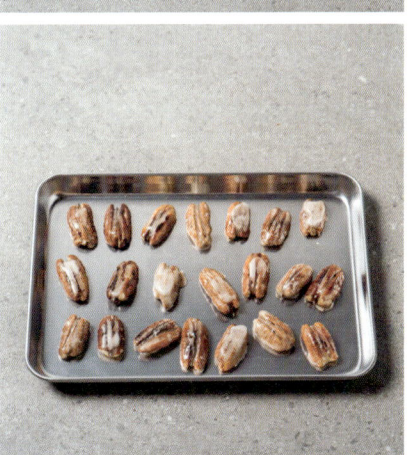

4
마지막으로 한 번 더 에리스리톨에 피칸을 넣어 묻힌 뒤 꺼내 식힌다.

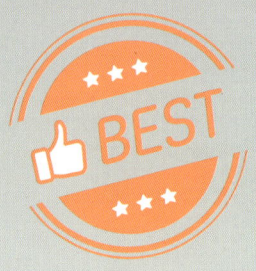

임신성 당뇨병에 걸린 산모들이 가장 사랑하는 쿠키입니다.
밀가루도 설탕도 전혀 넣지 않고 만든 초콜릿 과자예요.
밀가루 대신 당질 함량이 매우 낮은 아몬드가루, 콩가루, 코코아가루를 사용하고 에리스리톨로 단맛을 냈답니다.
나른한 오후, 촉촉하고 부드러운 쿠키로 달콤한 시간을 즐겨보세요.

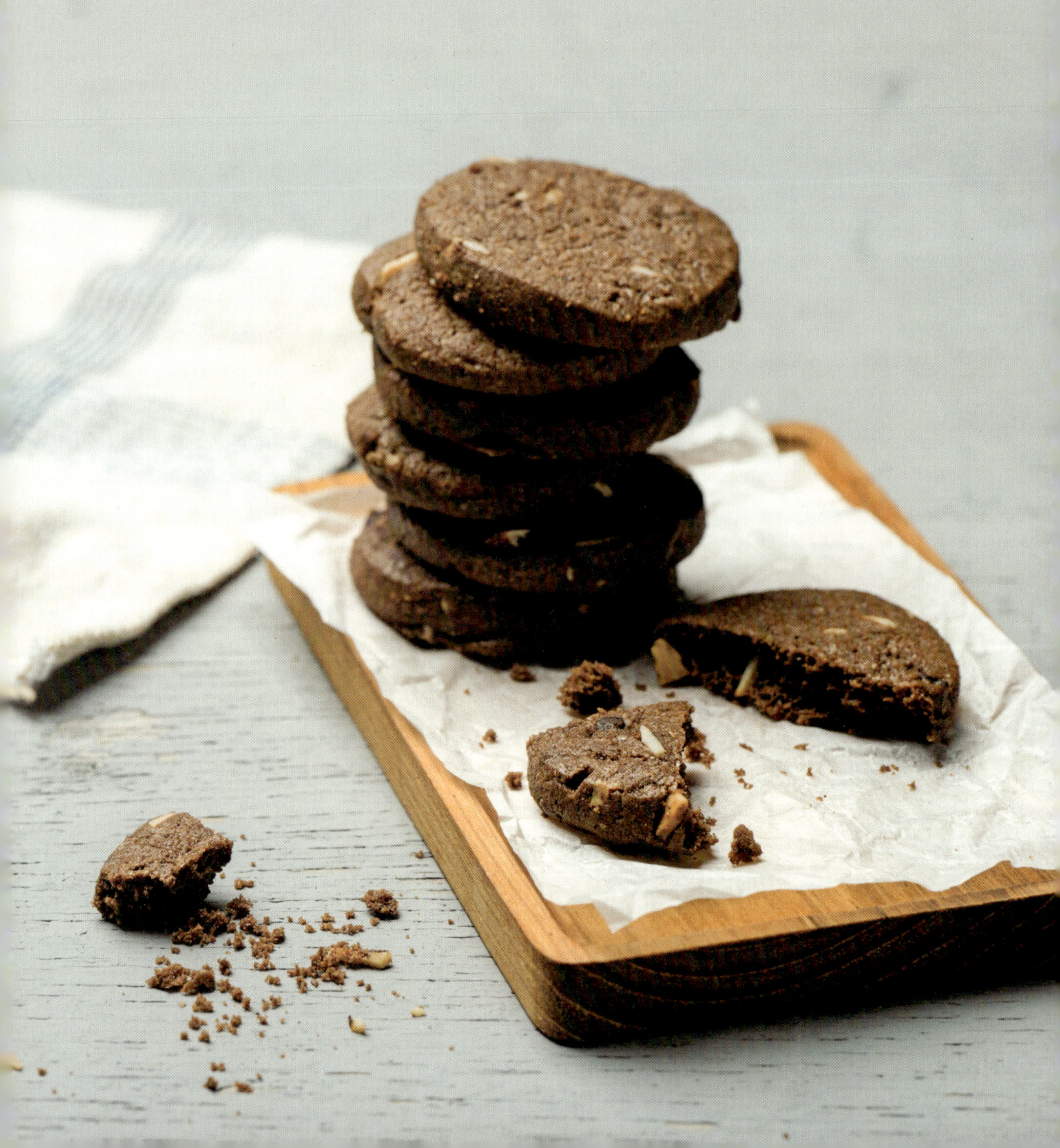

아몬드초코쿠키

278 kcal

2인분

달걀 1개
아몬드 슬라이스 4작은술
아몬드가루 2큰술
코코아가루 1큰술
콩가루 2작은술
버터 2조각(20g)
에리스리톨 3큰술

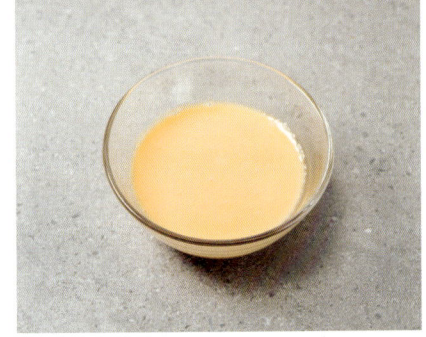

1
오븐을 180도로 예열한다.
달걀은 체에 내려 알끈을
제거한 뒤 곱게 푼다.
TIP_ 달걀은 실온에 미리 꺼내 놓아
차갑지 않은 상태로 사용해요.

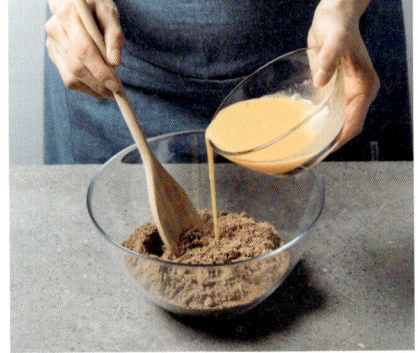

2
아몬드가루, 코코아가루,
콩가루, 버터, 에리스리톨은
믹서로 곱게 갈아 볼에
담은 뒤 달걀물을 조금씩 나눠
넣으며 골고루 섞는다.

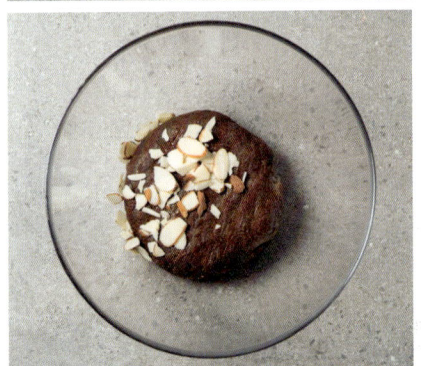

3
아몬드 슬라이스를 넣고
골고루 섞어
반죽을 만든다.

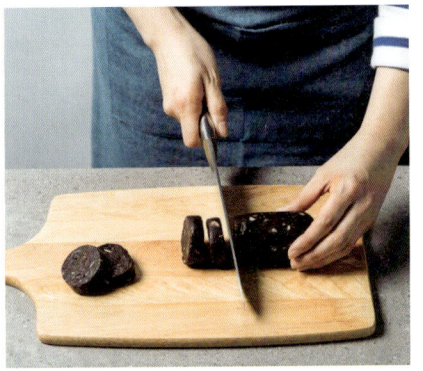

4
반죽은 김밥을 말 듯
돌돌 만 뒤 냉동실에 30분간
넣었다가 꺼내 1cm 두께로
썬다.

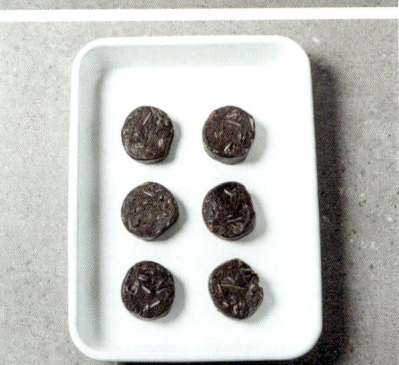

5
오븐 팬에 동그랗게 자른
반죽을 가지런히 놓고
예열된 오븐에 넣어 12분간
구운 뒤 꺼내 식힌다.

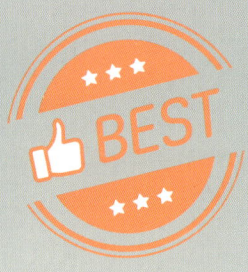

BEST

촉촉한 식감이 매력적인 머핀이에요. 당질 함량이 매우 낮고 식이섬유는 풍부한 귀리겨를 베이스로 만들었지요. 여기에 아몬드가루와 알룰로스를 넣어 일반 머핀보다 당질 함량을 대폭 낮추었답니다.
단, 지방 함량이 다소 높은 만큼 체중 관리를 위해 조금만 드세요!

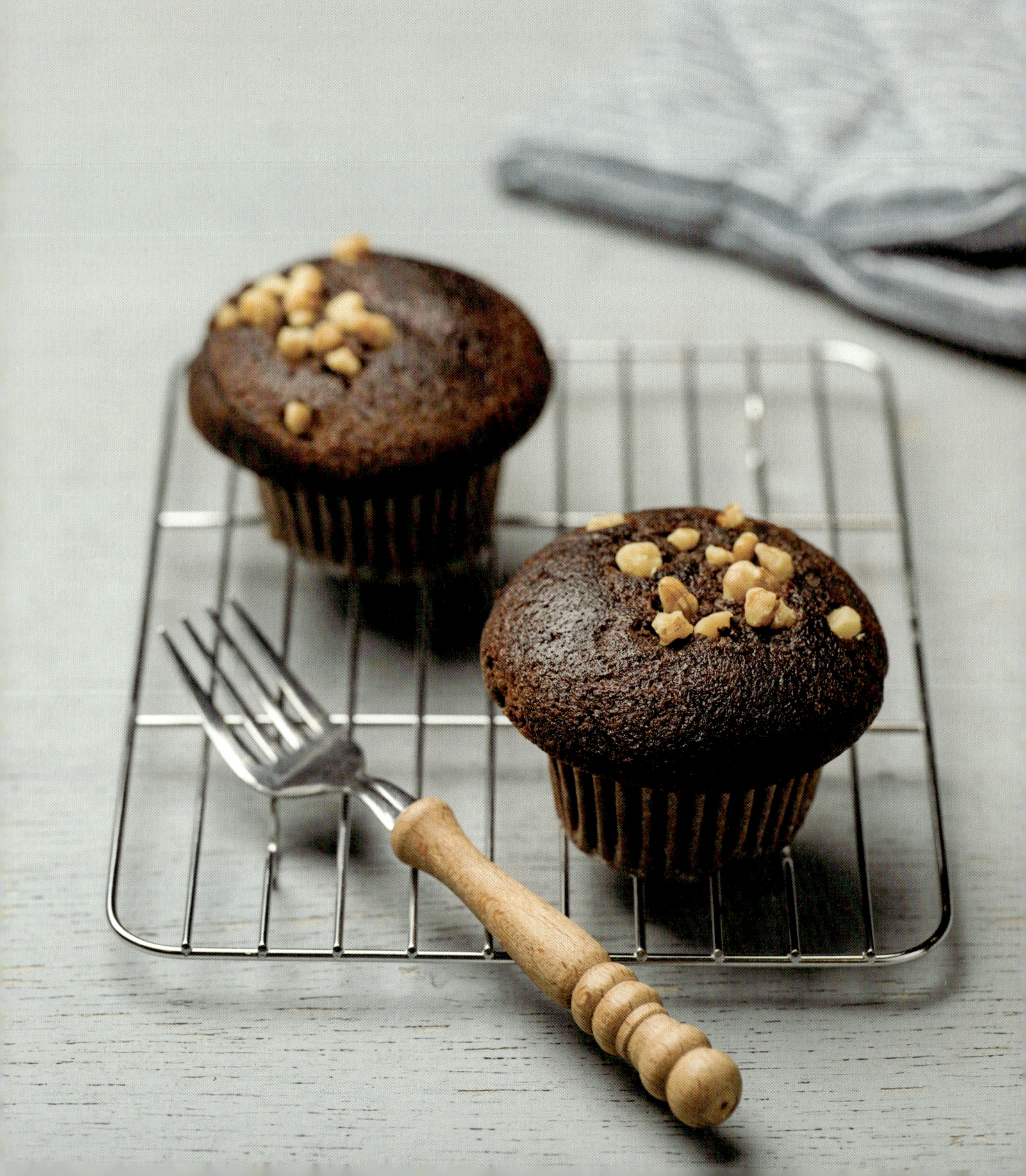

오트브랜코코아 머핀

391 kcal

2인분

달걀 2개
오트브랜 3큰술
아몬드가루 3큰술
코코아가루 1작은술
베이킹파우더 1작은술
호두 분태 1/2줌(25g)
마스카르포네 치즈 2큰술
알룰로스 설탕 3큰술

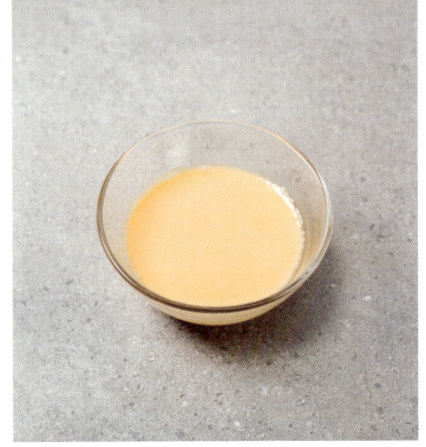

1
오븐을 180도로 예열한다. 달걀은 체에 내려 알끈을 제거한 뒤 곱게 푼다.

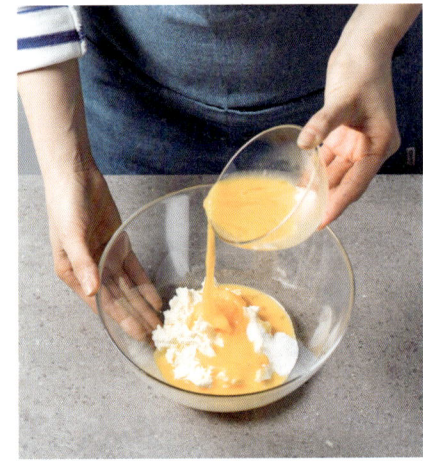

2
볼에 마스카르포네 치즈를 넣고 거품기로 부드러운 상태가 되도록 푼 뒤 알룰로스 설탕과 달걀물을 넣고 고루 섞는다.

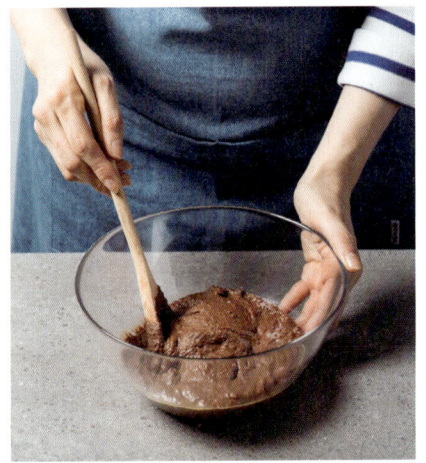

3
체 친 오트브랜, 아몬드가루, 코코아가루, 베이킹파우더를 넣고 주걱으로 골고루 섞어 반죽을 만든다.
TIP_ 가루는 모두 체에 한 번 내린 뒤 사용해야 반죽이 골고루 섞여요.

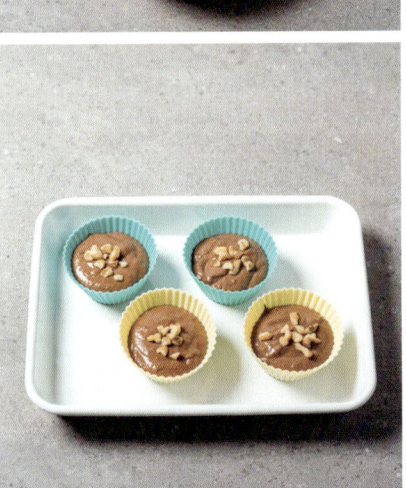

4
머핀 틀의 70% 정도까지 반죽을 채운 뒤 호두 분태를 올리고 예열된 오븐에 넣어 15~20분간 굽는다.

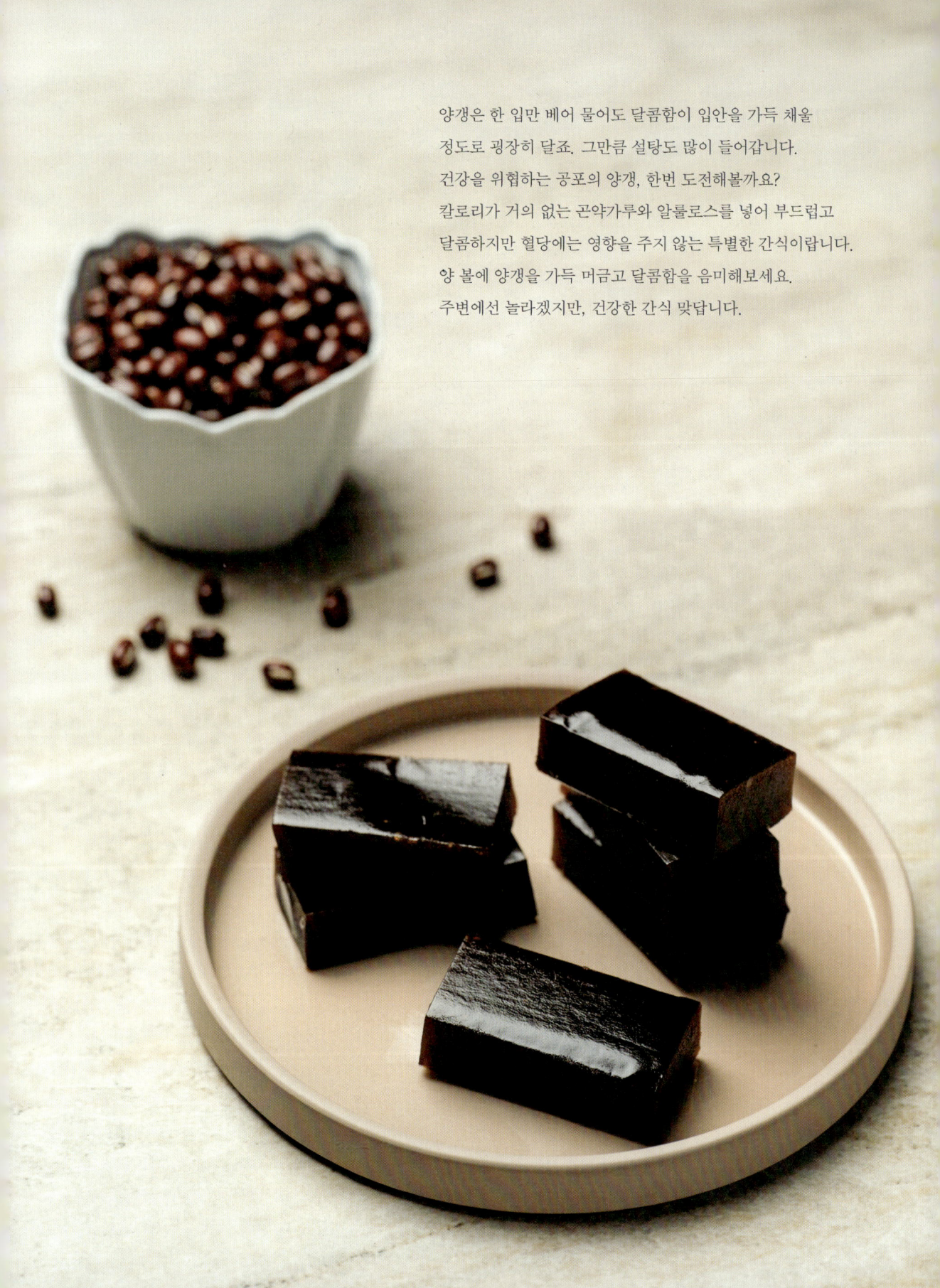

양갱은 한 입만 베어 물어도 달콤함이 입안을 가득 채울 정도로 굉장히 달죠. 그만큼 설탕도 많이 들어갑니다. 건강을 위협하는 공포의 양갱, 한번 도전해볼까요? 칼로리가 거의 없는 곤약가루와 알룰로스를 넣어 부드럽고 달콤하지만 혈당에는 영향을 주지 않는 특별한 간식이랍니다. 양 볼에 양갱을 가득 머금고 달콤함을 음미해보세요. 주변에선 놀라겠지만, 건강한 간식 맞답니다.

양갱

● **195** kcal

10인분

팥 7컵(500g)
땅콩가루 8큰술
곤약가루 4큰술
물 12컵
올리고당 3큰술
알룰로스 설탕 7큰술
소금 1꼬집(0.5g)

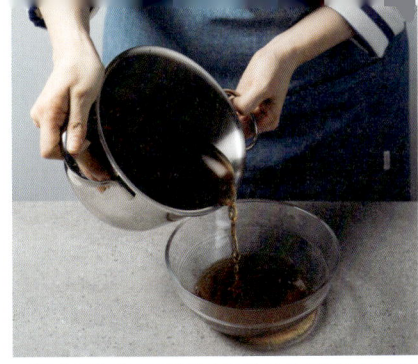

1
냄비에 팥과 물(2컵)을 넣고 한 번 끓인 뒤 삶은 물만 버린다.

TIP_ 팥에서 처음 나온 물에는 사포닌 성분이 있기 때문에 버려야 해요.

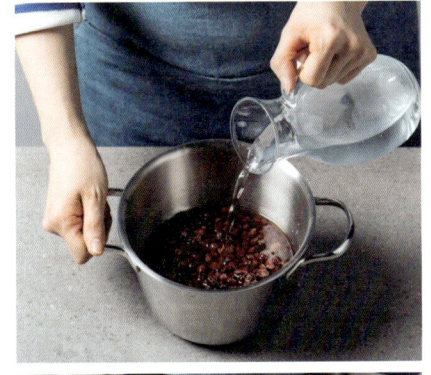

2
정수된 물(10컵)을 냄비에 다시 넣고 팥이 물러질 정도로 중간 불에서 끓인다.

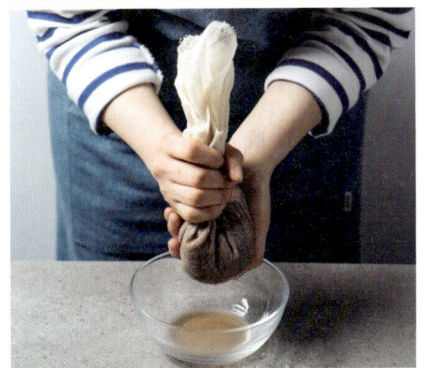

3
팥이 충분히 익으면 주걱으로 눌러가며 체에 곱게 내린 뒤 다시 면포에 넣어 쭉 짜 팥앙금을 내린다.

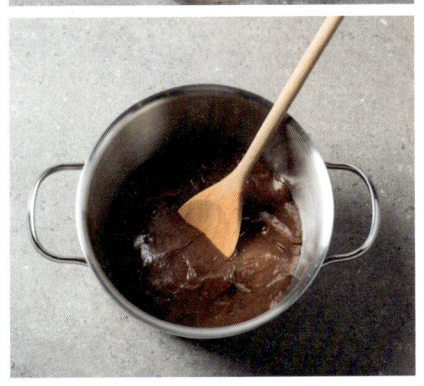

4
냄비에 곱게 내린 팥앙금과 나머지 재료를 모두 넣은 뒤 중간 불에서 주걱으로 계속 저어가며 15분간 끓인다.

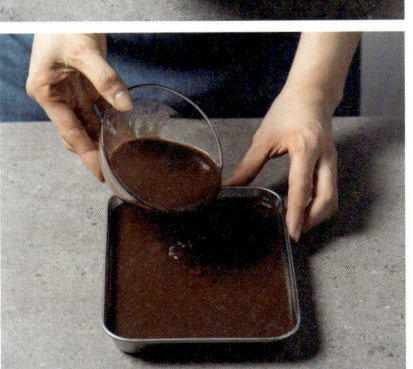

5
사각 틀에 4를 부은 뒤 서늘한 곳에서 충분히 굳힌 다음 먹기 좋게 자른다.

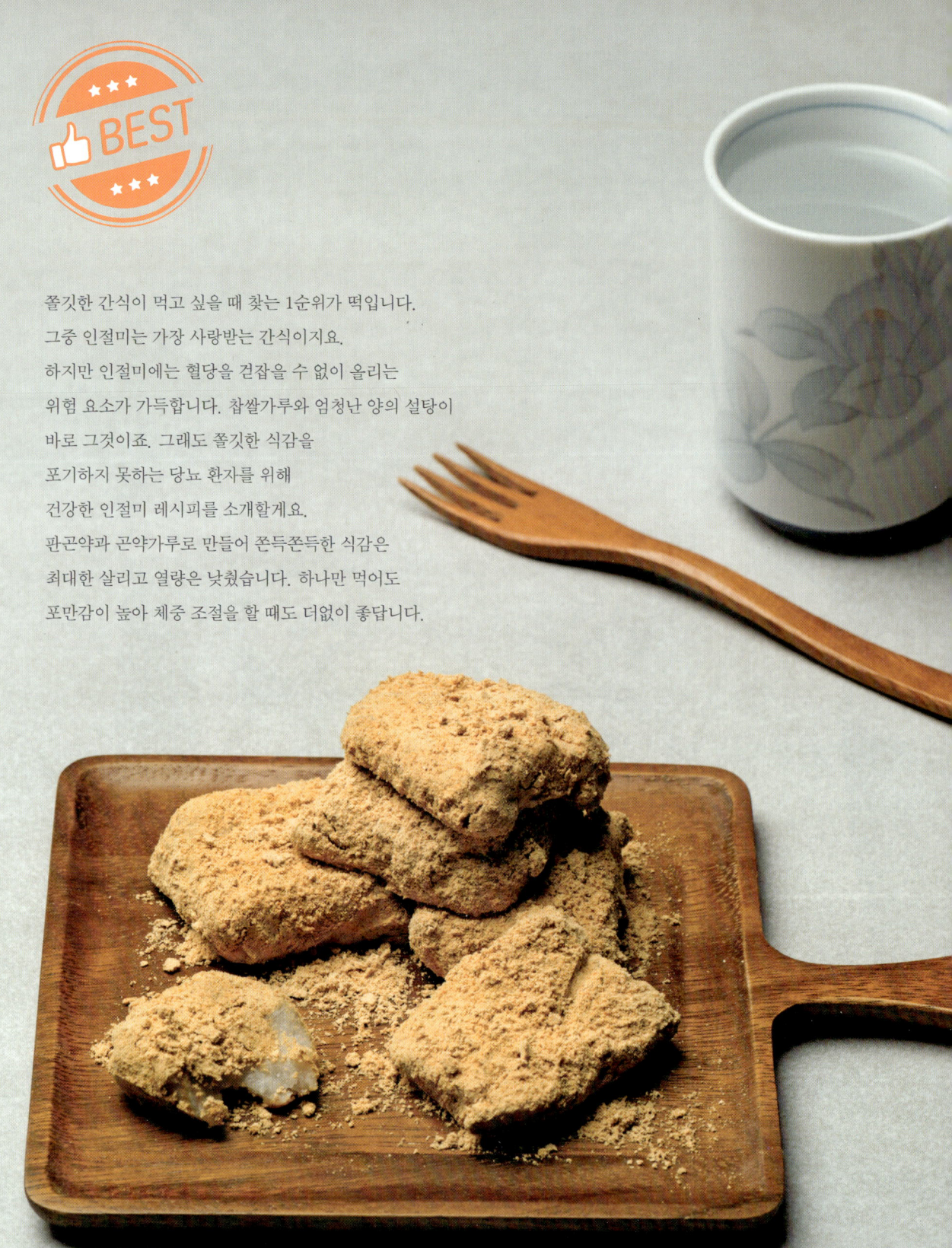

쫄깃한 간식이 먹고 싶을 때 찾는 1순위가 떡입니다.
그중 인절미는 가장 사랑받는 간식이지요.
하지만 인절미에는 혈당을 걷잡을 수 없이 올리는
위험 요소가 가득합니다. 찹쌀가루와 엄청난 양의 설탕이
바로 그것이죠. 그래도 쫄깃한 식감을
포기하지 못하는 당뇨 환자를 위해
건강한 인절미 레시피를 소개할게요.
판곤약과 곤약가루로 만들어 쫀득쫀득한 식감은
최대한 살리고 열량은 낮췄습니다. 하나만 먹어도
포만감이 높아 체중 조절을 할 때도 더없이 좋답니다.

곤약인절미

252 kcal

2인분

곤약 1개(400g)
볶은 콩가루 5큰술
찹쌀가루 6큰술
곤약가루 2큰술
알룰로스 설탕 2작은술
소금 1꼬집(0.5g)

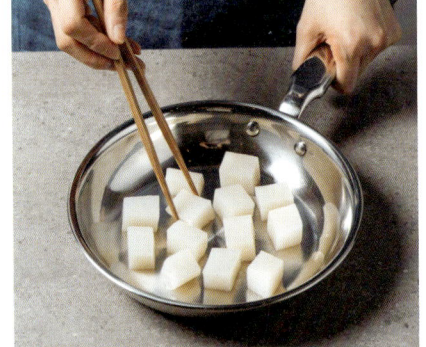

1
곤약은 사방 2cm 크기로 썬 뒤 끓는 물에 넣어 3분간 데친다.
TIP_ 식초를 한 방울 추가하면 곤약 특유의 냄새가 사라져요.

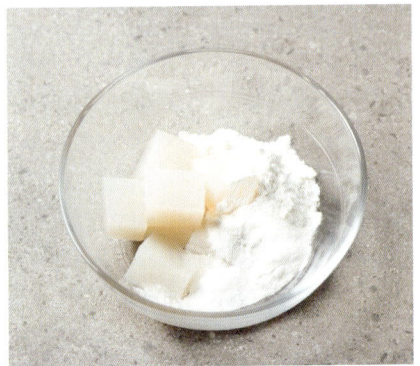

2
달군 팬에 데친 곤약을 넣고 물기가 사라질 때까지 센 불에서 굽는다.

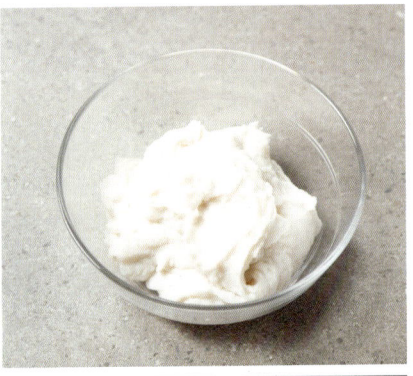

3
구운 곤약과 찹쌀가루, 곤약가루, 알룰로스 설탕, 소금을 믹서에 넣고 곱게 갈아 반죽을 만든다.

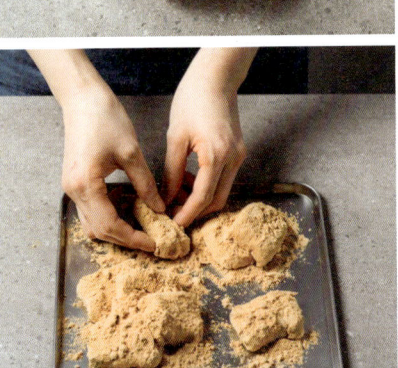

4
반죽을 전자레인지에 넣어 2분간 돌린 뒤 꺼내 잘 섞은 다음 다시 전자레인지에 넣어 2분간 돌린다.

5
익힌 반죽은 한 김 식힌 뒤 네모 모양으로 빚어 볶은 콩가루를 고루 묻힌다.

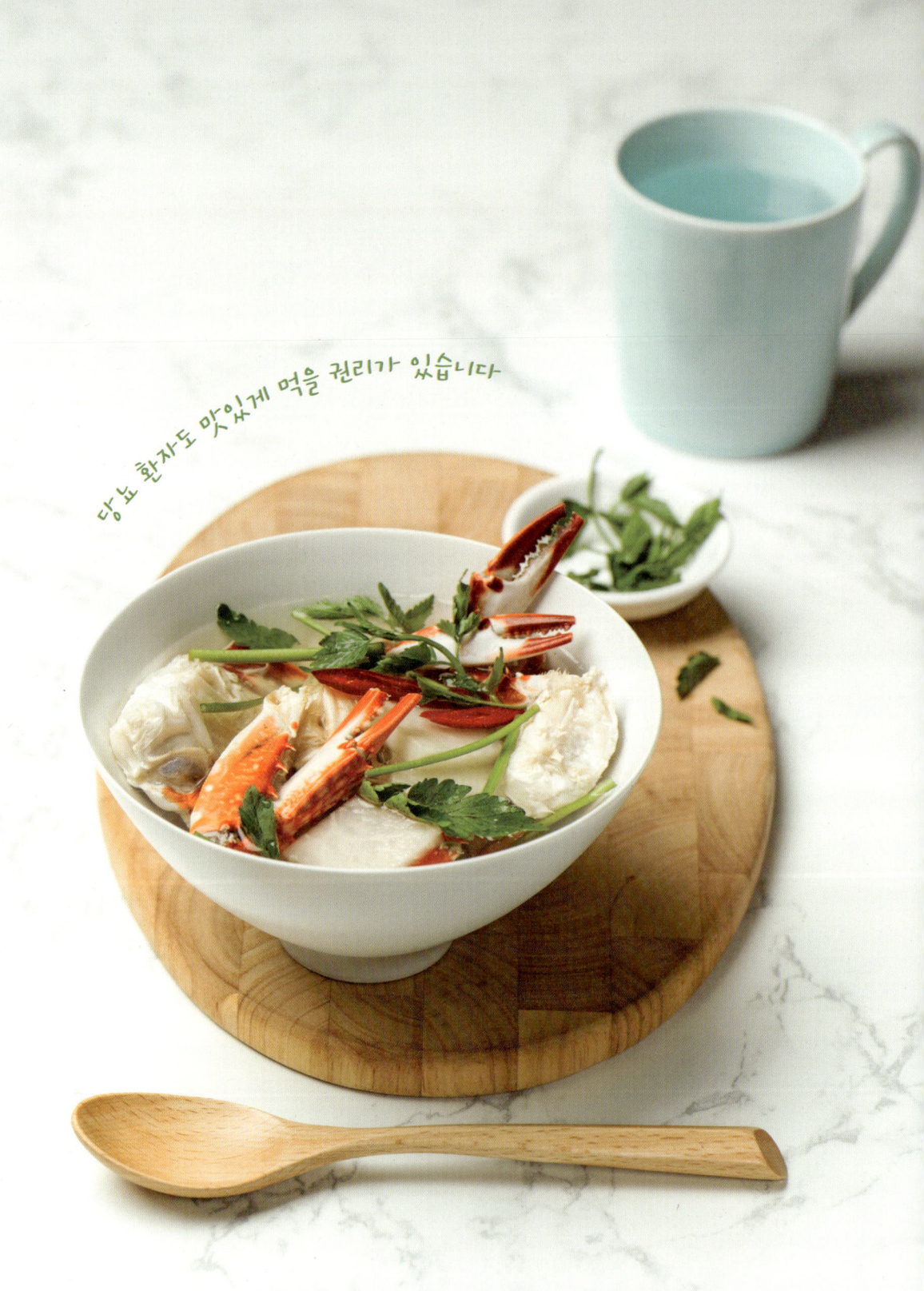

당뇨 환자도 맛있게 먹을 권리가 있습니다

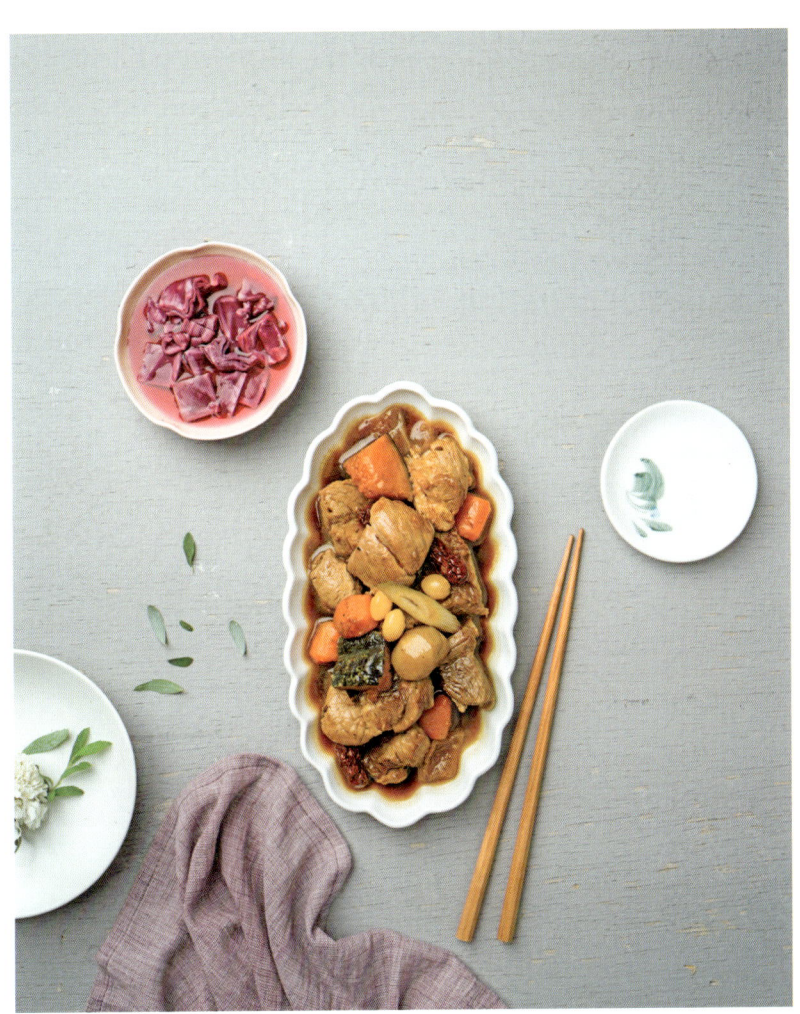

그대로 따라 하는 2주 식단

1주 차

	아침	점심	저녁	총 영양소 (Kcal)
월	구운새우비타민샐러드 265 Kcal (p220)	해물짬뽕 329 Kcal (p228)	보리우엉밥 + 간장등갈비찜 + 북어국 + 매콤콩나물무침 848 Kcal (p158)	1442 Kcal
화	충무김밥과 오징어무침 + 우동 369 Kcal (p100)	닭고기카레라이스 710 Kcal (p212)	보리우엉밥 + 삼치통마늘구이 오이무침 + 볶음김치 611 Kcal (p150)	1690 Kcal
수	전복죽 + 무말랭이무침 628 Kcal (p120)	규동 685 Kcal (p210)	귀리표고밥 + 매콤닭갈비 + 느타리버섯달걀국 + 양배추적채피클 592 Kcal (p154)	1905 Kcal
목	연어샐러드 377 Kcal (p222)	보리우엉밥 + 육개장 + 깻순무침 + 고추장멸치볶음 717 Kcal (p112)	보리우엉밥 + 탕평채 + 홍합미역국 + 호두멸치볶음 712 Kcal (p166)	1806 Kcal
금	두부스테이크 + 어린잎채소샐러드 525 Kcal (p128)	곤약자장면 360 Kcal (p226)	닥키영양밥 + 닭볶음탕 + 소고기미역국 + 생생양념깻잎 688 Kcal (p146)	1573 Kcal
토	오픈샌드위치 505 Kcal (p258)	떡갈비덮밥 629 Kcal (p208)	닥키영양밥 + 낙지연포탕 + 양파장아찌 + 두부조림 658 Kcal (p198)	1792 Kcal
일	멸추김밥 669 Kcal (p254)	새우볶음밥 574 Kcal (p218)	닥키영양밥 + 우거지사태찜 + 우엉조림 + 도라지초무침 724 Kcal (p182)	1967 Kcal

당뇨 식단을 처음 시작하시는 분들도 쉽게 따라 할 수 있도록 2주 식단을 만들었어요.
그대로 따라만 해도 당뇨 식이요법에 성공할 수 있답니다.
칼로리에 맞춰 앞에서 제공하는 다른 메뉴로 대체해 나만의 식단을 만들어도 좋아요.

2주 차

	아침	점심	저녁	총 영양소 (Kcal)
월	영양닭죽 + 비트무피클 456 Kcal (p116)	새싹채소비빔밥 711 Kcal (p204)	보리우엉밥 + 부추훈제오리구이 + 브로콜리두부무침 + 깍두기 669 Kcal (p190)	1836 Kcal
화	렌틸콩주꾸미샐러드 + 수란과 미니 크루아상 563 Kcal (p136)	유부초밥 721 Kcal (p252)	귀리표고밥 + 된장꽃게탕 + 미역초무침 + 단호박건과류조림 649 Kcal (p194)	1933 Kcal
수	포두부브리또 641 Kcal (p250)	황제라면 485 Kcal (p230)	닥키흑미밥 + 유부전골 + 느타리버섯볶음 + 모듬건과류조림 737 Kcal (p186)	1863 Kcal
목	닥키흑미밥 + 해물아스파라거스 영양볶음 + 소고기뭇국 + 열무김치 537 Kcal (p108)	콩나물소고기밥 362 Kcal (p206)	귀리표고밥 + 오삼불고기 + 꽈리고추찜 + 채소스틱 723 Kcal (p174)	1622 Kcal
금	닥키흑미밥 + 해물강된장 + 쌈채소와 채소스틱 + 배추겉절이 377 Kcal (p104)	장칼국수 677 Kcal (p236)	닥키영양밥 + 단호박갈비찜 + 매생이굴국 + 시금치나물 838 Kcal (p162)	1892 Kcal
토	버섯오믈렛 + 발사믹채소샐러드와 통밀빵 700 Kcal (p132)	냉이크림파스타 448 Kcal (p242)	귀리표고밥 + 제육콩나물볶음 + 애호박볶음 + 하얀무생채 727 Kcal (p178)	1875 Kcal
일	불고기낙지죽 + 무생채 591 Kcal (p124)	닥키버거 714 Kcal (p244)	닥키흑미밥 + 고등어갈비 + 소고기장조림 + 열무김치 676 Kcal (p170)	1981 Kcal

참고 문헌

2012 외식 영양성분 자료집 제1권, 식품의약품안전처, 2012

2013 외식 영양성분 자료집 제2권, 식품의약품안전처, 2013

2015 외식 영양성분 자료집 제3권, 식품의약품안전처, 2015

2015 당뇨병 진료지침, 대한당뇨병학회, 2015

2015 한국인 영양소 섭취기준, 보건복지부 & 한국영양학회, 2015

2016 국민건강통계 국민건강영양조사 제7기 1차년도(2016), 보건복지부 질병관리본부, 2017

2016 외식 영양성분 자료집 제4권, 식품의약품안전처, 2016

2017 외식 영양성분 자료집 제5권, 식품의약품안전처, 2017

2017년 국민건강영양조사 및 청소년건강행태 온라인조사 결과 발표회 자료집, 질병관리본부질병예방센터 건강·영양조사과, 2017

국가표준식품성분표 7개정판, 농촌진흥청 국립농업과학원, 2006

국가표준식품성분표 제9개정판, 농촌진흥청 국립농업과학원, 2016

김미현 외, 채식을 하는 중·노년기 여성의 영양소 섭취 상태와 식사의 질 평가, 대한지역사회영양학회지 10(6), 2005: 12: 869~879

당뇨병, 습관을 바꾸면 극복할 수 있다, 대한당뇨병학회
http://terms.naver.com/list.nhn?cid=51005&categoryId=51005&so=st4.asc

당뇨병 식품교환표 활용지침 제3판, 대한당뇨병학회, 2010

당뇨병학 - 제5판, 대한당뇨병학회, 범문에듀케이션, 2018

대한민국 식재총람, aT한국농수산식품유통공사 & (사)한국외식산업경영연구원, 2015

생선 안전섭취 가이드, 식품의약품안전처, 2017

손금희 외, 채식선호자와 육식선호자의 식사의 질 및 비타민 K 섭취 비교 연구, 한국영양학회지 39(6), 2006: 529~538

식품 등의 표시기준, 식품의약품안전처 고시 제2017-99호, 2017

식품안전나라, 식품의약품안전처 http://www.foodsafetykorea.go.kr

식품첨가물의 기준 및 규격, 식품의약품안전처 고시 제2015-85호, 2015

실무자를 위한 고혈압 교육모듈, 질병관리본부, 휴먼컬처아리랑, 2016

임상영양관리지침서 제3판, 대한영양사협회, 2010

임신성 당뇨병 바로알기, 국민건강보험, 2017

조정희 외, 채식과 비채식인의 모발 내 무기질 함량과 영양상태의 관련성, 한국영양학회지 43(3), 2011: 203~211

축산물이력제 http://aunit.mtrace.go.kr/

E. Álvarez Hernández, et al. Acute dietary fat intake initiate alterations in energy metabolism and insulin resistance. J Clinical Invest. 127(2), 2017: 695~708

Food Composition Database, UDSA, https://ndb.nal.usda.gov